For Therapist
공중보건학

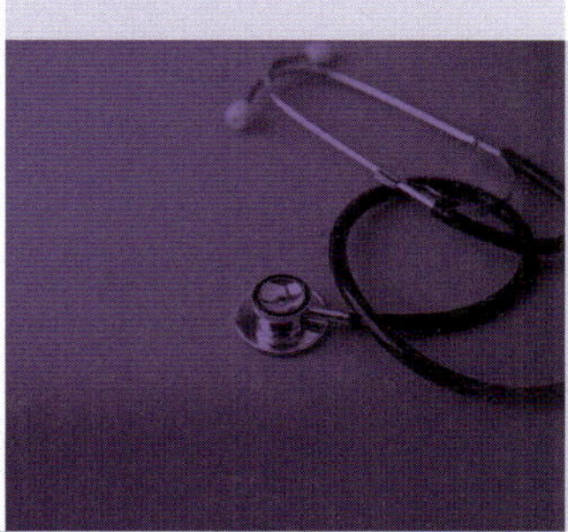

문성기 · 김양래 · 김정란 · 김진아 · 박주영 · 안연준 · 유성훈
유진호 · 이동률 · 이문영 · 이상설 · 이상호 · 이선명 · 이선하
이춘엽 · 이형수 · 장 철 · 정재훈 · 조기훈 · 차영주 공저

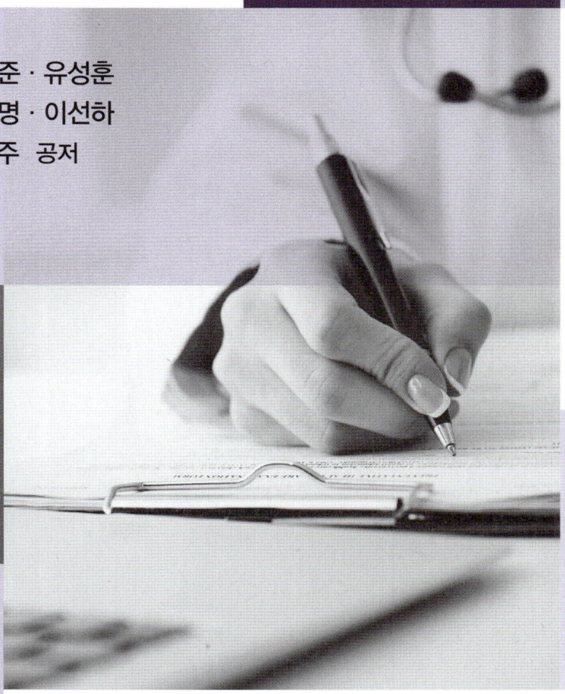

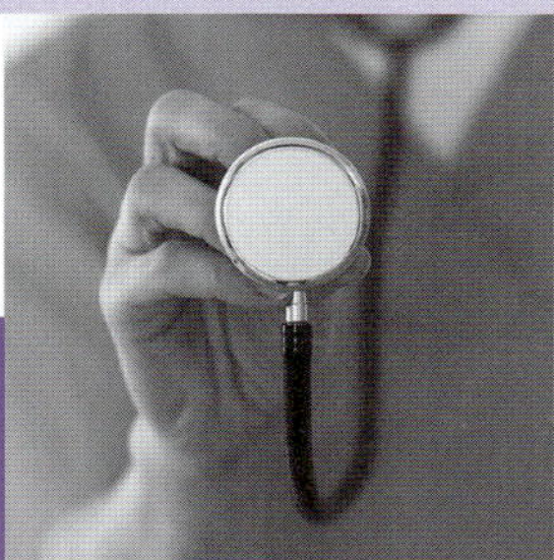

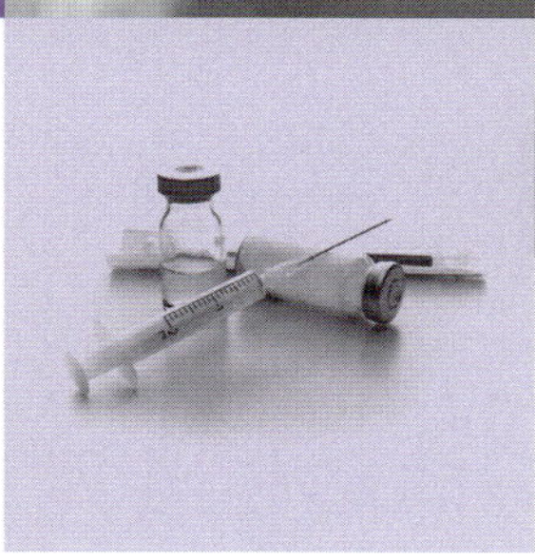

Public Health

정문각 JMK

머리말

매년 공중보건학이라는 과목을 가르치면서 안타까운 점이 있었습니다. 보건계열, 특히 치료계열에서 국가고시를 위해 공중보건학을 가르치지만 저자인 저희들부터 공중보건에 대한 전문성이 부족하다는 점이었습니다. 이와 더불어 치료사를 위한 전문서적이 거의 없다는 점도 아쉬웠습니다. 일반적으로 공중보건 전반에 대한 내용을 다룬 서적을 선정하여 전문성 없이 가르친다는 것이 못내 아쉬웠습니다. 그럼에도 불구하고 전문성 없이 공중보건학 교재를 저술한다는 것은 쉽지 않은 결정이었습니다. 그러나 본 저자들을 통해 배우는 학생들이 보다 쉽고 명확하게 공중보건학을 공부했으면 하는 바람을 기꺼이 책에 담아내기로 하였습니다. 그러므로 저서의 내용이 미약하고 기대에 미치지 못하더라도 너그러이 이해해주시기를 부탁드립니다.

본 서적은 가르치는 사람보다 배우는 학생을 중심으로 저술하였습니다.

첫째, 작업치료사와 물리치료사의 국가고시 시험 요목을 중심으로 저술하여 무엇보다도 국가고시 시험을 준비하는 데 목적을 두었습니다.

둘째, 저서 내용 중에 들어간 모든 수치와 자료는 통계청과 백서 등을 통해 최근의 자료로 실었습니다.

셋째, 한자로 된 단어는 가급적 우리말로 전환하였고, 어려운 단어들은 해설을 각주 형식으로 첨부하였습니다.

넷째, 각 장에 내용과 관련한 시사뉴스를 넣어 학습이 책에서 멈추는 것이 아니라 실생활과 관련이 있음을 상기시켰습니다.

이 교재에서는 모든 자료를 최신의 자료로 싣고자 노력하였습니다. 또한 코로나19 팬데믹으로 인해 바뀌게 된 여러 상황과 법규도 최신의 것으로 반영하였습니다. 특히 코로나19로 인해 공중보건학의 중요도가 더욱 높아진 만큼 꼼꼼히 작성하였습니다.

앞서 말씀드렸다시피 이 교재는 부족한 부분이 많습니다. 다만 공중보건학을 가르치는 교수자로서 조금 더 학생들에게 다가고자 하는 마음을 기꺼이 담았다고 말하고 싶습니다. 모쪼록 많은 학생들이 이 책을 통해 공중보건학을 잘 배우고, 국가고시에도 많은 도움을 받기 바랍니다.

2021년 7월

저자 일동

차례

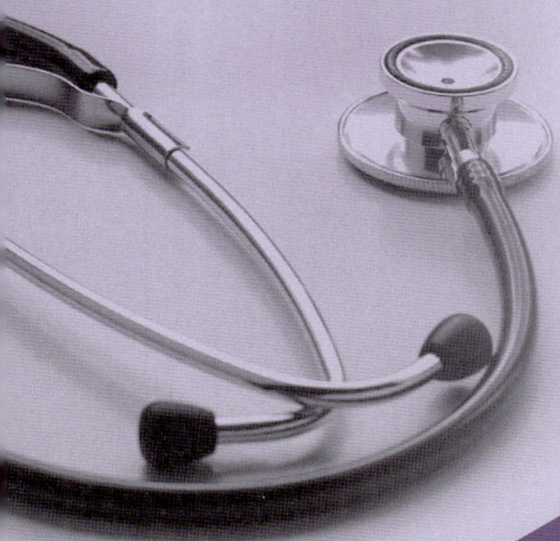

제 1 장

공중보건학 개론

제1절 공중보건의 개념

제2절 건강과 질병

제 1 절 공중보건의 개념

01 공중보건학이란?

[1] 정의

"**공중보건(public health)**은 조직된 지역사회의 공동적인 노력으로 질병을 예방하고, 생명을 연장시키며, 동시에 신체적, 사회적, 정신적 효율을 증진시키는 기술과 과학이다."

공중보건학의 아버지라고 불린 미국 예일대학의 **윈슬로우(C.E.A Winslow)** 교수는 공중보건학을 위와 같이 정의하였다. 또한 공중보건학의 목적을 다음과 같이 말하였다.

① 환경위생 향상

② 감염병 관리

③ 개인위생에 관한 교육

④ 질병의 조기 진단과 예방적 치료를 위한 의료 및 간호 사업의 조직화

⑤ 건강유지에 적합한 생활수준을 보장받도록 사회적 조직을 발전

이러한 사회적 노력을 통하여 질병을 예방하고, 수명을 연장하며, 건강과 능력을 증진시키는 과학이며 기술이다. 이를 토대로 공중보건학의 특징을 정리하면 표 1-1과 같다.

표 1-1 • 윈슬로우가 말하는 공중보건학의 특징

공중보건학 대상	개인이 아닌 지역주민
사업수행의 최소단위	지역사회
공중보건학 목적	질병예방, 수명연장, 신체 및 정신건강 증진
목표달성을 위한 접근방법	조직화된 지역사회의 노력

[2] 공중보건학의 영역

공중보건학의 영역에는 역학 및 감염병 관리, 환경 보건(환경위생, 대기오염, 수질오염, 소음 · 진동), 식품위생, 보건영양, 기생충 질환 관리, 정신보건, 인구보건, 산업보건, 모자보건, 노인보건, 학교보건, 보건교육, 보건행정, 보건통계 등이 포함된다(표 1-2).

표 1-2 • 공중보건학의 영역

질병관리 분야	역학, 감염병 관리, 기생충 질환 관리, 비감염성 질환 관리
인구보건 분야	가족계획, 모자보건, 영유아보건, 노인보건
환경보건 분야	환경위생, 식품위생, 환경보전, 대기 및 수질오염, 산업보건
보건관리 분야	보건행정, 보건교육, 보건영양, 학교보건, 정신보건, 보건통계, 응급의료, 사고관리, 재활보건, 성인 및 노인보건

[3] 공중보건학과 관련 학문

공중보건학과 관련 있는 학문으로는 **위생학(hygiene)**, **예방의학(preventive medicine)**, **사회의학(social medicine)**, **지역사회보건학(community health)**, **건설의학(constructive medicine)** 등이 있다(표 1-3).

표 1-3 • 공중보건학과 관련 학문

위생학	환경위생에 중점, 질병예방과 건강증진 및 유지관리
예방의학	개인을 대상으로 질병의 예방과 건강을 증진시키며 재활을 도모
지역사회보건학	질병을 가정, 지역사회와 연관지어 예방 · 치료 · 건강증진을 도모
사회의학	질병에 관여하는 사회환경, 경제적 · 심리적 · 문화적 요인을 포함하는 보다 광범위한 접근방법을 추구
건설의학	질병의 치료보다는 예방에 중점을 두고, 현재의 건강상태에서 최고수준의 건강증진을 추구

[4] 예방의학과 공중보건학의 비교

예방의학이란 건강의 보전과 증진을 도모하고 질병의 예방 및 조기발견, 조기치료를 위한 모든 노력을 말하며, 개인이나 가정의 건강향상을 위해 유해한 생활환경을 제거하고 개선하며 재활을 도모하는 학문으로 위생학보다 광범위하다. 이에 반해 공중보건학이란 지역사회주민의 집단 건강을 발전시키기 위한 조직적이고 보다 더 체계적인 방법을 말한다(표 1-4).

표 1-4 • 예방의학과 공중보건학 비교

	예방의학	공중보건학
대상	개인, 가족	지역사회
목적	질병예방, 수명연장	육체적 · 정신적 건강과 능률의 향상
내용	질병예방과 건강증진	질병의 사회적 요인을 제거, 집단 건강의 향상을 도모
책임소재	개인, 가족	공공조직
진단방법	임상적 진단	지역사회의 보건통계 자료
문제해결	진료와 투약	보건관리와 봉사

02 공중보건학의 역사와 전망

[1] 공중보건의 역사

1) 고대(환경위생의 시대, 기원전~500년)

고대에는 인간의 질병을 죄의 결과라고 여겼던 신벌설 외에도 귀신설이나 점성술 등이 존재하였다. 그리스의 **히포크라테스(Hippocrates**, B.C. 460~377)는 인간의 건강과 질병이 생활양식, 기후, 지형, 공기상태, 음식과 같은 환경과 깊은 관련이 있다고 설명한 **장기설(Miasma thyory)**과 인간의 건강은 네 가지 체액(혈액, 점액, 황담즙, 흑담즙)의 균형에 의해 오게된다는 **4체액설**을 주장하였다. 장기설은 **갈레누스(Galenus)**에 의해 계승 발전되었다. 고대 이집트에서는 일찍이 도시의 상 · 하수도 시설, 사체매장, 목욕장, 수육검사제도 등이 있었을 뿐만 아니라 위생이나 주택청결법 등에 관한 기록도 남아 있다.

로마시대에는 보다 많은 노력을 하여 대규모적인 상 · 하수도의 시설이 유명하게 되었고, 그 일부는 오늘날에도 남아있다. 또한 집집마다 목욕장이 설비되었고, 시내에서는 시체의 매 · 화장을 금하였으며, 인구조사를 실시한 것으로 볼 때, 의학은 크게 발전하지 못하였지만 위생공학적인 발전은 특기할 만하다.

2) 중세(암흑기, 500~1500년)

중세에는 종교적인 경건사상으로 인한 금욕주의[1]로 인해 보건학 측면에서도 고대보다 퇴보하였다. 이러한 이유로 그리스 시대에 개화했던 의학 지식들이 대부분 멸실되어 **암흑기**라 불린다. 이 당시에는 한센병[2], 콜레라, 페스트 등의 감염병이 집단적으로 만연하였기 때문에 환자의 격리 등이 보건사업의 주요 내용이었으나 이는 교회에 의하여 치유되어야 한다고 믿었다. 따라서 의사의 역할은 신체의 질병을 치료하는 데 국한되었다. 특히 십자군 전쟁이나 이슬람의 순례 등으로 대규모 인구이동이 일어나면서 감염병의 유행은 범발성[3](Pandemic tramsmission)으로 나타났다.

그럼에도 불구하고 검역법 제정, 검역소 설치와 같은 보건학적 발전도 있었다. 이탈리아에서는 오염되었거나 오염이 의심되는 선박의 입항을 금지하거나 일정기간 머물게 하는 검역의 시초가 되는 제도를 실시했으며 이는 1384년 마르세유에서의 최초 검역법 통과와 검역소 설치로 이어졌다. 뿐만 아니라, 방역의사, 경찰의사, 감정의사 등의 활약이 있었고 사람과 가축의 시체부패에 의한 공기오염을 피해야 한다는 규정과 불결물제거법, 급수, 식품위생, 시가청결법, 건축

1) 금욕주의: 도덕적 · 종교적 이상을 성취하기 위해서 정신적 · 육체적인 욕망 및 세속의 명예나 이익을 억제해야 한다는 사상이나 태도

2) 한센병: 나균에 의해 감염되는 만성 감염성 난치병, 나병, 문둥병

3) 범발성(Pandemic): 두 개 이상의 대륙에서 감염병이 발생하여 세계적으로 유행하고 있는 상태

위생 등에 관한 법들이 제정되었다. 중세 말에는 방역규정과 과밀한 주거, 채광, 환기가 불완전한 가옥, 협소한 가로, 불충분한 배수구, 불량한 음료수, 비위생적인 사체 매장 등에 관한 규정이 있었다.

3) 근세(공중보건의 여명기, 1500~1850년)

여명기는 르네상스와 함께 시작되어 보건과 질병에 관한 과학적인 접근이 시도되었다. 이탈리아의 **라마찌니(B. Ramazzini**, 1633~1741)는 직업병에 관한 서적 저술하여 산업의학에 아버지로 불리고 있다. 독일의 프랭크(J.P. Frank, 1745~1821)는 위생행정에 필요한 서적 〈위생〉을 통해 지역사회적 규모의 의학관리와 조직의 필요성을 제창하였다. 스웨덴은 세계 최초로 국세조사(1749)를 실시하였고, 영국에서는 **제너(E. Jenner)**가 1798년에 천연두 접종법을 개발함으로써 근대의학의 새로운 분야를 개척하여 새 국면으로 접어들게 했으며, **그라운트(J. Graunt)**는 런던의 출생 · 사망에 관한 통계적 연구 발표를 함으로써 인구학과 보건통계학의 기틀을 마련하였다.

4) 근대(공중보건의 확립기, 1850~1900년)

근대에는 여러 나라의 많은 학자들의 연구로, '모든 질병은 세균의 침입에 의한 것이며, 적절한 치료는 생의학적 측면에서 세균의 활동을 억제하거나 제거하는 것'이라고 결론짓고 20세기 의학의 기본명제가 되는 기틀을 마련했다.

프랑스에서는 1822년 최초로 고등공중위생회의가 설치되어 세계적으로 공중위생의 중요성을 일깨웠고 1851년에는 범국민적 공중위생협의위원회가 발족되었다. 영국에서는 1833년에 산업혁명의 영향으로 각종 직업병이 발생하자 공장법을 만들어 공장의사, 공장감독관제도 등이 생겨났다. 또한 공장 위생감독 및 노동자 거주지역의 과도한 밀집거주, 토지 및 물의 오염, 기타 유해상태 제거를 위하여 공중위생조사위원회를 설치하였고 1848년에는 세계 최초의 공중보건법이 제정되었다. 이어 방문간호사업이 실시되었고, 이는 보건소 제도의 시초가 되었다.

독일의 **비스마르크(Bismark)**는 세계 최초의 질병보험법을 제창함으로써 사회보장제도의 토대를 마련하였고, 뮌헨 대학의 **페텐코퍼(Pettenkofer)**는 처음으로 위생학 강좌를 개설하여 환경위생학의 아버지라 불리게 되었다. 영국의 **스노우(J. Snow)**는 1883년에 콜레라에 관한 역학조서 보고서를 통해 기존의 장기설을 넘어 새롭게 감염병 발생원인을 규명하기도 하였다. 특히 탄저균 아포(1876년), 파상풍균(1878년), 결핵균(1882년)을 발견한 **코흐(R. Koch**, 1843~1910, 독일)와 닭 콜레라, 돼지 단독, 광견병 백신을 개발한 **파스퇴르(L. Pasteur**, 1822~1895, 프랑스)는 근대의학의 창시자로 불린다.

5) 현대(공중보건의 발전기, 1900년 이후~)

현대에는 사회보건 및 사회보장이 체계화되면서 ① 세균학을 중심으로 한 기초의학의 확립 ② 의료기술학의 발달에 따른 임상의학의 확립 분화 ③ 실험적 위생학의 확립과 사회위생학의 분화 등이 나타났다. 현대 미국 공중보건학은 박애정신을 바탕으로 하는 자선사업에서 출발하고 있으며, 이로부터 전면적인 보급을 이룩했다. 1970년에 의료 위기가 큰 문제로 등장하였을 때 공중보건학회는 의료와 공중보건의 구분을 지향하고 종합적인 단일화를 기하는 데 목적을 두어, 건강유지기구나 의료의 전문심사기구가 생겨났다.

WHO(world health organization, 세계보건기구) 헌장은 뉴욕회의에서 만들어졌으며, 회원국으로서의 자격은 UN의 가입여부와 관계없이 회원국이 될 수 있도록 하였다. 그 후 UN 가입국의 비준서가 스위스에 도착한 날인 1948년 4월 7일 효력이 발생하게 되었으며, 이 날을 기념하여 **세계 보건의 날**이라 한다. WHO의 본부는 제네바(Geneva, Switzerland)에 두고 전 세계를 6개 지역으로 나누었으며, 우리나라는 서태평양 지역(WPRO 본부: Manila, 필리핀)에, 북한은 동남아시아 지역(SEARO 본부: New Delhi, 인도)에 속한다. 그리고 우리나라는 1949년 8월 17일 65번째로 WHO 회원국으로 가입하였으며, 북한은 1973년 5월 19일 138번째로 가입했다.

WHO의 주요 기능은 ① 국제적인 보건사업의 지휘 및 조정 ② 회원국에 대한 기술지원 및 자료공급 ③ 전문가 파견에 의한 기술자문활동 등 이며, WHO의 주요 사업으로는 말라리아 근절, 결핵관리, 성병관리, 모자보건, 영양개선, 환경위생개선, 보건교육개선 등이 있다.

1978년에 열린 알마아타(Alma-ata)회의에서는 '2000년대에 전 인류에 건강을'이라는 목표를 설정하고 이를 위해 1차 보건의료를 채택하였다. 1992년에는 브라질 리우에서 유엔환경개발회의를 개최하여 환경오염으로부터 지구를 지키고 지속가능한 개발 노력을 위한 '리우환경선언'이 선포되었고, 지구환경보전 행동강령인 '의제21(Agenda 21)'이 채택되었다. 그 후 1997년에는 지구온난화를 막기 위한 환경관련 국제합의서인 '교토의정서'가 발표되었다.

표 1-5 • 공중보건의 역사

시대	시기명	연대	주요 특징	주요 연구자
고대	고대기	기원전~500	신벌설, 장기설, 4체액설 이집트, 로마시대	히포크라테스 갈레누스
중세	중세기(암흑기)	500~1500	검역법 제정, 검역소 설치	
근세	여명기(요람기)	1500~1850	산업의학의 시초 인구학 및 보건통계학 발달	라마찌니 제너
근대	확립기	1850~1900	예방의학 세균학설	코흐 파스퇴르
현대	발전기	1900 이후	WHO 설립 알마아타회의, 리우환경선언	

[2] 공중보건의 전망

우리나라의 보건의료 전망은 향후 보건수준의 향상으로 인구의 고령화, 의료수요의 변화, 의료비의 국민부담 증가, 국민건강의 질적 향상 등을 예상할 수 있다.

1) 인구의 고령화

우리나라의 노인 인구는 그동안 지속적인 생활수준의 향상과 보건, 의료기술의 발달로 인한 국민들의 수명연장과 함께 크게 늘어나고 있다. 1960년도에는 65세 이상 노인 인구가 전체 인구의 2.9%에 불과했으나, 2000년에는 7.2%를 넘어서 고령화사회[4]에, 2018년에는 14.3%를 넘어 고령사회[5]에 진입하였고, 2025년 경에는 20.3%에 도달해 초고령사회[6]가 될 전망이다.

2) 의료수요의 변화

앞으로의 의료수요는 이전의 감염병 질병에서 관절염, 고혈압, 심장질환 등 만성 퇴행성 질환과 사고, 중독, 정신병, 장기이식 문제 등이 증가할 것으로 예상된다.

3) 국민의료비의 증가

보건의료기술의 발달과 더불어 국민의료비의 증가도 불가피하다. 또한 전 국민의 의료비에서 차지하는 노인의료비의 증가가 의료보험, 사회복지 분야에서 가장 중요한 문제 중 하나로 대두되고 있는 실정이다.

4) 국민건강의 질적 향상

우리나라 국민건강의 질적 향상은 소득수준의 증가와 생활환경의 개선 및 의료기술의 발달과 의료자원의 양적, 질적 확충에 따라 짧은 기간 동안 비약적으로 발전하였다. 이로 인해 사망률 및 영아 사망률의 감소, 감염성 질환의 감소, 영양 및 공중위생의 개선, 건강증진에 대한 국민의 인식변화 등이 야기되었고 평균수명이 증가되어 1970년 62.3세, 2000년 76.0세, 2020년에 83.2세로 나타났고, 2040년경에는 86.8세로 늘어날 것으로 예상된다.

---

4) 고령화사회: 총 인구에서 65세 이상의 인구가 차지하는 비율이 7% 이상인 사회

5) 고령사회: 총 인구에서 65세 이상의 인구가 차지하는 비율이 14% 이상인 사회

6) 초고령사회: 총 인구에서 65세 이상의 인구가 차지하는 비율이 20% 이상인 사회

03 보건의료

지역사회 인구집단의 모든 사람을 대상으로 하는 건강관리 방안으로서 현대의료의 개념을 표현하고 있다. 이러한 총괄적인 의료의 실천은 현대의료의 결함인 기술 위주와 전문화에 따르는 비인간화의 문제 및 의료의 사회적 편재 현상을 해결해 줄 것이며, 앞으로의 의료가 지향하는 이상적인 목표라고 하겠다.

[1] 보건의료의 단계

1) 1차 보건관리

1차 보건관리(primary health care)는 질병의 일상적인 치료와 예방, 신체 및 정신적 건강증진, 사회적 안녕과 생활의 질적 향상을 도모하기 위한 의료서비스이다. 1차 보건의료 활동으로는 예방접종사업, 식수위생관리사업, 모자보건사업, 보건교육사업, 영양개선사업 등이 있다.

2) 2차 보건관리

2차 보건관리(secondary health care)는 주로 응급처치를 필요로 하는 질병이나 급성기 관리 및 입원치료를 받아야 하는 환자의 관리사업 등이므로 종합병원 등의 활동이 요구되며 전문의와 간호사 등 의료인력의 역할이 중요한 보건의료 활동이다.

3) 3차 보건관리

3차 보건관리(tertiary health care)는 회복기환자의 재가 치료사업이나 재활을 필요로 하는 환자의 간호 등 장기요양이나 만성 질환자의 관리사업 등이 중심이 된다.

[2] 보건지표

1) 보건 평가 3대 지표

국가나 지역사회의 보건수준을 비교하는 데 여러 지표가 있지만, 대표적인 3대 지표는 **영아 사망률**, **비례사망지수**, **평균수명**이다.

(1) 영아 사망률

한 국가의 여성과 아동의 건강을 나타내는 보건평가지표이다. **영아 사망률(infant mortality rate)**은 지역사회의 환경, 의료수준, 모자보건상태 및 영양 상태를 반영하기 때문에 종합적인 보건지표로서의 가치가 있다.

(2) 비례사망지수

비례사망지수(proportional mortality indicator, PMI)는 총 사망자수에 대한 50세 이상의 사망자 수를 백분율로 표시한 지수로 높을수록 건강의 수준이 높고 장수한다는 의미이다.

$$\text{비례사망지수(PMI)} = \frac{\text{50세 이상 사망자 수}}{\text{총 사망자 수}} \times 100$$

(3) 평균수명

0세 때의 평균여명(기대수명)을 **평균수명(expectation of life)**이라고 하며 모든 국가에서 산출하는 가장 일반적인 보건지표이다. 평균수명의 증가는 사망구조의 변화와 영유아 사망의 감소를 포함한다.

2) WHO의 건강지표

WHO는 한 나라의 건강수준을 제시하면서 다른 나라와 비교할 수 있는 지표로 **평균수명**, **비례사망지수**, **조(보통)사망률**을 뽑았다. 조사망률은 인구 1,000명 당 사망자수를 의미하며, 특정 연령대에 대한 조사망률로 신생아사망률(0~4주), 영아 사망률(0~12개월) 등이 있다. 이에 대한 자세한 내용은 보건통계 단원에서 다룬다.

중국 우한에서 '원인 불명' 폐렴 환자 속출...당국 긴장 – 국민일보, 2019.12.31

중국 중부 후베이(湖北)성 우한(武漢)에서 원인이 확인되지 않은 폐렴 환자가 속출하고 있어 보건당국이 조사에 나섰다. '사스'(SARS · 중증급성호흡기증후군)로 의심된다는 소문도 있어 시민들의 불안이 커지고 있다. 31일 중국 CCTV 등에 따르면 우한시 위생건강위원회는 현지 한 수산시장에서 원인 불명의 폐렴 환자가 속출했다고 전날 발표했다.

현재까지 총 27명의 환자가 발견됐고 이 가운데 7명은 중태다. 나머지 환자들은 병세가 진정되고 있으며 이들 중 2명은 증세가 호전돼 곧 퇴원할 예정이다. 이들 환자는 모두 발열과 호흡 곤란 증세를 호소했으며 폐 질환 등도 동반한 것으로 전해졌다.

(후략)

제 2 절 건강과 질병

01 건강의 개념

[1] 건강의 정의

과거에는 **건강**이란 '질병이 없고 허약하지 않은 상태'라고 여겨왔으나 질병과 허약에 대한 임상적인 차이가 뚜렷하지 않은 경우가 많아 건강상태의 구별이 모호할 때가 많다. 따라서 임상적으로 질병이 발견되지 않았다고 해서 반드시 건강하다고 말할 수 없으며 현재의 몸상태가 건강하다고 하여 의학적인 검사상 질병이 나타나지 않는다는 보장이 없다. 그래서 건강을 말할 때는 육체적인 건강뿐만 아니라 정신적인 건강까지 생각하여야 한다. 또한 건강한 사람은 사회에서 건강한 사회적 역할을 하면서 생활하기 때문에 건강의 사회적 측면도 중요시해야 한다.

1948년에 효력이 발생한 세계보건기구의 보건 헌장에서 '**건강이라 함은 단순히 질병이 없고 허약하지 않을 뿐만 아니라, 신체적 · 정신적 · 사회적으로 완전무결한 상태**'라고 규정하였고 또한 "도달되는 최고의 건강수준을 향유하는 것은 민족 · 종교 · 정치 이데올로기 및 경제적 또는 사회적 조건의 여하를 불문하고 모든 인류에 있어서의 기본적 권리이다"라고 선언하였다.

[2] 건강 개념의 역사

건강에 대한 역사적 흐름에서 고대 이집트와 메소포타미아 시대(B.C. 4000~A.D.500)에는 전반적으로 종교적인 색채가 많아 질병을 신의 저주나 천벌, 천형 또는 악귀의 장난 등으로 생각하는 운명론적 건강과 질병의 개념을 가지고 있었다. 기원 후 500~1500년은 중세 암흑기로서 다시 질병을 종교적이고 신비주의적인 것으로 생각하여 의학뿐만 아니라 전반적인 과학이 쇠퇴한 시기로서 수도원, 사원, 교회 등에서 종교적인 기도와 회개가 치료법으로 여겨졌고, 여기서 의사들은 소외되어 단순히 신체적 질병 치료에 집중하였다. 르네상스 시대(1500~1750년)에 이르러서는 해부학과 생리학 분야가 비약적으로 발전하기 시작하여, 19세기 이후에 발전한 미생물학 등은 현대 서양의학이 형성되는 데 중요한 기여를 하게 되었다. 19세기경까지도 인간의 건강 개념은 신체적 건강에 초점이 맞추어졌으나 19세기 중엽 이후에는 정신건강과 신체건강을 불가분의 관계로 이해하는 심신(정신, 신체) 개념의 건강으로 이해되어 왔다. 그러나 20세기 중반 이후는 WHO가 규정한 바와 같이 정신, 신체개념의 건강은 물론 생활 개념의 건강에 무게중심을 두고 있으며, 최근에는 영적건강의 개념이 도입되어야 한다는 주장도 있다.

세계보건기구(WHO)는 1948년 세계보건기구 헌장의 전문에서 '건강이란 질병이 없거나 허약하지 않을 뿐만 아니라 육체적, 정신적, 사회적 안녕이 완전한 상태이다(Health is a state of complete physical, mental and social well-being and not merely the absence of disease or infirmity)'라고 정의하였다. 즉 육체적 정신적으로 건강해야 함은 물론이고, 사회생활 중에 자기의 역할과 기능을 만족스럽게 수행할 수 있는 상태까지를 건강의 개념으로 보았다. 그 후 1998년 1월, 101차 세계보건기구 집행이사회에서는 건강의 정의에 영적인 개념을 추가하게 되었으나 총회에서 의결이 되지 않아 건강에 대한 개념은 1948년 이후 현재까지 개정되지 않았다.

[3] 기타 건강의 정의

이후에 여러 학자들이 건강에 대해 다양한 의견을 내놓았다. **와일리(Wylie)**는 "건강은 외부환경에 대한 유기체의 완전한 그리고 계속적인 적응이다"라고 정의하였고, **버나드(C. Bernard)**는 "건강은 외부환경의 변화에 대해 내부환경의 항상성이 유지되는 상태"라고 주장하였다. 미국 Cornell 대학의 **월시(Walsh)** 교수는 "건강이란 그 자신이 특수한 환경 속에서 효과적으로 그 기능을 발휘할 수 있는 능력이다"라고 정의하였으며, 미국의 사회학자 **파슨(T. Parsons)**은 "건강이란 각 개인이 사회적인 역할과 임무를 효과적으로 수행할 수 있는 있는 최적의 상태"라고 하였다. 이상에서 인간의 건강이란 사회구성원으로서 각자의 역할과 소임을 충실히 할 수 있을 때, 즉 다소의 신체적 장애가 있다고 하더라도 자신의 역할과 소임을 충실히 하는 상태에 있다면 건강한 사람이라고 할 수 있다.

02 질병의 발생과 예방

[1] 질병의 정의

우리의 몸은 정상적인 경우, 에너지를 사용하여 항상성을 유지하고 있다. 그러나 몸 안팎의 어떤 이유로 항상성을 벗어나 정상적인 상태로 돌아오지 못하거나 특정한 증상이 발현하는 경우를 **질병**의 상태라고 말할 수 있다. 특히 질병(disease)의 어원을 보면 dis(부정) + easy(편하다, 쉽다) 즉, 편하지 않은 것을 의미한다. 즉 외부에 대한 적응에 실패함으로써, 신체의 기능이나 구조가 정상을 벗어난 것을 말한다.

[2] 질병발생의 3요인

클라크(F. G, Clark)는 질병이 **병인**, **숙주**, **환경**의 3가지 요인이 상호작용함으로써 발생한다는 삼원론을 주장하였다.

첫째, **병인(agent)**은 생물, 물리학적 및 화학적 인자와 같이 질병발생의 직접적인 원인을 말한다. 둘째, **숙주(host)**는 질병의 대상으로서 질병 발생에 영향을 주는 신체의 내부요인을 말한다. 마지막으로 **환경(environment)**은 질병 발생에 영향을 주는 신체를 둘러싼 외부요인을 말한다. 즉, 세 요소의 균형이 무너지면 질병이 발생하게 된다는 이론이다(그림 1–1).

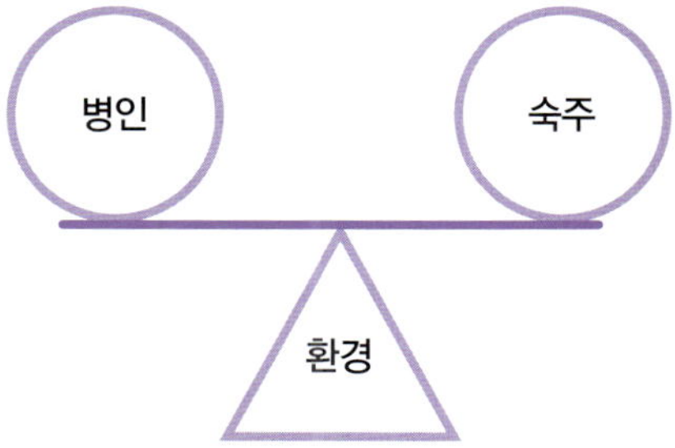

그림 1–1 • 질병발생의 3요인 관계

[3] 질병의 자연사

질병이 발생한 후에 어떤 과정을 거치게 되는지를 '질병의 자연사'라고 한다. 질병은 흔히 건강과 별개의 개념으로 생각하기 쉽지만, 실제로 건강과 질병은 연속선상에 있어 질병의 자연사는 건강한 상태를 시작으로 진행한다(표 1–6).

표 1–6 • 질병의 자연사와 대책 및 예방수준

질병의 자연사	비병원성기	초기 병원성기	불현성 감염기	발현성 감염기	회복기
특징 및 대책	적극적 예방 건강증진 환경 · 영양개선	소극적예방 특수예방 예방접종	무증상 감염기 조기진단 조기치료	진단과 치료 임상의학적 시기 질병 악화방지	재활(의학적, 직업적) 사회복귀 재활의학시기
예방수준	1차예방		2차예방		3차예방

1) 1단계: 비병원성기

완전한 건강 상태로서 사회에 정상적으로 적응하는 상태이다. 그럼에도 불구하고 환경위생을 개선하고 운동과 영양개선을 하는 등 건강증진을 위한 적극적인 예방이 필요하다.

2) 2단계: 초기병원성기

질병에 걸리는 초기단계로, 예방접종 등을 통한 소극적인 예방이 필요한 시기이다.

3) 3단계: 불현성 감염기

감염은 되었으나 증상이 나타나지 않는 시기로, 만약 감염병인 경우라면 잠복기, 만성병인 경우 자각증상이 없는 시기이다. 조기진단, 조기치료 및 집단정기검진 등의 대책이 필요한 시기이다.

4) 4단계: 발현성 감염기

완전한 질병 상태로, 질병의 증상이 나타나 정상적인 신체기능이 상실된다. 진단과 치료를 통해 질환이 중증으로 진행되는 것을 막아야한다.

5) 5단계: 회복기

질병으로부터 회복될 수도 있지만, 장애를 얻거나 사망에 이를 수도 있는 단계이다. 즉 질병이 나았거나 후유증을 남겼거나 질병을 이겨내지 못한, 질병 이후의 단계이다. 장애를 최소화하고 재활이나 사회복귀를 위한 노력이 필요한 시기이다.

[4] 예방의 수준

질병의 자연사에 맞춰 각 단계에 적합한 예방적 활동이 필요하게 된다. **리벨(H. R. Leavell)**과 클라크 교수는 예방의 수준을 다음의 세 단계로 나누어 구분하였다(표 1-7).

표 1-7 ● **수정된 리벨(Leavell)의 질병발생 3단계에 따른 예방수준**

단계	예방대책	예방수준
질병 전단계	건강증진(환경위생, 생활양식 및 식이개선) 특수예방(예방접종, 안전대책 등)	1차 예방
질병 잠복기	조기발견, 조기치료, 집단검진	2차 예방
질병 발현기	치료와 질병악화방지, 재활	3차 예방

1) 1차적 예방단계: 질병억제 단계

완전한 건강상태 또는 초기 병원성기에 맞는 예방적 활동이다. 신체는 아직 건강하지만 끊임없이 병인, 숙주, 환경 등에 의해 질병발생의 자극이 있기 때문에, 건강을 보호 또는 증진하고 질병발생을 사전에 예방하는 단계이다. 적절한 영양섭취 및 운동을 하게하고, 흡연, 과음 등 건강의 위해요인은 피하도록 한다. 그밖에 생활환경 개선, 작업환경 개선, 예방접종, 안전관리, 비타민이나 철분 같은 특수 영양소 보충 등이 있다.

2) 2차적 예방단계: 조기발견과 조기치료 단계

불현성 또는 발현성 감염기에 알맞은 예방적 활동이다. 질병의 초기단계에서 개입해 질병을 조기에 발견, 치료함으로써 질병의 중증화, 감염병의 확산, 합병증 및 후유증을 막거나 장애기간을 줄이는 것이다. 선별검사, 조기 건강진단 등이 이에 해당한다.

3) 3차적 예방단계: 재활 및 사회복귀 단계

회복기에 알맞은 예방적 활동이다. 환자의 기능장애 또는 사망을 방지하고, 남은 기능을 최대한 활용하도록 훈련(재활)하거나, 장애를 가진 사람을 가능한 한 직장에 빨리 복귀하도록 하는 것이다.

WHO "신종코로나, COVID-19" 명명

– 서울파이낸스, 2019.02.12

세계보건기구(WHO)는 11일(현지시간) 신종 코로나바이러스의 이름을 'COVID-19'로 정했다고 밝혔다. 테워드로스 아드하놈 거브러여수스 WHO 사무총장은 이날 스위스 제네바 WHO 본부에서 열린 언론브리핑에서 'CO'는 코로나(corona), 'VI' 바이러스(virus), 'D'는 질환(disease)을 의미한다"며 "지리적 위치, 동물, 개인 또는 사람들의 집단을 지칭하지 않고 발음이 가능하면서 동시에 질병과 관련 있는 이름을 찾아야 했다"고 설명했다.

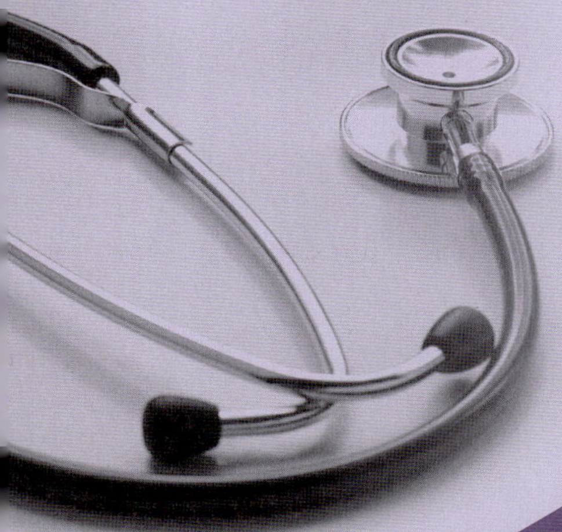

제 2 장

보건통계

제1절 보건과 통계

제2절 보건지표

제 1 절 보건과 통계

01 보건통계의 개념

[1] 보건통계의 정의와 목적

1) 보건통계의 정의

통계학이란 자료를 수집, 정리하여 그 결과를 해석하고 가설을 검증하는 과학이며, 집단의 개연적 특성을 파악하고 표현하는 방법에 관한 지식체계이다. **보건통계**란 출생, 사망, 질병, 인구변동 등 인구의 특성을 연구하는 일과 보건에 관한 여러 가지 현상 및 대상물을 다량 관측 또는 계측하여 얻은 숫자를 집계, 정리, 분석하여 결론을 구하는 것을 말한다. 또한 보건의료 분야는 인간의 건강한 생활 영위와 향상에 초점을 맞추어진 학문으로 인간의 삶의 질, 수명, 행복 등과 밀접한 연관성을 가지고 있어 과학적 사고와 연구가 절실히 요구된다고 볼 수 있다(그림 2-1).

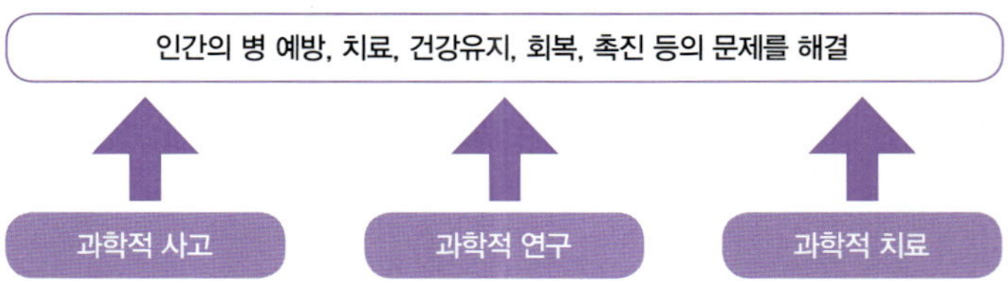

그림 2-1 • 과학적 연구의 중요성

2) 보건통계의 목적

인구, 출생, 사망, 사산, 혼인 등의 인구변동에 대한 인구의 특성을 연구하고 생명, 건강, 질병 등 보건에 관한 여러 가지 현상과 대상물들을 측정하고 이를 분석하여 그 특성을 밝히는 데 있다.

[2] 보건통계의 이용

보건통계는 어느 지역사회 또는 한 국가의 보건수준을 나타내거나 질병관리와 보건향상을 위한 연구와 조사의 분석에 기초자료로 이용되고 보건사업의 계획과 사업진행 및 결과 평가에 활용되어진다. 또한 보건정책의 수립에도 방향을 제시하며, 보건통계가 이용되는 분야는 다음과 같다.

- 보건 관련 법률제정의 당위성 제공 및 보건사업에 대한 공공지원 촉구
- 보건사업의 우선순위 결정 및 보건 사업수행상 지휘, 관제에 도움
- 보건사업의 행정활동에 지침으로 활용
- 보건사업의 기초자료 및 사업의 근거로 활용
- 지역사회나 국가의 보건수준 및 보건상태의 평가에 이용
- 보건사업의 필요성 결정 및 사업의 기획, 진행, 평가에 이용

02 통계방법

[1] 모집단과 표본집단

1) 모집단

모집단은 연구의 대상이 되는 모든 집합을 의미한다. 만약 한국인의 음악 선호도를 알아보고자 할 때, 모든 사람을 만나서 물어봐야 한다. 이 때 국민 전체를 모집단이라고 하며, 이런 모집단을 전체적으로 조사하는 방법을 전수조사라 한다. 전수조사는 정확성은 있지만 시간과 비용이 많이 든다는 단점이 있다.

한국인의 음악 선호도에 대해 조사를 한다면 전 국민을 대상으로 조사해야 한다. 이 방법은 거의 불가능하다. 하지만 우리 대학 1학년 학생의 음악 선호도를 조사하는 것은 충분히 가능하다. 이렇게 모집단이 국한적인 것을 **유한 모집단**이라 하고, 우리나라 전체나 전 세계를 조사하는 것을 **무한 모집단**이라 한다.

2) 표본집단

표본집단은 모집단의 한 부분이라 할 수 있다. 즉 대통령 선거에서 전수조사를 할 수 없기에 출구조사를 한다. 이 때 출구조사의 조사에 응한 집단은 모집단에 속하는 표본집단이다(그림 2-2).

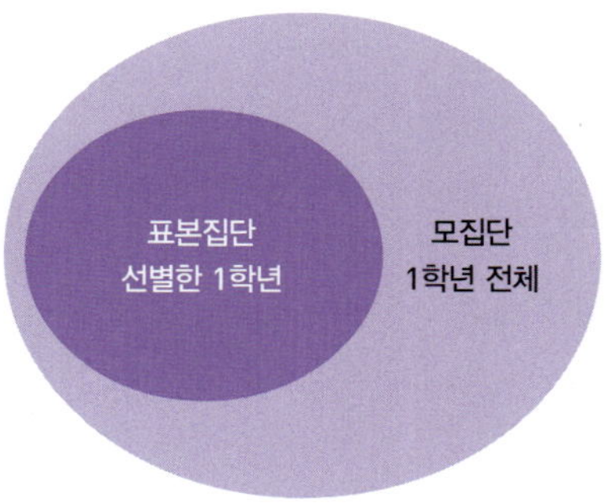

그림 2-2 • 모집단과 표본집단

표본은 통계적 처리를 위해 모집단에서 실제로 추출한 관측치나 측정치들의 집합이다. 그러나 만약 A지역 고등학교 1학년 학생의 수학시험의 평균을 조사하고자 할 때, 일정한 방법에 의해 선발한 표본을 정해 표본의 평균을 구하면 모집단의 수학 평균을 추정할 수 있다. 표본의 크기가 커질수록 대표성이 높고 모집단의 유사성이 높고, 대표성이 증가한다. 따라서 표본집단이 모집단의 대표성을 띠기 위해서는 모집단에서 표본추출이 아주 중요하다.

[2] 표본추출

표본추출은 모집단으로부터 표본을 추출하는 과정, 즉 표본을 만드는 과정이라 할 수 있고 연구에 있어서 매우 중요한 부분을 차지한다.

표본이 대표성을 지니기 위해서는 표본추출 시 무작위로 추출하는 방법이 가장 바람직할 것이다. 즉, 모집단의 구성원이 모두 동일하게 추출될 기회를 가지고 있어야 한다. 예를 들어 1학년 학생의 성적을 알아보고자 할 때, 표본추출은 내가 아는 사람이라고 해서 뽑는 것이 아니라 누구나 뽑힐 수 있도록 누구에게나 개방되어 있어야 하고 누가 선택을 받을지 사전에 알지 못해야 한다. 이러한 표본추출 방법에는 **확률 표본추출**과 **비확률 표본추출**이 있다.

1) 확률 표본추출

확률 표본추출(probability sampling)은 모집단에서 표본을 뽑아낼 때 통계단위가 똑같은 확률로 뽑힐 수 있는 상태에서 뽑힌 표본의 대표성을 보장한다. 실험연구에서는 주로 확률 표본추출 방식을 선택한다.

(1) 단순무작위 표본추출

단순무작위 표본추출(simple random sampling)은 단순임의추출, 단순확률추출이라고도 하며, 가장 기초적인 방법이다. 모든 모집단에 일련번호를 부여한 뒤, 무작위로 뽑는 방식으로, 일반적으로 컴퓨터 모의시행으로 실시한다. 일부만 조사하는 만큼, **표본오차**[1]**(sample error)**를 발생시킬 수 있다(그림 2-3).

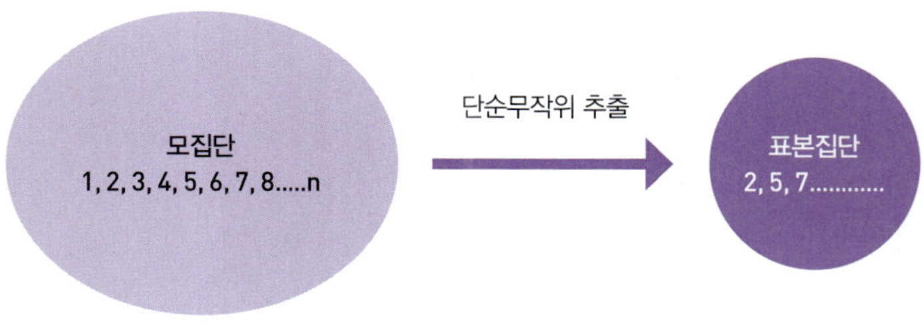

그림 2-3 • 단순무작위 표본추출

1) 표본오차: 모집단 전체를 조사하지 않고 표본을 추출하여 조사함으로써 생기는 오차

(2) 체계적 표본추출

체계적 표본추출(systemic sampling)은 계통추출이라고도 한다. 일련번호가 부여된 모집단에서, 특정간격 또는 규칙에 의한 표본으로 선택하는 방식이다. 예를 들어 환자의 경우 차트번호, 주민등록번호, 수술 날짜, 진료 날짜 등을 기준으로, 일정한 간격으로 뽑는 것을 말한다(그림 2−4).

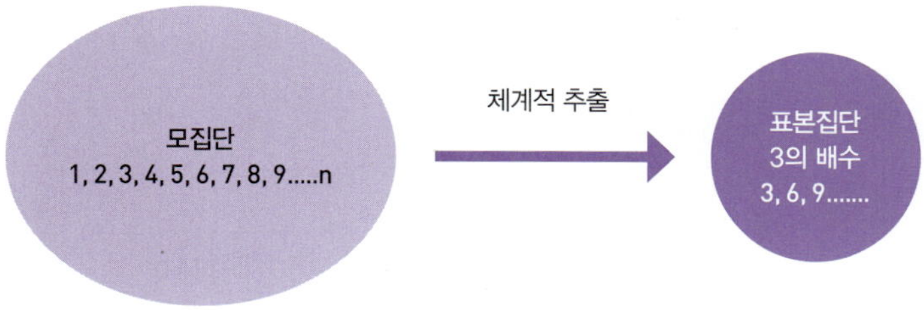

그림 2−4 • 체계적 표본추출

(3) 층화 무작위 표본추출

층화 무작위 표본추출(stratified random sampling)은 층화임의추출이라고도 한다. 특성에 따른 층을 나누어 표본을 추출하는 방법으로 모집단의 남녀비율이 6:4라고 하면 남녀가 하나의 층이 된다. 그래서 표본을 뽑을 때 표본집단도 남녀비율을 6:4로 뽑아 모집단과 비슷한 구조로 만드는 방식이다. 구분된 층에서 일률적으로 같은 수의 표본을 뽑는 **동수할당법**과 층의 크기에 따라 비례적으로 뽑는 **비례할당법**이 있다(그림 2−5).

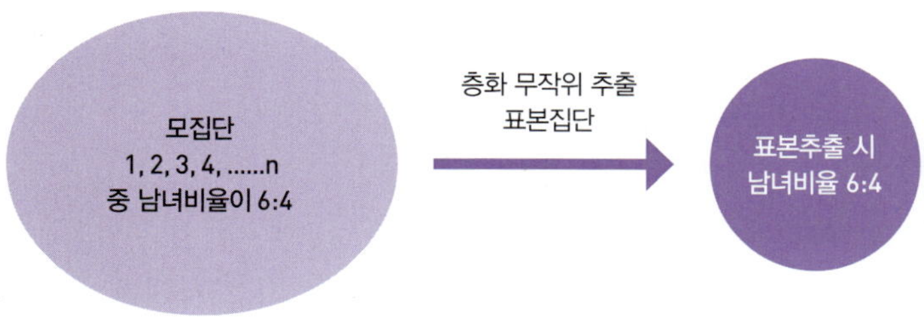

그림 2−5 • 층화 무작위 표본추출

(4) 집락 표본추출 및 다단계 표본추출

집락 표본추출(cluster sampling)은 군락 표본추출 또는 군집 표본추출이라고도 불린다. 모집단을 구성하는 집락들 중, 일부의 집락을 무작위로 선택하여 전체 대상 또는 다시 무작위로 선택된 집락의 일부를 조사하는 방식이다. 예를 들면 우리나라 대학생들 대상으로 연구하고자 할 때, 우선 지역을 먼저 무작위로 선정한 뒤, 각 지역에서 다시 무작위로 대학을 선정하는 방식이다.

이때 1번만 추출하는 것을 1단 집락(one-stage cluster) 표본추출, 1단 집락 표본에서 다시 추출하는 것은 2단 집락 또는 다단계(two-stage cluster) 표본추출이라고 한다(그림 2-6).

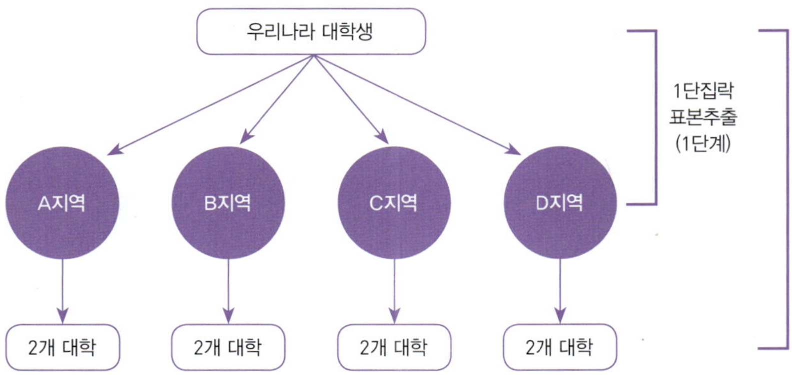

그림 2-6 • 군락 표본추출과 다단계 표본추출

2) 비확률 표본추출

비확률 표본추출(nonprobability sampling)은 표본에 추출될 확률이 객관적으로 나타낼 수 없는 표본추출 방법으로, 신뢰도나 표본오차를 나타낼 수 없다. 조사자의 경험으로 표본을 추출하는 방법이며 추출 방법이 간편하고 비용이 적게 든다.

(1) 편의 표본추출

편의 표본추출(convenience sampling)은 우발적 표본추출이라고도 부르며, 연구자가 자의적 판단에 따라 쉽게 조사할 수 있는 표본을 추출한다. 비용은 적게 들지만 공정하지 못한 결과를 낼 수 있다.

(2) 판단 표본추출

판단 표본추출(judgemental sampling)은 유의 표본추출이라고도 부르며, 연구자가 조사문제에 관련된 지식을 충분히 가지고 표본에 포함시켜야 하는 전형적인 사례를 선정하는 것이다. 모집단의 특성을 잘 알고 있을 때 쓰인다.

[3] 측정과 척도

측정은 연구할 때 대상자들에게 알아낸 사실을 구분하는 과정이다. **척도**는 구분한 것들에 대한 성질을 숫자나 문자 등으로 나타낸다.

예를 들면, 온도에 대한 연구를 하려고 한다. 아래의 표와 같이 대상자에게서 알아낼 수 있는 것은 대상자 성별, 생활수준, 체온 및 통증 정도이다. 이를 측정이라 한다.

연구에서 측정되는 성질은 네 가지 측정범주로 나누어지고 이를 측정수준 혹은 측정의 척도라 말한다. 종류에는 **명목척도, 순위척도, 등간척도, 비율척도**로 나누어진다.

표 2-1 ● **척도의 예시**

명목척도	순위척도	등간척도	비율척도
성별	생활수준	체온(℃)	통증(vas)
남	중	36.5	8
남	하	36.6	4
남	상	36.5	6
남	중	36.7	5
남	하	37.0	9
여	상	36.8	3
여	중	37.1	10
여	중	36.9	4
여	중	36.8	7

1) 명목척도

명목척도(nominal scale)는 가장 간단한 형태로 사물을 구분하기 위하여 명칭을 부여하는 척도이다. 예를 들면 이름, 성별, 인종, 색깔 등을 말한다. 명목척도는 두 개 이상의 각기 다른 범주에 동시에 포함될 수 없는 상호 배타적인 특성을 가진다.

2) 순위척도

순위척도(ordinal scale) 또는 서열척도는 사물 순위를 정하기 위한 척도이다. 상 · 중 · 하, 좋음 · 나쁨 또는 1등 · 2등 · 3등 등 서열을 나타내기 위해 부여하는 척도이다. 명목척도와 다른 점은 비교의 기준이 있어 비교가 가능하다는 점이다.

3) 등간척도

등간척도(interval scale) 또는 간격척도는 위의 척도보다 더 구체적인 측정도구이다. 순위척도의 크고 작음뿐만이 아니라 얼마나 더 큰지 혹은 작은지를 측정할 수 있어 이웃 간의 간격을 알 수도 있다. 그러나 0이 절대 기준점이 아니기 때문에 수치적 비교는 불가능하다. 예를 들어 섭씨 20°가 섭씨 10°보다 2배 높은 온도라고 볼 수 없다. 섭씨 0° 또한 절대적인 '0'이 아니라 물이 어는 온도로 정했을 뿐이다. 등간척도로는 온도를 포함하여, 학업성취 점수, 지능지수, 서기년도, 물가지수 등을 들 수 있다.

4) 비율척도

비율척도(ratio scale)는 가장 높은 단위의 측정으로 등간척도가 가지고 있는 모든 특성을 가지고 있으면서 등간척도와 구분되는 점은 순서, 간격, 원점의 특징을 가지고 있다는 점이다. 예를 들어 속도의 경우 40km/h가 20km/h에 비해 2배 빠르다고 말할 수 있으며, 0(멈춤)이라는 절대 기준점이 있다. 비율척도로는 길이, 시간, 몸무게, 키, 월수입, 속도 등이 있다.

5) 측정척도의 적용

앞에서 언급한 척도들은 연구자료 수집과정에서 대상의 개별적 요소를 사례, 관측치, 측정값이라 말한다. 척도의 자료는 앞에서 언급한 질적변수와 양적변수로 나눌 수 있다. 예를 들면 명목척도와 서열척도는 더하거나 빼거나 또는 곱하거나 나누는 것이 불가능하기에 질적변수로 구분하고, 등간척도는 더하거나 빼기가 가능하고 비율척도는 더하거나 빼거나 또는 곱하거나 나누는 것이 가능하기에 양적변수라 말한다(그림 2-7, 표 2-2). 또한 이러한 변수들이 연구의 목적에 따라 독립변수[2]와 종속변수[3]로 나누어진다.

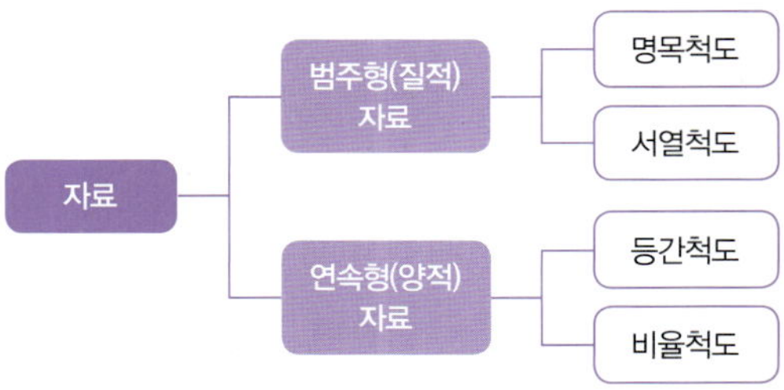

그림 2-7 • **자료의 분류**

표 2-2 • **척도의 분류**

척도		척도의 의미				가감승제
		분류	순위구분	동일간격	절대 0점	
질적 척도	명목척도	○	×	×	×	불가
	순위척도	○	○	×	×	불가
양적 척도	등간척도	○	○	○	×	+, − 가능
	비율척도	○	○	○	○	+, −, ×, ÷ 모두가능

2) 독립변수: 다른 변수의 변화와는 관계없이 독립적으로 변화하고 이에 따라 다른 변수의 값을 결정하는 변수

3) 종속변수: 독립 변수의 영향을 받아 그 값이 변화하는 변수

[4] 신뢰도와 타당도

연구는 객관적이고, 과학적이며 일반화되어야 한다. 그래서 연구 타당성과 신뢰도를 점검하고 검증해야만 한다. 즉 연구를 수행하면서 연구에 사용된 장비 혹은 측정자에 대한 신뢰도와 타당도를 제시해야 하고, 새롭게 창안한 장비는 신뢰도와 타당도가 반드시 고려되어야 한다.

타당도(validity)는 연구자 목적에 맞게 모든 설계가 이루어졌는가와 목적에 맞는 측정을 하였는가를 나타내며 **신뢰도(reliability)**는 일관성, 즉 연구 측정을 오차 없이 정밀하게 측정하였는가를 나타내는 말이다.

1) 신뢰도

어떠한 측정이건 정확한 측정은 있을 수 없으며, 측정의 결과는 어느 정도의 오차가 생기기 마련이다. 그래서 **신뢰도(reliability)**는 측정의 일관성에 관한 문제를 이야기 한다.

예를 들면, 관절 가동범위를 측정한다고 생각해보면 측정자의 성향이나 경력에 따라 다르고, 동일한 측정자라도 반복적 측정 등에 따라 달라질 수도 있다. 즉, 측정하는 데 일관성에 문제가 되기에 일관성에 초점을 둔다. 신뢰도의 종류에는 검사-재검사 신뢰도, 동형검사 신뢰도, 검사자 간 신뢰도가 있다.

(1) 검사-재검사 신뢰도

검사-재검사 신뢰도(test-retest reliability)는 도구 신뢰도라고도 불리며, 측정도구가 일관성 있게 측정할 수 있는가에 대한 신뢰도이다. 예를 들어, 균형을 측정하는 새로운 기구가 개발되었다면 이 장비가 일관성 있게 측정하는지를 알아보기 위하여 조건과 환경은 동일한 상태에서 2번 이상의 반복하여 측정하였을 때 같은 값이 나오면 신뢰도가 높은 것이다. 이 신뢰도는 측정이 얼마나 안정성을 유지하면서 이루어지는지를 나타낸다는 점에서 **안정성 계수(coefficient of stability)**라고도 한다.

(2) 동형검사 신뢰도

동형검사 신뢰도(equivalent-form reliability)는 어떤 한 검사에서 형식과 난이도는 같으나 문항의 형태가 다른 두 동형검사를 같은 집단에게 실시 한 후 비교하여 신뢰도 계수를 얻는 방법이다. 이때 얻은 신뢰도를 **동형성 계수(coefficient of equivalence)**라고 한다.

(3) 검사자 간 신뢰도

검사자 간 신뢰도(inter-tester reliability)는 둘 이상의 측정자가 같은 측정을 하였을 때, 환경과 조건이 동일하였음에도 불구하고 발생하는 차이에 관한 것이다. 예를 들어 가동범위를 서로 다른 두 명의 측정자가 독자적으로 측정하였을 때, 서로의 측정치가 비슷한가를 보는 것이다. 측정자 간 신뢰도가 높아야 연구의 결과를 일반화 할 수 있다.

2) 타당도

타당도(validity)는 무엇을 측정할 것인가를 결정하는 것으로 연구의 목적에 충실하게 측정하였는지의 정도를 말한다. 예를 들면 키를 측정하는 데 저울을 사용한다는 것은 측정도 되지 않고 연구의 목적에도 올바르지 않다. 타당도에는 **내적 타당도**와 **구성 타당도**가 있다.

(1) 내적 타당도

연구가 결과가 실험 목적에 맞게 해석 가능한가를 말한다. 즉 연구 결과가 다른 요인에 의해서가 아니라 본 연구의 실험에 의한 결과인가를 나타내는 타당도이다. 예를 들어 특정약물에 의한 체온변화를 측정하였으나, 실내 온도에 영향을 받은 것은 아닌지 확인할 필요가 있다.

(2) 구성 타당도

측정도구가 연구자가 분석하고자 하는 요인들을 충분히 분석해 낼 수 있는가를 나타내는 말이다. 즉 측정도구가 측정하고자 하는 본질을 얼마나 잘 측정하는지를 나타내는 방법으로 타당도의 본질적인 문제이다. 예를 들면, 통증을 알아보기 위해 통증지수의 하나인 주관적 통증지수(VAS)를 이용했는데, 이 지수가 통증에 유용한지 또 이론이나 연구 가설에 적합한지를 검증한다.

03 통계자료의 정리

[1] 도수분포표

도수분포표는 일정한 원칙에 의해 수집된 자료를 배열하고 알맞은 간격으로 등분하고 각 등분 안에 어떤 정보가 있는지를 쉽게 정리한 분포표로서 수집된 자료의 특성을 쉽게 파악하기 위해 사용된다(표 2–3).

표 2–3 • **도수분포표**

경력	빈도	퍼센트	누적 퍼센트
1	5	21.7	21.7
2	3	13.1	34.8
3	3	13.1	47.9
4	1	4.3	52.2
5	1	4.3	56.5
6	10	43.5	100
합계	23	100	

[2] 도표, 그래프

통계자료의 의미를 시간적으로 보고 이해할 수 있도록 표현한 것이다. 표현하는 방법에 따라 막대도표, 점선도표, 원도표 등으로 나눌 수 있다.

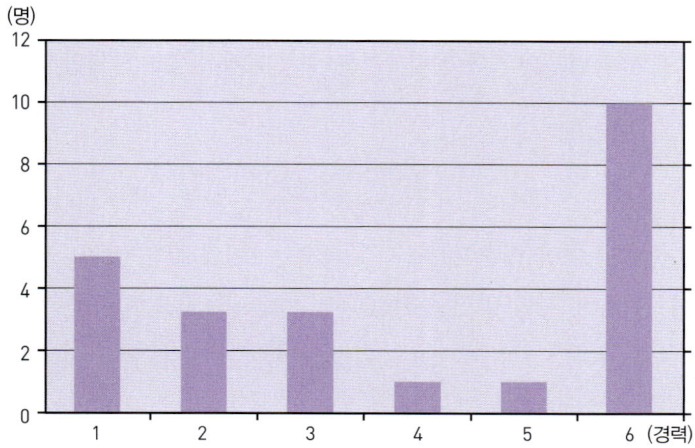

그림 2-8 • **막대 그래프**

[3] 대표값

대표값 또는 중심경향치란 자료를 대표하는 값을 의미한다. 한 집단을 나타내거나 두 집단을 비교하기 위해서는 각각을 대표하는 값이 필요하다. 일반적으로 **평균(mean)**, **중앙값(median)**, **최빈수(mode)**를 사용한다.

1) 평균

그 집단의 모든 측정값의 합을 구하고 그 합에서 수집된 자료의 전체 개수를 나눈 값이다. 흔히 사용되는 값으로 **산술평균** 혹은 **평균**으로 부른다. 식은 다음과 같다. 만약 10개의 측정값이 2, 4, 5, 7, 3, 4, 7, 8, 2, 1이라 하면 평균은 (2+4+5+7+3+4+7+8+2+1)÷10이 되고 계산하면 4.3이 된다.

$$\text{평균} = \frac{2+4+5+7+3+4+7+8+2+1}{10} = 4.3$$

평균은 하나의 대표값만을 가지고 쉽게 사용할 수 있지만, 극단값에 영향을 많이 받는다는 단점이 있다.

2) 중앙값

중앙값은 중간이란 뜻으로 측정값을 크기순으로 나열하고, 중간에 위치하는 값을 말하며 중위수 또는 중앙값이라고도 한다. 예를 들어 다음과 같이 2, 4, 5, 7, 9라고 가정하면 5가 중위수가 된다. 즉, 개수(n)가 홀수이면 (n+1)÷2번째 수를 선택하면 된다. 하지만 개수(n)가 짝수일 경우, 예를 들어 2, 3, 4, 6, 8, 10이라면 n÷2번째와 (n÷2)+1번째의 각각의 수를 평균내어 구하면 된다. 그래서 4와 6의 평균인 5가 된다. 평균이 통계에서 중요하지만 극단값이 존재한다면 중위수가 더욱 가치가 있다.

3) 최빈수

최빈수는 측정값 중에서 가장 많은 빈도(자주 나오는 수)의 값을 말한다. 최빈값은 없을 수도 있고, 2개 이상일 수도 있다. 사망 원인 순서는 최빈값을 대표값으로 사용한 예다.

[4] 산포도

산포도(dispersion)는 점수들이 평균으로부터 퍼져있는 정도를 말한다. 두 집단의 평균이 같다고 하더라도 범위의 크기는 다를 수 있으므로, 어떤 집단의 특성을 알기 위해 평균 이외에도 산포도를 알아야 한다. 산포도 측정치에는 **범위(range)**, **편차와 분산(deviation and variance)** 및 **표준편차(standard deviation; SD)**가 있다.

1) 범위

범위는 수집된 자료 중에서 가장 낮은 값과 높은 값의 차이를 말하여 점수 분포범위를 보여주거나 크기를 보여주기도 한다. 범위는 정보는 제한적이다. 왜냐하면 범위는 자료들이 어떻게 분포하고 있는지를 보여 주지 못하기 때문이다.

2) 편차와 분산

측정치들이 평균으로부터 얼마나 떨어져 있는가를 보여 주는 것이 **편차**와 **분산**이다.

하지만 개개의 편차를 구하는 것은 힘들고, 전체적으로 집단의 분포는 알 수가 없다. 왜냐하면 편차의 합은 0이기에 산포도를 구하기 어려워진다. 그래서 간편하고 전체적으로 구하기 위해 편차를 제곱승하여 그 합의 평균을 구하면 분산이 된다. 분산은 자료들이 얼마나 퍼져있는가를 우리에게 말해준다. 분산의 값이 작을수록 수집된 자료들이 비슷한 값을 가지며, 반대로 분산의 값이 클수록 자료들이 더 많이 흩어져 있음을 의미한다.

3) 표준편차

표준편차는 가장 많이 사용되는 산포도이며, 가장 신뢰할 수 있는 통계치이다. 표준편차를 구하는 방법은 분산에 제곱근을 사용한다. 즉 분산은 표준편차의 제곱이다.

4) 평균편차와 변이계수

또한 평균값으로부터 편차의 절대값 평균인 **평균편차**, 표본의 산술평균을 100으로 환산할 때 표준편차를 산술평균 100에 대하여 얼마인지를 보여주는 **변이계수**도 산포도에 속한다.

[5] 정규분포

1) 빈도분포

빈도분포는 각 자료들의 횟수를 나타내는 분포이다. 예를 들면 10, 2, 5, 5, 2, 5, 6 등의 수치를 얻었다. 이 자료에서 2는 2번, 5는 3번, 6과 10은 1번의 빈도를 나타내고 이것을 분포로 나타낸 것을 말한다(표 2−4).

표 2−4 ◦ **빈도분포**

수	2	5	6	10
빈도	2	3	1	1

2) 확률분포

어떤 사건이 일어날 가능성을 수치로 나타낸 것을 **확률**이라 한다. 동전을 던질 때 앞면이 나올 확률은 1/2이다. 또 동전을 던질 때 나올 수 있는 경우는 앞과 뒤이다. 이 앞과 뒤를 매개변수[4]를 이용하여 앞면이 나올 경우를 1, 뒷면이 나올 경우는 0으로 표시한 뒤, 나올 수 있는 결과를 빈도로 나타낸 그 값의 변수를 확률변수라 한다.

동전을 두 번 던져 나올 수 있는 결과는 앞앞, 앞뒤, 뒤앞, 뒤뒤이다. 이 결과에서 앞이 나올 빈도는 앞앞은 2번, 앞뒤, 뒤앞은 1번, 뒤뒤는 0번이 나온다. 이 결과를 확률변수로 표기하면 다음과 같다(표 2−5).

표 2−5 ◦ **확률변수와 확률분포표**

결과	확률변수
앞앞	2
앞뒤	1
뒤앞	1
뒤뒤	0

확률변수	확률
2	1/4
1	1/2
0	1/4

4) 매개변수: 두 개 이상의 변수 사이에서 함수 관계를 정하기 위하여 쓰이는 또 다른 하나의 변수

위와 같이 확률변수를 가지고 분포를 만든 것을 확률분포라 한다. 이 확률분포에는 동전, 주사위처럼 경우의 수가 유한한 것을 **이산확률분포**라 하고 몸무게, 나이처럼 경우의 수가 무한하지만 연속적인 분포를 **연속확률분포**라 한다. 여기에는 정규분포가 포함되고 통계학에서 제일 중요한 분포이다.

3) 정규분포

(1) 정규분포의 개념

정규분포는 통계학에서 기본이 되는 연속확률변수에 속한다. 정규분포는 모분포, 가우스 분포라 하여 이상적인 모형이다. 이 분포는 좌, 우가 대칭적이고, 종모양의 분포이다. 아래의 그림과 같다.

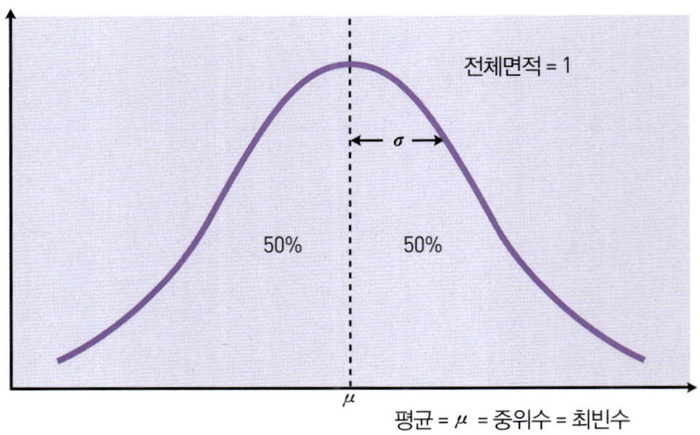

그림 2-9 • **정규분포**

정규분포곡선을 보면, 좌, 우가 대칭인 곡선으로 되며, 평균이 모집단 평균이고 분산이 모집단 분산인 곡선이고, 평균과 표준편차에 의해 정의되고 결정하는 대칭인 곡선이다.

(2) 정규분포의 특성

정규분포의 특성은 다음과 같다.

첫째, 평균을 중심으로 좌, 우 대칭인 곡선이다.

둘째, 평균, 중앙값, 최빈수가 같다.

셋째, 곡선이 x축에 붙지 않고, 전체 면적은 1이며, 평균(μ)을 중심으로 좌, 우 각각 50%씩의 면적을 지닌다.

넷째, 평균과 표준편차에 의해 결정된다. 즉, 분포를 보면 평균이 중앙에 존재하고 표준편차(σ)에 의해 곡선의 넓이가 결정된다. 표준편차(σ)에 의해 자료의 퍼짐 정도(산포도)를 알 수 있다.

다섯째, 평균으로부터 표준편차까지의 거리를 면적으로 나타낸다. 평균±표준편차(μ±σ)로 표시하며 각각의 면적은 아래와 같다.

μ±1σ 범위: 68.26%

μ±2σ 범위: 95.44%

μ±3σ 범위: 99.73%

이 표를 정규분포곡선으로 표현하자면 다음과 같다.

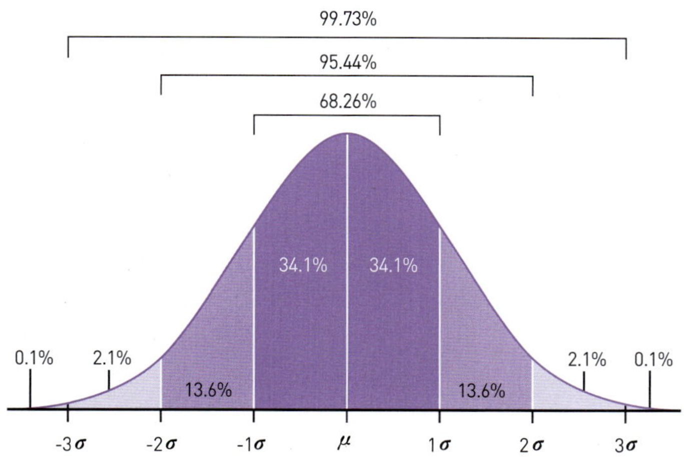

그림 2-10 • 정규분포곡선

대구시교육청, 학생·교직원 '재난 정신건강평가' 설문조사

– 헤럴드경아시아경제, 2020.05.28

대구시교육청은 신종 코로나바이러스감염증(코로나19) 사태 장기화에 따라 학생 및 교직원을 대상으로 재난 정신건강평가를 위한 설문조사를 실시한다고 28일 밝혔다. 이번 조사는 대구시교육청에서 위탁 운영하는 대구학생자살예방센터(센터장 원승희) 주관으로 29일부터 6월12일까지 진행된다. 조사대상 및 범위는 대구 지역 중 · 고등학교 중 표본 추출한 학교의 학생과 교직원 약 3500여명이다.

조사 내용은 코로나19 감염병 재난과 관련된 정서 상태와 현 상황의 적응정도에 대한 문항으로 구성된다. 세부적으로는 자살, 외상후스트레스, 우울, 불안, 신체증상, 인터넷 중독 등 분야를 조사한다.

(후략)

제 2 절 보건지표

01 출산통계

출산통계는 모자보건과 가족계획 등에 직접적으로 관련하여 건강평가의 수단으로 중요한 보건학적 의미를 갖고 있으며, 최근 우리나라가 고령사회로 진입하면서 앞으로의 경제성장률을 예측함에 있어 국가경쟁력을 평가할 수 있는 중요한 지표로 삼을 수 있다.

[1] 출생 및 출산 관련 통계

출생(birth)이란 사산을 포함하지 않은 정상적인 출생을 말하고, 사산아를 포함하는 경우는 **출산(fertility)**이라고 한다.

1) 조출생률

조출생률(crude live-birth rate)은 보통출생률이라고도 부르며, 해당연도의 총 출생아 수를 특정 기간의 중앙 인구로 나눈 값이다. 여기서 말하는 출생은 사산을 포함하지 않는다. 건강수준, 보건의료 수준, 연령별 결혼률, 인구의 연령구성에 따라 영향을 받는다.

$$\text{조출생률(CBR)} = \frac{\text{연간 출생아 수}}{\text{특정연도의 중앙 인구}} \times 1{,}000$$

2) 일반출산율

일반출산율(general fertility rate)은 가임여성 인구, 즉 임신이 가능한 여자 인구 1,000명당의 출산율을 말한다. 출산은 출생과 사산을 포함하며, 임신가능여자의 연령은 일반적으로 15~49세로 한다.

$$\text{일반 출산율(GFR)} = \frac{\text{연간 출생아 수}}{\text{임신가능 여자 인구 수}} \times 1{,}000$$

3) 연령별 출산율

연령별 출산율(age-specific fertility rate)은 어떤 연도에 있어서 특정 연령의 여자 인구 1,000명에 대한 같은 연령의 여자가 출산한 총출생아 수를 나타낸다.

$$\text{연령별 출산률(AFR)} = \frac{\text{그 연도 }x\text{세 여자가 낳은 출생아 수}}{\text{어떤 연도의 }x\text{세 여자 인구}} \times 1{,}000$$

4) 저체중아 출생률

출생시 저체중아(체중이 2.5kg 이하)의 출생률은 출생아의 건강상태를 나타내는 중요한 지표이다.

$$\text{저체중아 출생률} = \frac{\text{체중이 2.5 kg 이하의 출생아 수}}{\text{특정기간의 총 출생아 수}} \times 1{,}000$$

5) 출생성비

출생성비란 여아 100명 당 남아의 출생아 수이다. 즉 100을 기준으로 100을 넘으면 남아가 더 많고 100보다 작으면 여아가 더 많이 태어난 것이다.

$$\text{출생성비} = \frac{\text{남자출생수}}{\text{여자출생수}} \times 100$$

[2] 인구 재생산 통계

인구의 재생산 통계는 현재의 출산력과 사망현상이 그대로 지속된다고 가정할 경우 향후 인구 변동에 대한 통계이다. 인구의 재생산력을 표현하는 것은 다음과 같다.

1) 합계출산율

합계출산율(total fertility rate; TFR)은 합계생산율이라고도 불린다. 한 세대의 여자들이 15세부터 49세까지 낳는 출생 수의 크기를 나타내는 것이다. 즉 한 여성이 일생동안 몇 명의 아기를 낳는지를 나타내는 것이다. 일반적으로 연령별 출산율의 합으로 계산한다.

2) 총재생산율

총재생산율(gross reproduction rate)은 15세~49세까지의 여성 1명당 낳은 **여자아이의 수**이다. 즉 한 여성이 일생동안 몇 명의 여아를 낳는지를 나타내는 것이다.

3) 순재생산율

순재생산율(net reproduction rate)은 총재생산율에 출산가능 시기까지의 **생존률을 감안함**으로써 실제적인 재생산율을 구한 것이다. 즉 가임연령에 도달하기 전에 사망하는 여성을 제외하기 위해 총재생산율에 생존률을 곱한 값이다.

순재생산율이 1이라면 인구의 변동은 없고, 1 미만일 때 감소, 1을 넘으면 증가한다는 의미이다.

02 사망통계

사망통계는 한 국가와 지역사회의 보건수준을 측정하는 중요한 척도로 사망자료를 사용하여 지역사회의 건강수준을 반영하는 이유는 다음과 같다.

첫째, 사망은 질병상태와 달리 누구나 쉽고 정확하게 식별할 수 있어서 파악 및 집계가 쉽다.

둘째, 세계적으로 대부분의 나라에서 행정통계를 통하여 사망과 출생에 관한 정보가 집계되고 있다.

셋째, 실제로 사망 수준은 그 지역사회의 보건의료 수준을 반영하기 때문이다.

[1] 일반 사망통계

1) 조사망률

조사망률(crude death rate)은 보통 사망률이라고도 하며, 한 인구집단의 사망 수준을 나타내는 기본적인 지표이다. 인구 1,000명 당 1년 간의 발생 사망 수의 비율로서, 그 나라의 건강수준, 보건의료수준 및 연령의 구성정도에 따라 큰 영향을 받게 된다.

$$\text{조사망률(CDR)} = \frac{\text{연간 사망자 수}}{\text{그 해의 인구}} \times 1,000$$

2) 사인별 사망률

사인별 사망률(cause-specific death rate)이란 어떤 연도 중 중앙 인구 100,000명당 특정 사인(예: 암, 심장 질환 등)으로 사망한 수이다.

$$\text{사인별 사망} = \frac{\text{그 연도 중 어떤 사인에 의한 사망 수}}{\text{어떤 연도의 중앙 인구}} \times 100,000$$

3) 비례사망률

비례사망률(proportinal mortality rate)은 어떤 연도의 사망 수 중 어떤 특성(예: 남성, 청소년 등)에 의한 사망 수의 구성비율이다.

$$\text{비례사망률} = \frac{\text{그 연도 중 특성별 사망 수}}{\text{어떤 연도의 사망 수}} \times 100$$

4) 사망 성비

사망 성비(death sex ratio)는 사망지수라고도 하며, 여자 사망 100명 당 남자 사망자 수로 나타낸다.

$$\text{사망 성비} = \frac{\text{남자 사망 수}}{\text{여자 사망 수}} \times 100$$

5) 비례사망지수

비례사망지수(proportinal mortality index)는 총 사망자 수에 대한 50세 이상의 사망자 수의 백분율을 말한다. 비례사망지수가 높을수록 건강지표가 좋은 것인데, 그만큼 50세 이전에 죽은 사람이 적다는 것을 의미하기 때문이다. 비례사망률과 분명히 다르다.

$$\text{비례사망지수(PMI)} = \frac{\text{50세 이상의 사망자 수}}{\text{총 사망자 수}} \times 100$$

[2] 출산, 출생 및 영유아 관련 사망통계

1) 주산기 사망률

주산기 사망률(perinatal mortality rate)이란 임신 28주 이후의 사산과 출생 1주 이내의 신생아 사망으로서, 주로 임신중독[1], 출생 시 손상, 난산, 조산아 무산소증 및 저산소증 등이 주요 원인이다. 출산과 무관한 사람은 포함되지 않는다.

$$\text{주산기 사망률} = \frac{\text{임신 28주 이후 사산아 수 + 초생아(출생 1주 이내)사망 수}}{\text{임신 28주 이후 사산아 수 + 출생아 수}} \times 1,000$$

2) 신생아 사망률

신생아는 생후 28일 미만의 아이를 말하며, **신생아 사망률(neonatal mortality rate)**은 주로 내재적 또는 유전적 소인에 기인하는 경우가 많다.

$$\text{신생아 사망률} = \frac{\text{1년간의 생후 28일 미만의 사망자 수}}{\text{그 해의 출생아 수}} \times 1,000$$

3) 영아 사망률

영아 사망률(infant mortality rate)은 국가사회나 지역사회의 보건수준을 나타내는 대표적인 예로서, 경제상태, 영양문제, 모자보건, 환경위생, 의료수혜 정도, 부모의 교육정도 등에 크게 영향을 받는다. 연간 총 출생아 1,000당 그 연도 중의 0세 사망 비율이다.

1) 임신중독: 임신 20주 이상인 임신부에게 고혈압, 부종, 단백뇨 등 심혈관계 및 신장의 이상으로 인한 증상이 발생하는 것

$$\text{영아 사망률(IMR)} = \frac{\text{1년간의 생후 1년 미만의 사망자 수}}{\text{그 해의 출생아 수}} \times 1,000$$

4) α-index

α-index란 전체 영아 사망 중 신생아 사망이 차지하는 비중이다. 보건수준을 나타내는 척도로 매우 중요하며 1에 가까울수록 보건수준이 높은 것을 의미한다. 신생아 사망 이외의 영아 사망이 없다는 뜻이 되기 때문이다. 또한 최소값이 1이다.

$$\alpha\text{-index} = \frac{\text{어떤 연도의 영아 사망자 수}}{\text{어떤 연도의 신생아 사망자 수}}$$

5) 보정영아 사망률

정산영아 사망률 또는 코호트 사망률이라고도 하며, 어떤 특정한 연도에 특정한 사유가 있을 때, 이를 고려해 그 해 출생한 영아들이 1년 미만에 사망하는 사망률을 말한다. 예를 들어 2021년도의 보정영아 사망률은 2021년 1월 1일부터 12월 31일 사이에 출생한 영아가 1년 이내에 사망한 영아수를 2021년도 전체 출생아 수로 나눈 것을 말한다.

$$\text{보정영아 사망률} = \frac{\text{그 연도에 출생한 자 중 1년 미만의 사망자 수}}{\text{어떤 연도의 출생아 수}} \times 1,000$$

6) 후기 신생아 사망률(post-neonatel mortality rate)

후기 신생아란 생후 28일부터 1년 미만의 아이를 말하며, 주로 환경적 요인에 의한 영향을 많이 받는다.

$$\text{후기 신생아 사망률} = \frac{\text{연간 생후 28일부터 1년 미만의 사망 수}}{\text{연간 출생아 수}} \times 1,000$$

7) 유아 사망률

1~4세 사망률이라고도 하며, 보건수준이 낮은 나라에서 주로 감염증, 영양실조 등으로, 선진국에서는 사고로 인해 나타난다.

$$\text{유아 사망률} = \frac{\text{연간 1~4세 사망아수}}{\text{1~4세 인구}} \times 1,000$$

8) 모성 사망비

모성 사망이란 임신, 분만, 산욕의 합병증으로 발생한 모성의 사망을 말하며, 임신 중 감염병, 교통사고 등에 의한 사망은 포함되지 않는다. 즉, 임신과 직접 관련하여 임신 중 또는 분만

표 2-6 • 우리나라 연도별 신생아사망률, 영아사망률 및 α-index (출생아 천 명당)

특성별		2020		
		유병률 (%)	평균 유병일수(일)	평균 와병일 수(일)
계		25.0	9.9	0.5
성별	남자	22.8	9.9	0.5
	여자	27.1	9.8	0.5
연령	0~9세	8.1	4.4	0.6
	10~19세	6.2	5.4	0.6
	20~29세	8.8	6.5	0.9
	30~39세	12.1	7.0	0.5
	40~49세	18.0	7.9	0.6
	50~59세	28.8	9.3	0.4
	60~69세	47.1	11.0	0.4
	70~79세	66.0	11.9	0.5
	80세이상	73.8	12.6	0.9

후 42일 이내에 발생한 사망을 말한다. **모성 사망비(maternal mortality ratio)**의 계산은 다음과 같다.

$$\text{모성 사망비} = \frac{\text{연간 모성 사망 수}}{\text{연간 출생아 수}} \times 100{,}000$$

표 2-7 • 우리나라 연도별 모성사망비 (출생아 10만 명당)

구분	2000	2005	2010	2015	2019
모성사망비	15.0	14.0	15.7	8.7	9.9

출처: 2019년 사망원인통계, 통계청

03 질병통계

[1] 발생률

발생률(incidence rate)은 단위 인구당 일정기간에 새로 발생한 환자 수를 표시한 것으로서 이 질병에 걸릴 확률 또는 위험도를 나타내 준다.

$$\text{발생률} = \frac{\text{어느 기간의 환자 발생수}}{\text{그 지역의 인구}} \times 1,000$$

[2] 유병률

유병률(prevalence rate)은 일정시점 또는 일정기간 동안의 인구 중에 존재하는 환자 수의 비율을 말한다.

$$\text{유병률} = \frac{\text{어느 시점(기간)에 있어서의 환자 수}}{\text{어느 시점(기간)에서의 인구 수}} \times 1,000$$

발생률과 유병률 관계를 살펴보면, 예를 들어 새로운 질병이 단기간에 급속히 들어와 퍼지게 되면, 그 때의 발생률과 유병률은 같아진다. 즉 발생률은 새롭게 발생된 환자 수이고 유병률은 누적된 현재시점의 환자 수이다.

표 2-8 • 유병률과 발생률의 비교

	유병률	발생률
관찰의 종류	정적(static)인 상태	동적(dynamic)인 상태
분자	한 시점에서 어떤 상태에 있거나 어떤 질병을 가지고 있는 사람의 수	한 인구집단 내에서 일정한 기간 동안 발생한 사건의 수
분모	한 시점에서 어떤 상태 또는 질병의 유무를 조사받은 사람의 수 또는 인구집단의 수	일정한 기간 동안 그 사건이 일어날 위험에 있는 인구집단의 평균 인구 수

[3] 발병률

발병률(attack rate)은 어떤 집단이 한정된 기간에 어느 질병에 걸릴 위험에 폭로되었을 때 폭로자 중 새로 발병한 총수의 비율을 의미한다.

$$\text{발병률} = \frac{\text{유행기간 중 새로운 발병자 수}}{\text{위험에 폭로된 인구 수}} \times 1,000$$

[4] 치명률

치명률(case fatality rate)이란 어떤 질병에 걸린 환자 수 중에서 그 질병으로 인한 사망자 수를 의미한다.

$$\text{치명률} = \frac{\text{연내 어떤 질병에 의한 사망 수}}{\text{그 질병의 환자 수}} \times 100$$

[5] 이환율

이환율(morbidity rate)이란 일정기간 내에서 이환된 환자 수의 특정 인구에 대한 비율을 말하는 것으로 그해의 일수를 이 기간의 일수로 나눈 값을 곱하여 연간의 율(연율)로 환산한다. 1년을 기간으로 할 때는 인구 1,000명당의 수치로 나타내고, 각 질환별일 때는 인구 10만 명당의 수치로 나타내는 것이 보통이다.

$$\text{이환율} = \frac{\text{연간 환자 수}}{\text{연앙 인구}} \times 1{,}000$$

표 2-9 • 우리나라 유병률, 평균 유병일 수 및 평균 와병일 수(2주간)

특성별		2018		
		유병률(%)	평균 유병일 수(일)	평균 와병일 수(일)
계		27.5	9.4	0.5
성별	남자	24.9	9.2	0.5
	여자	30.1	9.5	0.4
연령별	0~9세	20.0	5.2	0.5
	10~19세	9.8	5.1	0.3
	20~29세	10.6	5.7	0.4
	30~39세	14.8	6.2	0.6
	40~49세	20.1	7.5	0.5
	50~59세	31.4	9.3	0.4
	60세 이상	60.8	11.7	0.5
	60~69세	67.6	11.9	0.5
	65세 이상	51.2	11.1	0.4
	70~79세	69.3	12.0	0.5
	80세 이상	78.8	12.6	0.5

04 병원통계

[1] 입원율

입원율(admission rate)은 대상 인구 중 단위 인구(1,000명 당) 연간 입원 수를 나타낸 것이다.

$$\text{입원율} = \frac{\text{대상 인구 중 연간 입원환자 수}}{\text{대상 인구}} \times 1{,}000$$

[2] 병상점유율

병상점유율(bed occupancy ratio)은 단위 인구(일반적으로 1,000명 당)가 하루에 점유하고 있는 병상의 비를 말한다.

$$\text{병상점유율} = \frac{\text{1일 평균 병상 점유 수}}{\text{대상 인구}} \times 1{,}000$$

[3] 평균재원일수

평균재원일수(averge length of stay)는 입원 환자 당 평균 재원기간을 나타내는 것으로 기간 중 퇴원환자들의 총 재원일 수를 퇴원환자 수로 나누어 계산한다. 단 사망자의 재원일은 포함하되 신생아는 제외한다.

$$\text{평균재원일 수} = \frac{\text{기간 중 퇴원환자의 총 재원일 수}}{\text{일정 기간 중 총 퇴원 환자 수}}$$

[4] 병상이용률

병상이용률(bed occupancy rate)은 가용병상 수에 대한 병상사용 수를 말한다.

$$\text{병상이용률} = \frac{\text{1일 평균 재원환자 수}}{\text{병상수}} \times 100$$

$$\text{병상이용률} = \frac{\text{연간 총 누적재원일수}}{365 \times \text{병상수}} \times 100$$

[5] 병상회전율

병상회전율(turn over ratio)은 일정 기간 내에 한 개의 병상을 사용한 평균 환자 수를 나타내며 병상이용의 정도를 나타낸다. 병상회전율이 높다는 것은 환자들의 평균 재원일수가 짧다는 의미이다.

$$\text{병상회전율} = \frac{\text{해당기간 중 총 퇴원환자 수(사망 포함)}}{\text{기간 중 사용 가능한 평균 병상 수}}$$

"코로나, 韓저출산 가속화...출산율 0.7명대까지 떨어질수도"

– 아시아경제, 2020.12.30

신종 코로나바이러스감염증(코로나19) 사태가 우리나라의 저출산 · 고령화를 더욱 가속화 할 것이란 전망이 나왔다. 올해 합계출산율은 0.85명을 밑돌 것으로 예상되는데, 아직까지 코로나19 사태로 인한 영향은 반영되기도 전이라 내년부터 그 충격이 본격적으로 가시화할 것이란 분석이다.

한국은행은 30일 'BOK 이슈노트 – 포스트 코로나 시대 인구구조 변화 여건 점검'에서 "당초 합계출산율은 내년 0.86명으로 하락한 뒤 점차 상승해 2040년부터 1.27명 수준이 유지될 것으로 추정됐는데, 코로나19 영향으로 합계출산율이 2022년 0.72명까지 떨어질 수도 있다"고 밝혔다. 또 "비관적인 입장에선 이보다도 더 떨어질 가능성도 배제하기 어렵다"고 덧붙였다.

한국은 코로나19 이전부터 저출산 · 고령화가 이어지고 있었다. 올해 현재 국내 고령인구 비율은 15.7%로, 경제협력개발기구(OECD) 평균인 17.9%보다는 낮지만 고령화 속도는 가장 빠른 것으로 나타나고 있다. 출산율은 0.84명으로 세계 최저 수준이며, 출산율의 선행지표로 볼 수 있는 혼인율 역시 OECD 회원국 중에서 가장 빠르다. 결혼을 덜 하기 때문에 결국 출산율도 낮아지고, 고령층의 비율도 높아지는 결과를 낳을 것으로 해석할 수 있다. 우리나라 기대수명은 70년대 이후 연평균 0.42년 연장됐으며 2018년 현재 82.7세로 OECD 평균(80.6세)을 웃돌고 있다.

(후략)

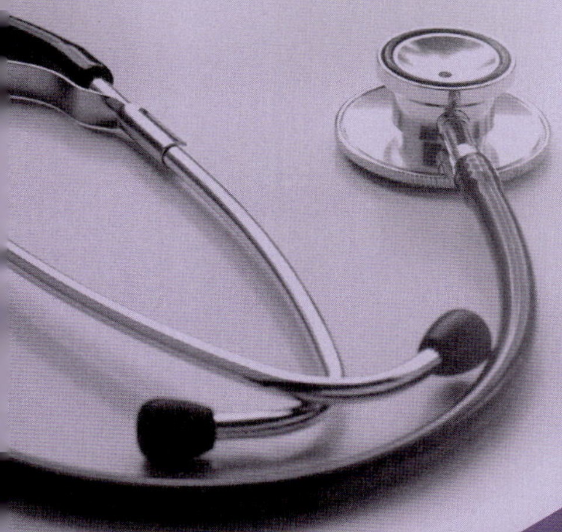

제 3 장

역학과 감염병 관리

제1절 역학

01 역학의 정의

역학(疫學, epidemiology)의 어원은 최초로 환경과 질병의 관계를 체계적으로 규명한 사람인 히포크라테스(Hippocrates, B.C. 460~377)의 위대한 저서인 『Epidemic(Epi=upon, Demos=population)』에 log를 붙인 합성어로 어원적 측면에서 보면 인구집단에 관하여 연구하는 학문이라는 뜻을 내포하고 있다.

미국역학학회는 '역학은 질병, 결손, 불능의 자연사에 관한 지식 또는 학문이다'라고 하였으며, 국제역학학회에서는 '역학은 인간집단 내에서 발생하는 질병의 빈도와 분포를 결정하는 요인들에 관한 학문'으로 정의하고 있다.

초기 역학은 유행병을 연구하는 학문이었으며, 최근에는 비감염성 질환(만성퇴행성 질환, 재해 등), 각종 생리현상에 대한 원인 규명 등 다양한 영역에서 사용하고 있다.

또한 역학은 인간 집단을 대상으로 질병의 발생률, 분포 및 경향과 양상을 명백히 하고 그 원인과 관여하는 결정요인을 규명하며, 그 질병에 대한 예방대책을 강구하는 데 목적을 둔 학문이다. 역학의 궁극적인 목적은 질병 발생 원인을 제거함으로써 질병을 예방하려는 데 있다.

학자명 / 단체명	역학에 대한 학자들의 관점
히포크라테스	인구집단에 관하여 연구하는 학문 최초로 환경과 질병의 관계를 체계적으로 규명 – 저서 (『Epidemic(Epi=upon, Demos=population)』)에 log를 붙인 합성어
미국역학학회	질병, 결손, 불능의 자연사에 관한 지식 또는 학문
국제역학학회	인간집단 내에서 발생하는 질병의 빈도와 분포를 결정하는 요인들에 관한 학문
고든(Gorden)	유행병을 연구하는 학문이며, 의학적 생태학으로서 보건학적 진단학
앤더슨(Anderson)	질병 발생을 연구하는 과학
그린우드(Greenwood)	모든 질병을 집단현상으로 연구하는 학문
클라크(Clark)	개인의 집합체인 인간사회에서 일어나는 질병, 불구, 무능력 또는 사망의 발생과 분포에 영향을 주는 여러 가지 요인을 연구하는 학문

역학에 관한 학자들의 정의를 종합하면 역학이란, 인간사회의 집단을 대상으로 그 속에서 질병의 발생, 분포 및 경향과 양상을 명백히 하고(기술역학), 그 원인을 규명함(분석역학)으로써, 그 질병에 대한 예방대책을 강구할 수 있도록 하는 데 목적을 둔 학문임을 알 수 있다.

이에 역학의 목적을 다음과 같이 정리할 수 있다.

첫째, 미생물학, 생화학 등 다른 분야에서 발전된 정보와 인구집단에서의 질병 발생 양상에 관한 자료들을 종합하여 질병의 발생 원인에 대한 가설을 수립하고, 둘째, 이러한 가설들을 과학적인 방법으로 검증하는 일이며, 셋째, 역학적으로 가설을 검증한 후 역학에서 검증된 가설이 다른 의학 분야에서 수립된 가설이나 지식들과 일치하는지의 여부를 알아보는 것이다.

02 역학의 범위 및 역할

[1] 역학의 범위

역학의 범위는 감염성 질환 및 비감염성 질환을 모두 포함하는데 과거 인류의 건강에 가장 심각한 위험을 주었던 것은 감염병의 유행이었다. 그러므로 역학은 이들 감염병의 유행에 관하여 많은 연구를 시행하였으며, 이를 통해 학문의 기초를 다지게 되었다. 초기 역학의 연구는 감염병의 유행을 주 연구대상으로 하였으며, 최근에는 감염성 질환이 비교적 잘 관리되고 있어 감염성 질환에 대한 역학의 중요성은 상대적으로 감소되었다. 그러나 각국의 보건수준에 따라 아직도 감염성 질환의 연구가 중요한 경우도 있으며, 국가 간의 인구이동이 활발한 관계로 유행의 비발생지역도 이에 대한 감시가 계속되어야 할 것이다.

최근 감염병의 감소와 생활수준의 향상, 의학의 발전, 노인 인구의 증가 등으로 각종 대사성 질환, 만성퇴행성 질환 및 악성 신생물에 의한 질환들이 늘어남에 따라 이들 질환들에 대해서도 역학적 연구를 하게 되었다.

[2] 역학의 역할

역학은 예방의학, 공중보건학 등 여러 분야의 학문적인 발전에 많은 기여하고 있는데 역학의 역할을 요약하면 다음과 같다.

(1) 질병의 발생원인 규명 역할: 역학 본연의 가장 중요한 목적이며 가장 공헌이 큰 부문

(2) 질병의 발생 및 유행의 감시 역할: 건강수준과 질병 양상에 관한 지역사회진단 및 예방접종 효과 측정

(3) 질병의 자연사에 관한 기술적 역할: 감수성기, 임상질환전기, 이환기, 회복기, 사망기의 통계는 임상의사에게 진단기준과 예후추정에 유용

(4) 보건의료 서비스 연구에 대한 역할: 보건사업의 기획, 집행, 평가에 참여

(5) 임상분야에 대한 역할: 질병진단, 처치, 예후 및 환자에 대한 충고

(6) 연구 전략개발의 역할: 원인, 결과의 관계규명을 위한 과학적인 방법 개발

[3] 역학의 기본 요인

역학의 기본 요인은 **병인(agent factors)**, **숙주(host factors)**, **환경(environmental factors)**의 세 가지이며, 생태계에서 발생하는 질병은 적어도 두 가지 이상의 여러 가지 요인이 겹쳐서 생기게 된다.

1) 병인[1)]

① 영양소적 병인(단백질, 지방, 비타민, 수분 등): 이들 영양소의 결핍 또는 과잉이 병인으로 작용하여 영양결핍증이나 비만증, 당뇨병, 심장병 등을 유발

② 생물학적 병인(질병이나 감염병의 병원체): 박테리아(세균, Bacteria), 바이러스(Virus), 리케차(Rickettsia), 원충(Protozoa), 기생충, 곰팡이 등의 살아 있는 미생물

③ 물리적 병인: 기계적인 힘에 의한 외상, 열에 의한 화상이나 동상, 고산병이나 잠함병 같은 기압의 변화에 의한 질환, 방사선에 의한 암, 백혈병 그리고 소음, 진동, 전기, 광선 등

④ 화학적 요인: 강산이나 강알칼리, 일산화탄소, 청산가스, 독가스 등과 같은 유독가스는 기도를 통해 들어가는데 뇌, 혈액, 폐에 여러 가지 장애를 유발. 특히, 경구적으로 들어가는 것으로는 각종 항생물질과 중금속 등이 있는데 이들은 간에 장애를 일으키며, 심장, 폐, 뇌, 조혈장기 등에도 병변을 유발

⑤ 정신적 요인: 신경성 두통, 기능성 소화불량, 정신 질환, 고혈압, 위궤양 등 거의 모든 신체적 질병의 원인과 관계

⑥ 사회환경적 요인: 환경오염에 의한 공해, 산업재해에 의한 직업병, 식품에 의한 중독증, 의료행위의 부작용으로 일어나는 외인성 질환, 폐기물에 의한 중독, 사회적 스트레스가 원인인 신경 정신 질환 등

2) 숙주[2)]

① 신체적 특성: 해부학적 구조와 숙주(host factors)의 생리적인 변화에 따라 사춘기나 임신 중에 결핵의 이환율이 높게 나타나는 것과 영양상태 등

② 정신적 특성: 숙주가 가지고 있는 스트레스(stress)로 인해 질병이 발생. 소아마비나 결핵은 스트레스에 의해 확실한 질병으로 진전

③ 인적 특성: 성별, 연령, 인종, 결혼상태, 직업, 사회경제적인 상태 등

1) 병인: 병의 원인으로, 질환에 따라 단일 또는 복합적이기도 한다.

2) 숙주: 생물이 기생하는 대상으로 삼는 생물로, 유생이 기생하는 숙주를 중간숙주, 성체가 기생하는 숙주를 종결숙주라고 한다.

3) 환경

병인과 인간 숙주를 제외한 모든 것으로 특히 숙주 주위 모든 유 · 무형의 것. 환경요인(environmental factors)은 간접적으로 영향을 미치는 경우가 훨씬 많다.

① 물리적 환경: 지형, 지질, 기후, 지세, 주거, 그 밖에 인간이 생활하는 데 관여되는 지상, 지하 양측면이 모두 물리적 환경

② 생물학적 환경: 질병의 전파 또는 발생과 관계가 있는 인간 주위의 모든 동물이나 식물. 식물과 동물은 서로 상호작용을 하여 인간에게 영향

③ 사회경제적 환경: 인구밀도와 인구분포, 자연자원, 경제수준, 직업, 사회, 정치, 문화, 과학의 발달 등

03 질병발생론

질병발생의 원인은 한 요인에 의하여 발생하지 않으며, 복합적으로 설명된다는 질병발생의 다인설에는 **역학적삼각형 모형설(3대 요인설)**, **원인망 모형설(거미줄 모형설)**, **수레바퀴형 모형설**이 있다.

[1] 역학적 삼각형 모형: 3대 요인설

질병발생의 역학적 모형 중 가장 보편적으로 인정되고 있는 모형으로서 질병의 발생을 **병인(agent)**, **숙주(host)**, **환경(environment)**의 세 가지 요인의 상호관계로 설명한다(표 3-1, 그림 3-1). 즉, 숙주로서 병원체 인자에 대한 감수성이나 저항성 및 환경적 인자에 대한 적응과 부적응 등 3자 관계는 유기적인 인과관계 하에서 질병의 발생여부와 유행여부가 결정된다. 질병에 따라서 세 가지 요소가 차지하는 비중이 다르기는 하나, 질병발생을 설명하는 데 좋은 모형이며 특히 감염성 질환의 발생을 잘 설명하고 있다.

이 모형은 감염병 발생 설명에 잘 맞는 장점이 있는 반면에, 선천성 질환 등 유전적 소인이 있는 질병이나 비감염성 질환의 발생을 설명하는 데에는 한계가 있다.

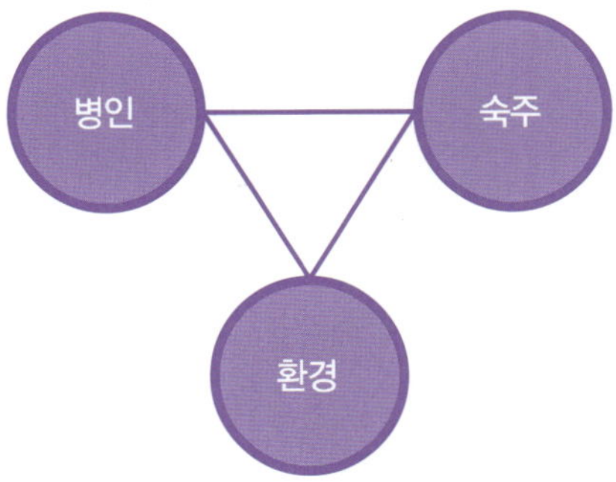

그림 3-1 • 질병발생의 삼각형 모형(epidemiologic triangle)

[2] 원인망 모형: 거미줄 모형설

원인망 모형(web of causation)은 질병발생의 원인을 찾아보면 그 발생의 선행요인이 있고, 그 선행요인은 다른 선행요인과 연결되어 있으며, 횡적으로도 다른 요인과 상호관계가 있어서 다양한 상호관계 속에서 질병이 발생된다는 설이다.

맥마혼(McMahon)은 '질병의 발생이란 결과가 단지 하나의 독립된 원인에 의해서는 결코 이루어질 수는 없으며 선행된 요인과 이러한 간접요인의 다시 선행된 직접, 간접요인이 있게 마련이어서 이들은 서로 거미줄처럼 얽혀 있다'고 말했다(표 3-1, 그림 3-2). 요약하면 발생원인과 관련요인을 연결하여 보면 거미줄처럼 복잡한 망으로 연관되어 질병이 발생한다는 것이다. 그러므로 이 모형은 비감염성 질환의 발생을 이해하는 데 유리하다.

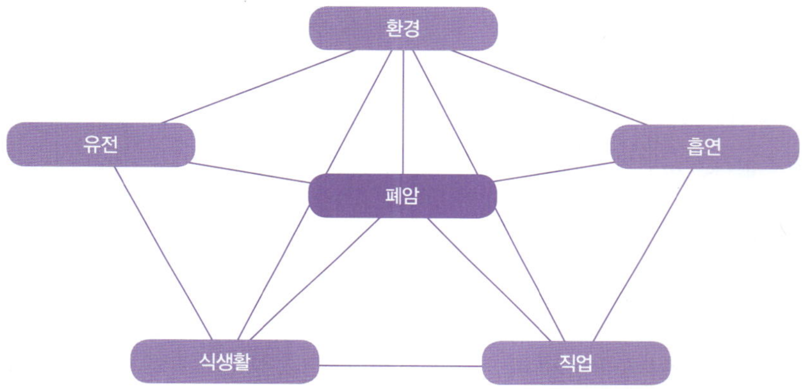

그림 3-2 • **원인망 모형: 거미줄 모형설**

위의 원인망에 얽혀 있는 요소 중 몇 가지 요소들을 제거하면 질병의 예방이 가능할 것이라는 것을 알 수 있다. 앞으로 역학의 발달 및 의학의 발전으로 원인망의 요인들이 더 자세히 밝혀지리라 예측된다.

[3] 수레바퀴형 모형

수레바퀴형 모형설(wheel model)은 숙주를 중심으로 숙주의 내적 요인(유전적 소인) 및 외적 요인(생물학적 환경, 물리적 환경, 사회적 환경)과의 상호작용에 의해서 질병이 발생한다는 학설이다(표 3-1, 그림 3-3). 이 모형에서 질병의 발생에 기여하는 비중은 질병에 따라 다르다. 즉 유전성 질환의 경우에는 유전적 요인이 큰 비중을 차지하게 될 것이다.

이 모형의 장점은 원인망 모형의 근본적인 개념을 갖고 있으면서도 숙주와 환경으로 명백히 분리해 놓음으로써 역학적인 분석의 개념과 통한다는 것이다.

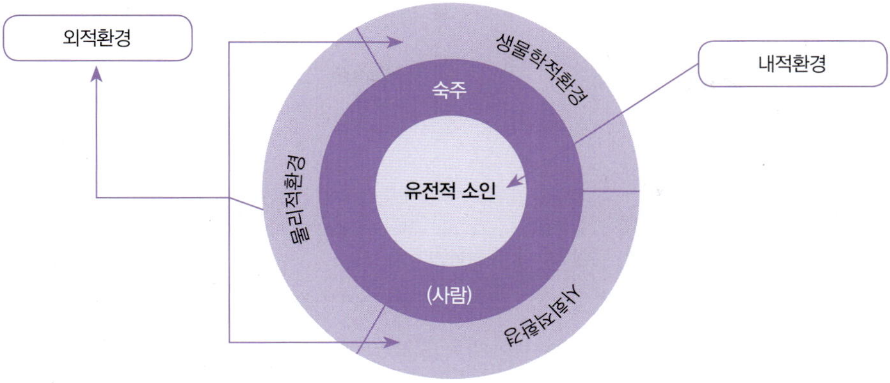

그림 3-3 • 질병발생의 바퀴 모형: 수레바퀴형 모형

표 3-1 • 질병 발생의 3대 모형의 장단점

	삼각형 모형	원인망 모형	수레바퀴형 모형
장점	감염병 발생 설명에 용이	비감염병 질활 발생 이해에 용이	비감염병 질환 발생이해에 용이 + 역학적 분석 개념 이해에도 용이
단점	유전적 소인으로 인한 질병(선천성 질환 등)이나 비감염병 질환 발생 설명에 부족		

04 역학적 연구방법

역학적 연구방법은 역학을 기초로 하고 통계학적인 방법 및 사회과학적인 방법을 응용하여 질병의 예방을 위해 질병의 원인 및 전파에 관계되는 요인, 환경 및 숙주 세 요인간의 모든 관계를 연구하는 방법이다.

역학의 연구방법은 실험과 관찰로 분류할 수 있다(그림 3-4). 실험방법은 인간을 대상으로 하는 역학 분야에 적용하기가 쉽지 않으므로 주로 관찰에 의해 행하여진다. 관찰을 통한 역학 연구는 **기술역학(descriptive epidemiology)**과 **분석역학(analytical epidemiology)**으로 나눌 수 있으며, 분석역학은 **단면적 연구(cross-sectional study)**, **환자-대조군 연구(case-control study)**, **코호트 연구(cohort study)**로 분류할 수 있다(그림 3-5).

그리고 분류자에 따라서는 역학의 연구 영역을 포함하여 기술역학, 분석역학, 실험역학, 질병양상에 관한 모델을 설정하고 수학이나 통계학적 방법을 이용하여 규명하는 **이론역학(theoretical epidemiology)**, 오므란이 지역사회 서비스의 향상을 목적으로 개발한 **작전역학(operational epidemiology)**, 혈청역학, 유전역학 등으로 나누기도 한다. 기술역학은 단순한 상황의 설명으로

1단계 역학이라고도 하며, 분석역학은 인과관계를 증명하기 위하여 사용되므로 2단계 역학이라고도 한다. 그리고 이론역학을 3단계 역학이라고도 한다.

표 3-2 • **유사한 역학적 개념 분류**

역학 분류	개념
기술역학	제1단계 역학: 임상의학에서 활용된다.
분석역학	제2단계 역학: 후향성 조사(기왕력 조사), 단면적 조사와 전향성 조사연구가 있다.
실험역학	실험군과 대조군으로 나누어 비교 관찰하는 역학이다.
이론역학	제3단계 역학: 여러 요인간의 상호관계를 수학 또는 통계학적으로 규명하는 역학이다.
임상역학	질병을 지역사회 입장에서 이해하는 역학이다.
유전역학	질병발생의 숙주요인을 유전학적 방법으로 해명하는 역학이다.
작전역학	오므란이 개발: 계통적 연구를 통해 서비스 향상을 목적으로 하는 역학이다.

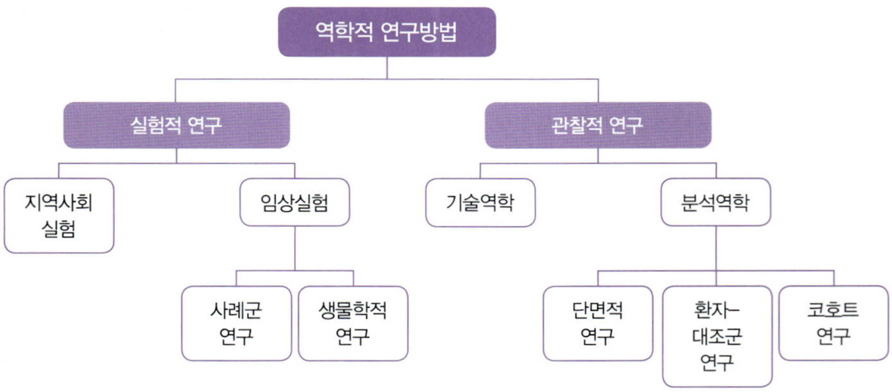

그림 3-4 • **역학적 연구방법의 분류**

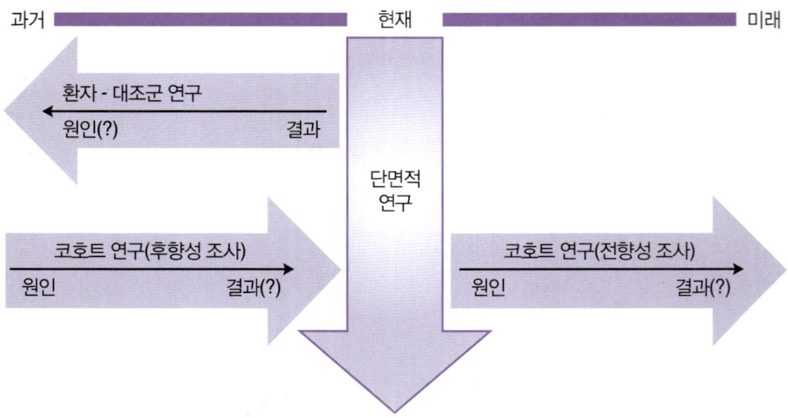

그림 3-5 • **분석역학(단면적 연구 vs 환자-대조군 연구 vs 코호트 연구)**

[1] 기술역학

구체적인 가설을 증명하기 위한 설계가 아니고 현황파악을 위해서 자료를 수집 · 분석하는 방법이다. 즉 **기술역학(descriptive epidemiology)**은 ① 질병의 자연사에 대한 기술, ② 지역사회의 건강수준과 질병양상에 대한 기술(지역사회진단), ③ 문제 질병발생의 관리와 감독 등을 위해 필수적이다. 기술역학은 기존 자료나 지역사회 조사로부터 자료를 수집하고 분류하며 이들 자료의 정확도와 신뢰도를 검증한다. 기술역학의 주요 변수로는 시간적 변수, 지리적 변수, 생물학적 변수, 사회적 변수 등이 있다.

1) 시간적 변수

시간적 변수에는 ① 장기변동 또는 추세변화(secular change or trend), ② 주기변화 또는 순환변화(cyclic fluctuation), ③ 계절변동(seasonal change), ④ 단기변동(short-term fluctuation), ⑤ 불규칙 변화(point epidemic) 등이 있다(표 3-3).

표 3-3 • 기술역학의 시간적 변수

항목	내용
추세변화	– 수십 년을 한 주기로 대유행현상이 있는 변화 [예, 장티푸스(30~40년 주기), 디프테리아(10~24년), 인플루엔자(약 30년)] – 시대적 또는 연대적 변동으로 장기간에 걸쳐 발병률과 사망률이 변동함 – 대표적인 예 : 미국에서의 폐암 증가
주기(순환)변화	– 수년을 한 주기로 대유행하는 것으로 질병의 발생빈도가 일정기간을 두고 반복하여 달라지는 현상 – 홍역(2~3년), 백일해(2~4년), 유행성 일본뇌염(3~4년) 등
계절변동	– 넓은 의미로 주기변화에 속하나 1년을 주기로 반복되는 경우 – 여름철에는 소화기계 감염병이, 겨울철에는 호흡기계 감염병이 유행하는 것
단기변동	– 시간별, 날짜별 또는 주 단위로 질병발생 양상이 변화하는 것 – 주로 급성 감염병의 집단 발생 시 양상을 띰
불규칙 변화	– 어떤 시간적 특징을 나타내지 않고 돌발적으로 질병이 발생하여 집중적으로 환자가 많이 발생함 – 대표적인 예: 외래 감염병이 국내에 침입하여 유행하는 것

2) 지리적 변수

지리적 변수에는 지대(한대, 열대, 온대), 국제적 비교, 국내, 도시, 농촌, 풍토성(endemic), 유행성(epidemic) 등이 있다. 유행하는 질병 종류가 산맥, 사막 또는 바다 등 지리적 조건이나 경계로 유행이 다를 수 있다(표 3-4).

어떤 질병의 유행이 지역적으로 어떻게 분포하는가에 따라 범세계적(pandemic), 전국적(epidemic), 지방적(endemic), 산발적(sporadic) 유행으로 구분된다.

표 3-4 • 기술역학의 지리적 변수

항목	내용
범세계적 분포	– 범세계적으로 발생 또는 유행하는 것으로 – 대표적인 예: 독감의 유행 등
전국적 분포	– 한 국가에 전반적으로 질병이 발생하는 것 – 대표적인 예: 우리나라에서 토착화된 장티푸스 등
지방적 분포	– 일부지역에 특수하게 질병이 발생하는 경우 – 대표적인 예: 우리나라의 낙동강 유역에서 많이 발생하는 간디스토마의 경우
산발적 분포	– 어느 일정한 지역이나 전국적 현상보다도 일부 한정된 지역에서 산발적으로 발생하는 경우 – 대표적인 예: 렙토스피라 증 등

3) 생물학적 변수

숙주의 요인으로 연령, 성별, 종족별 또는 결혼상태 여부에 따라 질병의 유행양상이 다르다. 동양인에게는 위암의 발생이 많고, 서양인에게는 심장동맥 관련 심장병이 많고, 백인에게는 유방암, 흑인에게는 자궁경부암이 많다. 인종간의 질병발생 차이는 인종간의 습관, 영양상태, 지역적 · 환경적 차이 등에 기인한 것이다.

표 3-5 • 기술역학의 생물학적 변수

항목	내용
연령(age)	– 질병과 연령 간에 밀접한 관계가 있음 – 영 · 유아기에는 감염병에 대한 저항력이 약하고, 노령층에서는 뇌졸중 암, 심장질환 등의 이른바 성인병 또는 노인병이 증가함
성별(sex)	– 병원체에 대한 반응이나 저항력의 남녀 간의 차이가 문제됨 – 성에 따르는 사회적 환경, 감염 기회의 차이 등도 고려해야 함 – 일반적으로 임신과 분만을 제외하면 사망률은 여자보다 남자가 더 높고 이환율은 여자가 더 높음
인종(race)	– 인종 간에 이환율 차이가 있는데, 이것이 인종에 따르는 감수성의 차이에서 오는 것인지, 생활환경의 차이에서 오는 것인지에 대해서는 질병에 따라 그 특성을 달리하고 있음

4) 사회적 변수

도시, 농어촌, 인구밀도, 교통, 사회 · 경제계층, 의료, 직업 등 사회적 특성에 따라서 질병의 유행이 다른 것을 말한다.

[2] 분석역학

분석역학(analytical epidemiology)이란 2단계 역학으로써, 구체적 가설을 증명하기 위해서 의도적으로 설계된 계획대로 하는 관찰을 통한 연구이다. 이는 기술역학(1단계 역학)에서 관찰을 통해 얻어진 결과를 토대로 질병발생과 질병발생의 요인 또는 속성과의 인과관계를 밝혀낸다.

1) 단면적 연구

(1) 개념

단면적 연구(cross-sectional study)는 일정한 인구집단을 대상으로 특정한 시점과 기간내에 질병의 원인요소와 그 인구집단이 가지고 있는 속성간의 관련성을 보는 방법으로, 상관관계연구(correlation study)라고도 한다. 구체적인 가설이 없는 상태에서 어떠한 상황을 알아보기 위해 시행하는 기술역학과는 달리, 단면적 연구는 구체적인 가설을 가진 상태에서 그 가설을 검증하기 위해 시행된다.

(2) 장점

① 환자-대조군 연구나 코호트 연구보다 시행하기 쉽다.
② 단시간 내에 할 수 있는 시점조사이기 때문에 시간과 경비가 절약되어 경제적이다.
③ 어떤 사실을 찾거나 가설검증에 도움이 된다.
④ 연구결과의 모집단 적용(generalization)이 가능하다. 이는 모집단을 대표하는 표본인구연구이기 때문이다.
⑤ 유병률을 포함한 역학적 특성을 파악하기에 용이하다.
⑥ 환자-대조군 연구보다 편견(bias)이 적고, 정확도가 높다.
⑦ 상대위험도(relative risk ratio)의 추정이 가능하다.

(3) 단점

① 일정한 시점에서 조사를 하기 때문에 빈도가 낮은 질병이나 이환기간이 짧은 질병에는 부적절하다.
② 상관관계만을 알 수 있을 뿐이며, 인과관계를 규명하지는 못한다.
③ 현재와 과거사항만을 주 대상으로 하는 후향성 조사이므로 예측력이 낮다.
④ 인구집단 표본의 규모가 커야한다.

(4) 활용도

① 변하지 않는 요인과 질병과의 관계에 대한 연구
② 환자-대조군 연구에서 원인적 연관성이 의심되는 질병 연구

2) 환자-대조군 연구(후향성 연구)

(1) 개념

환자-대조군 연구(case control study)는 연구하고자 하는 질병에 이환된 집단을 대상으로 환자군(case group)을 선택하고 건강한 **대조군(control group)**을 선정하여 양 군에 어떤 질병의 요인이

된다고 의심되는 인자나 속성에 폭로된 정도를 비교 검토하여 의심되는 요인과 질병발생과의 원인관계를 규명하는 방법이다. 현재 질병이 있는 집단이 과거에 어떠한 속성이 있었는지 알아보기에 후향성 연구(retrospective study)라고도 한다.

(2) 장점

① 연구가 비교적 용이하며, 적은 비용, 적은 연구대상자수로도 가능하며 연구결과를 빠른 시일 안에 알 수 있어, 시간과 경비와 노력이 절약된다.

② 의심되는 여러 개의 가설을 동시에 시험이 가능하다.

③ 희귀질병이나 잠복기간이 긴 질병에 적합하다.

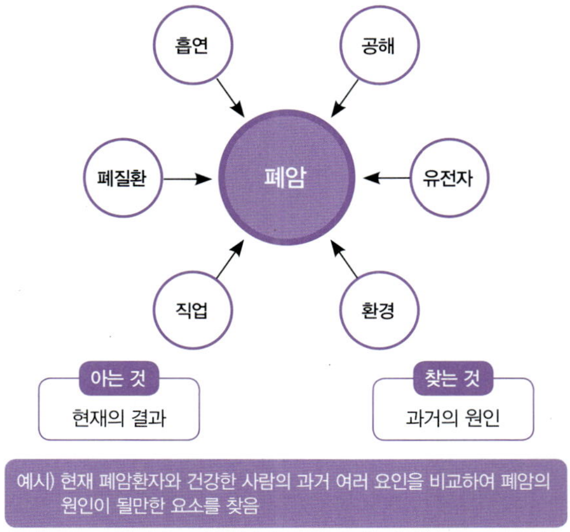

(3) 단점

① 과거행위에 관한 기억에 의존하므로 편견이 많이 작용한다.

② 인과관계의 질을 확인할 수 없다.

③ 분모가 없어 발병확률을 알 수 없다.

④ 적합한 대조군의 선정이 매우 어렵고 혼란변수의 제어가 쉽지 않다.

⑤ 모집단이 없는 경우가 대부분이어서 일반 인구에의 응용에 문제가 있다.

⑥ 코호트 연구에서의 비교위험도 등을 구할 수 없으며 비차비에 의한 간접비교만 할 수 있다.

(4) 활용도

① 희귀 질병 연구

② 원인이 작용하여 발병까지의 기간이 긴 질병, 특히 비교적 발생률이 낮고 잠복기가 길 것으로 추정되는 만성 질환에 이용

3) 코호트 연구(전향성 연구)

(1) 개념

코호트 연구(cohort study)는 질병발생의 원인과 관련하여 같은 특성을 가지고 있다고 생각하는 집단과 관련이 없는 집단 간에 질병발생률의 차이를 비교 분석하는 방법이다. 건강집단에서 속성의 차이가 있는 집단을 대상으로 질병발생의 향후를 판단할 수 있어, 전향성 연구(prospective study)라고도 한다. 이 코호트 연구는 전향성과 후향성 코호트 연구로 분류된다.

전향성 코호트 연구는 현재 연구시작 시점에서 질병발생의 원인으로 보이는 요인에 노출된 집단과 노출되지 않은 집단을 구분하고 이후(미래) 어느 시점까지 일정기간동안 추적관찰을 통하여 원인과 결과의 관계를 밝히는 연구를 말한다. 반면에 후향성 코호트 연구는 과거로 거슬러올라가 과거 연구 시작 시점에서 과거의 관찰시점으로 거슬러 올라와 과거의 어느 시점까지 일정기간동안 추적관찰하여 질병의 발생원인으로 의심되는 요소를 가지고 있는 사람들과 가지고 있지 않는 사람들을 구분한 후 기록을 통하여 질병의 발생원인을 찾아내는 연구방법이다. 이러한 **후향성 코호트 연구**는 적은 연구시간과 비용이 적게 들기에 많이 이용되지만, 과거 기록이 잘되어 있어야 사용이 가능하다.

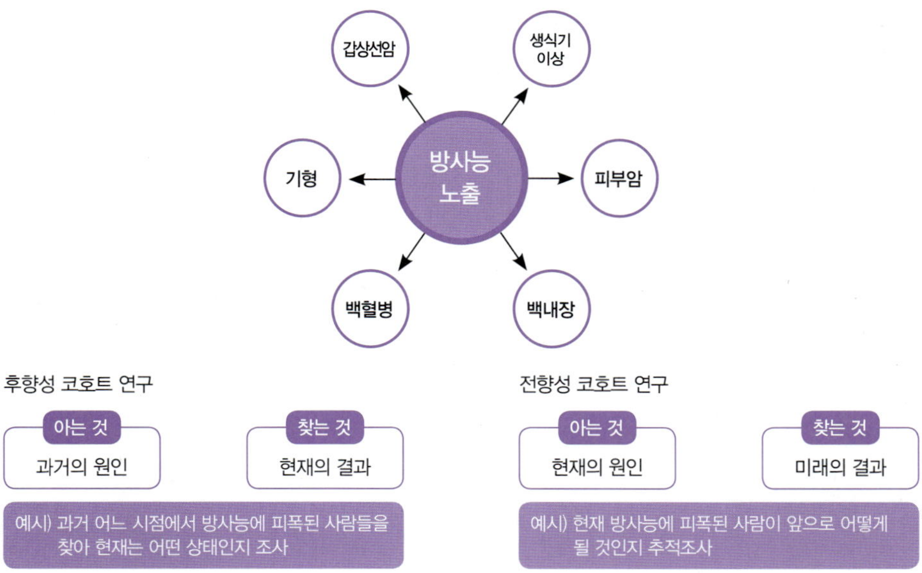

(2) 장점

① 발병확률의 산출이 가능하다.

② 수집된 정보들의 편견이 가장 적다.

③ 인과관계의 질을 확인할 수 있다.

④ 질병의 자연사 파악이 가능하다.

⑤ 시간적 속발성, 상대위험비, 양반응관계를 비교적 정확히 파악할 수 있다.

(3) 단점

① 경비, 노력, 시간이 많이 필요하다.

② 장기간 조사에 따른 탈락자로 정확도에 문제가 발생한다.

③ 발생률이 높은 질병이어야 한다.

④ 연구기간이 길어짐에 따라 연구자들의 변동에 의한 추적조사에 차질이 발생할 수 있다.

(4) 활용도

① 발생률이 높은 질병원인에 폭로되어 발병까지의 기간이 짧은 질병

② 환자-대조군 연구로 인과관계가 어느 정도 확인된 질병

4) 분석역학의 연구 분석

앞서 언급한 분석역학은 3가지 연구(단면적 연구, 환자–대조군 연구, 코호트 연구)를 분석하기 위해 그림 3–6과 같이 설계된다.

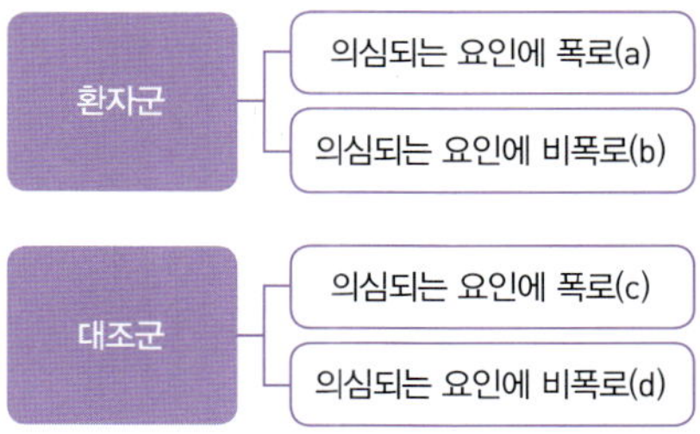

위험요인에 대한 노출 여부	질병 발생 여부		계
	+	–	
+	a	c	a + c
–	b	d	b + d
계	a + b	c + d	N

그림 3–6 • **분석역학 연구 설계 방법의 분류**

(1) 교차비

교차비(odds ratio, 비차비)는 그림 3–6에서 보는 것과 같이, 환자–대조군 연구에서 주로 사용되며, 질병을 갖고 있는 사람과 갖고 있지 않는 사람간의 위험요인 노출 여부(폭로 여부)에 대한 비(比)의 비(比)를 말한다.

$$교차비(odds\ ratio) = \frac{ad}{bc}$$

예를 들어 교차비가 3이라는 것은 폭로군이 비폭록군보다 질병에 걸릴 위험이 3배 정도 높다는 의미다. 분석역학에서 교차비(odds ratio)가 자주 사용되고 중요시 되는 이유는 ① 비교위험도의 추정치가 될 수 있고, ② 교차비는 연관성의 크기의 정도를 알려 주는 통계적 의미를 지니고 있기 때문이다.

(2) 비교위험도

비교위험도(relative risk)는 상대위험도라고도 하는데, 위험요인을 갖고 있거나 노출된 군(群)에서의 질병 발생률 또는 위험도를 노출되지 않은 군에서의 질병 발생률 또는 위험도에 노출되지 않은 군에서 질병발병률 또는 위험도로 나누어 질병발생의 원인이 되는 요인에 노출됨으로써 질병에 이환될 위험을 측정한다.

$$비교(상대)위험도(RR) = \frac{노출군에서\ 질병\ 발생률\ 또는\ 위험도}{비노출군에서\ 질병\ 발생률\ 또는\ 위험도}$$

$$= \frac{a}{a+c} \div \frac{b}{b+d} = \frac{a(b+d)}{b(a+c)}$$

다시 말해, 노출군이 비노출군에 비해 질병 발생위험이 몇 배나 더 높은가를 나타낸다. 비교위험도가 1보다 크다면(비교위험도〉1) 노출군에서 특정 질환에 걸릴 위험도가 크다는 것이고, 비교위험도가 1보다 작다면(비교위험도〈1) 그 위험도는 낮다는 것을 의미한다. 비교위험도는 위험인자가 제거되면 대상자가 얻을 수 있는 이익의 정도를 표시해 주는데, 이를 통해 어떠한 요인을 지니는 사람이 질병에 걸릴 확률이 높으면 원인적 연관성일 가능성이 높아지므로, 코호트연구와 같은 질병의 원인을 규명하는 연구에서 비교위험도는 유익한 지수이다.

(3) 기여위험도

기여위험도(attribultable risk)는 귀속위험도라고도 하고, 비교위험도와 같이 코호트연구에서 주로 사용되어 폭로군의 발생률에서 비폭로군의 발생률을 빼서 계산하기 때문에 어떠한 요인이 절대적으로 기여하는 위험률(absolute risk)의 정도를 나타낸다. 귀속위험도는 어떤 요인이 인구집단에서 감소될 경우에 얻게 되는 가능한 이익(benefit)을 추정하여 주기 때문에 의미가 있다.

기여(귀속)위험도(AR) = 위험요인에 노출된 군에서의 질병발병률 − 위험요인에 노출되지 않은 군의 질병발병률

$$= \frac{a}{a+c} - \frac{b}{b+d}$$

[3] 실험역학

1) 개념

실험역학(experimental epidemiology)은 대상요인을 인위적으로 투여하며 그 영향을 측정하는 것이다. 즉 실험적으로 규명하려는 역학이기 때문에 원칙적으로 대상요인 이외의 변수는 실험군과 대조군이 똑같아야 한다. 실험대상이 인간이어서 인도적 · 윤리적 관점에서 볼 때 어려운 점이 있기 때문에 동물실험을 이용한다.

2) 실험역학의 방법론적 전략

① 무작위 추출할당(randomized assignment): 실험군과 대조군을 정할 때 해당 집단으로부터 무작위 추출하여 연구대상 집단을 형성하고 이들을 동일한 확률에 의거해서 배당한다.

② 이중맹검법(double blind method): 대상자 자신이나 연구자들이 사실을 인지하고 있음으로써 발생할 편견을 최소화하기 위하여 누가 어느 군에 속해 있는지 모르도록 해야 한다.

③ 위약투여법(placebo administration): 심리적 작용(placebo effect)으로 발생하는 편견을 제어하기 위해 위약(placebo)[3]은 진짜 약과 색깔, 냄새, 형태, 맛 등이 똑같아서 투약하는 사람이나 복용하는 사람이 분별할 수 없도록 만들어져야 한다.

3) 실험역학의 장점

① 인과관계를 가장 정확히 알 수 있다.

② 연구하고자 하는 많은 요인들이 연구자에 의해 조작이 가능하다.

③ 시간적 속발성에 대한 판단이 용이하다.

4) 실험역학의 단점

① 도덕적 · 윤리적 문제가 발생한다.

② 실험결과의 실제 적용상 한계점을 내포하고 있다.

5) 활용도

① 사람을 대상으로 실험이 가능한 것

② 동물실험을 통해 안전성이 확인된 것

③ 질병피해가 비교적 적은 것

3) 위약: 실제로 작용할 만한 화학물질이 전혀 포함되어 있지 않은 물질

[4] 작전역학

1) 개념

작전역학(operational epidemiology)은 오르만(Orman)이 처음 소개한 것으로 보건 서비스를 포함하는 지역사회 서비스의 운영에 관한 계통적 연구를 의미하며 이 서비스의 향상을 목적으로 한다. 보건사업의 효과에 대한 평가 방법론이라 할 수 있다.

2) 작전역학의 내용

① 보건사업의 효과를 목적성취 여부를 근거로 평가(outcome evaluation)

② 사업의 운영과정에 관한 연구(process evaluation)

③ 투입된 예산, 경비, 노력에 대한 결과 또는 효과를 관련시켜 연구(cost benefit analysis)

④ 사업의 수용 또는 거부반응을 일으키는 데 영향을 미치는 요인규명(epidemiology of program acceptance)

⑤ 지역사회 보건문제 해결을 위한 여러 가지 접근방법의 비교평가(comparative evaluation)

3) 작전역학의 장 · 단점

원인을 제거함으로써 인과관계의 예방효과를 측정할 수 있으며, 실용적 활용으로 증명이 가능하다. 그러나 작전역학은 여러 가지 요인이 함께 작용하여 구별이 어렵다.

4) 작전역학의 활용도

① 예방효력을 측정하고자 할 때

② 실용성을 시험하고자 할 때

③ 경비의 효율성을 평가하고자 할 때

[5] 이론역학

이론역학(theoretical epidemiology)은 여러 가지 역학적 현상을 일반화된 가정에 근거를 두고 설정된 수학모형에 적용하여 얼마나 잘 들어맞는지를 검정함으로써 대상역학현상의 일반화(generalization) 및 전제된 가정들이 얼마나 타당한가를 보는 방법이다. 가정의 검정과 질병발생의 양상을 예견하는 데 유용하나 모형 자체가 가정에 의존하므로 가정이 타당해야만 이용이 가능한 단점을 갖고 있다. 따라서 이론역학은 유행양상의 파악 및 예견과 유행기전의 설명에 활용된다.

05 역학조사 고려사항

[1] 실험군과 대조군의 주관적 요인 배제

역학조사에서 실험군과 대조군을 선정하여 조사하고자 할 때 연구대상자와 연구자의 주관적 편견이 작용하게 되어 실제 실험에 있어서 결과가 왜곡되는 경향이 발생할 수 있다. 그러므로 실험군과 대조군의 주관적 요인을 배제하고 가능한 한 객관적 사실들로서 모든 결과들이 도출될 수 있도록 **맹검법(blind method)**을 사용하는데, 특히 **이중맹검법(double blind method)**을 사용한다.

[2] 진단 검사의 오차

역학은 지역사회주민 전체를 대상으로 하여 조사 또는 실험에 있어서는 측정의 타당도(validity), 정확도(accuracy), 정밀도(precision) 및 신뢰도(reliability)에 있어서 어느 한 가지라도 결함이 있을 때는 측정 오차가 생기기 마련이다.

오차의 종류에는 조사자의 관찰에서 발생하는 관찰오차(observer error), 개체의 특성에 따른 개체변동(individual variation), 편견(bias) 등으로 구별하거나 또는 모집단을 전부 조사하지 못한 경우 발생하는 표본오차와 조사자의 편견, 측정단위의 통일성 결여 등 표본과 관계없이 발생하는 비표본오차로 구분한다.

[3] 진단검사의 타당성과 신뢰성

질병이 있는 사람을 가려내기 위하여 적용되는 진단검사법에는 여러 가지가 있으나 이상적인 검사법은 질병이 있는 사람을 양성으로 검출하는 **민감도(sensitivity)**와 건강한 사람을 음성으로 검출하는 **특이도(specificity)**를 모두 갖추고 있어야 한다. 검사법의 타당성(validity)은 민감도와 특이도에 의하여 결정되는데, 이 두 가지가 모두 높을 때 그 검사법의 타당성이 인정된다.

06 역학연구의 사례

[1] John Snow의 콜레라 역학조사

스노우(Snow)의 콜레라 연구는 현재도 역학 연구방법의 모범적 사례가 되고 있다. 영국의 사인 스노우는 당시 영국에서 크게 유행하던 콜레라의 원인규명을 위한 연구결과인 'Mode of communication of cholera'라는 보고서를 1854년 출판하였다. 당시 원인균조차 알려져 있지 않았고, 콜레라균이 코흐(Koch)에 의해 분리 증명된 것은 이 보고서가 발표된 지 무려 30년 후이다.

콜레라가 식수공급원과 관계가 있다는 것은, 환자 발생장소를 런던의 지도에 점(spot map)으로 찍어본 후 환자 발생이 많은 지역과 적은 지역이 있음을 알았으며, 이러한 지역적 차이는 식수를 공급받는 상수도원의 분포와 일치한다는 사실을 통하여 발견하였다. 콜레라는 식수를 통해서 전파되며, 그 원인이 되는 성분은 환자의 위장관을 통해 배설되고, 이를 병원독(morbid poison)이라 했으며, 이 병원독은 증식능력이 있는 것 같다는 결론을 내렸다.

이를 토대로 콜레라는 환자의 위장관을 통해 배설되는 특수한 성분인 병원독을 건강한 사람이 삼킴으로써 발생한다는 가설을 설정하였다. 이것은 콜레라의 발생원인의 대부분을 파악한 것이었으며 유행차단을 가능하게 하였다.

[2] Goldberger의 Pellagra 역학조사

현재 펠라그라(pellagra)가 니아신(nicotinic acid)의 결핍에 의한 질병이라는 것은 잘 알려진 사실이다. 펠라그라는 스페인의 카살(Casal)에 의해 1735년부터 한센병의 일종으로 기재해 오던 것을 1914년 미국 보건성의 골드버거(Goldberger)가 이것이 감염병이 아니고 영양결핍증임을 실험역학적으로 입증하였다. 즉 12명의 죄수에게 동물성 단백질이 없는 식사를 공급하여 인위적으로 펠라그라 증상의 환자를 만들었다. 그러나 이러한 단백질 공급차단은 간접적 요인일 뿐이고, 실제로는 세균이 관여했을지도 모른다는 주장이 나왔기 때문에 골드버거는 환자의 분비물을 자기와 자기부인의 인후점막에 묻혀 펠라그라 환자가 되지 않음을 확인함으로써 영양결핍증임을 입증하였다. 그 후 동물성 단백질에 내포된 니아신의 결핍이 펠라그라의 원인임을 알게 되었다.

[3] Doll과 Hill 등의 흡연과 폐암에 관한 역학조사

흡연과 폐암의 관계가 큰 관심을 끌게 된 것은 돌(Doll)과 힐(Hill, 1950) 그리고 하몬드(Hammond)와 호른(Horn, 1950) 등의 논문이 발표되면서부터라 할 수 있다. 이들은 병원에 입원한 폐암환자들을 대상으로 하여 이들의 과거 흡연력을 조사하고, 이것을 같은 입원 중인 비폐암환자와 대조 · 비교하여 폐암과 흡연의 관계를 입증하였으며, 또한 각각 의사집단, 지역사회 주민 또는 군복무 후 정부가 시행하는 생명보험에 가입한 가입자 집단을 대상으로 이들의 흡연 습관을 조사하고 이들이 사망한 경우 폐암으로 사망하였는가의 여부를 철저히 조사하여 다음과 같은 사실을 입증하였다.

① 흡연과 폐암 발생 사이에는 통계학적으로 유의한 연관성이 있다.

② 흡연의 비교위험도가 상당히 크다.

③ 용량-반응관계(dose-response relationship)가 성립된다.

이것들로 흡연과 폐암발생과의 사이에는 인과관계가 있다는 결론에 도달할 수 있는 기초가 되었으며 1960년대 이후의 비감염성 질환에 대한 역학적 연구들이 크게 발전하는 계기가 되었다.

코로나 역학조사 '1일'→'10분' 단축…'스마트시티' 기술 활용

– 한국경제, 2020.03.25

정부가 신종 코로나바이러스 감염증(코로나19) 검사에 역학조사 지원시스템을 본격 가동한다. 빅데이터의 실시간 분석으로 빠른 시간 내에 확진자의 감염원과 동선 파악이 수월해질 전망이다.

25일 국토교통부와 과학기술정보통신부, 질병관리본부는 이 같은 내용의 코로나19 역학조사 지원시스템을 26일부터 정식 운영한다고 밝혔다. 그동안 국토부가 시범운영하던 시스템을 질본으로 이관하고 경찰청과 여신금융협회, 이동통신 3사, 신용카드사 등이 협력 체계를 구축한다.

역학조사 지원시스템은 대규모 도시데이터를 수집하는 스마트시티 연구개발 기술을 활용한다. 이를 통해 코로나19 확진자의 면접조사 결과를 보완하고 빅데이터를 실시간으로 분석한다. 동선과 시간대별 체류지점, 대규모 발병 지역 등을 파악할 수 있다.

코로나19 관련 정보수집과 분석은 그동안 28개 기관 간 공문 작성이나 연락이 모두 수작업으로 이뤄졌다. 그러나 스마트시티 기술 시스템으로 전환하면 평균 하루 이상 소요되던 동선 도출 등 역학조사 분석 시간이 10분 이내로 줄어들 전망이다.

확진자들의 개인정보 활용은 감염예방법을 근거로 이뤄진다. 이 법은 2015년 메르스(중동호흡기증후군) 사태 이후 정확한 역학조사의 필요성이 대두되면서 공공이 예외적인 경우에 한해 개인정보를 활용할 수 있도록 개정됐다. 정보 취득 대상을 최소화하고 정보 접근 또한 필수 최소 인원에 한해서만 허용한다는 게 정부 방침이다.

역학조사 지원시스템의 기반이 되는 스마트시티 데이터 허브 플랫폼은 스마트시티 혁신성장동력 연구개발사업을 통해 개발한 대규모 도시데이터 분석 도구다. 교통과 에너지, 환경, 안전 등 도시 분야인 빅데이터를 분석해 스마트시티 서비스 구현에 활용될 예정이다.

김현미 국토부 장관은 "코로나19 확산 방지를 위해 전 부처적인 협업을 통해 시스템을 단기간에 구축할 수 있었다"며 "앞으로도 적극적인 지원을 아끼지 않을 것"이라고 밝혔다. 정은경 질병관리본부장은 "역학조사 지원시스템을 효율적으로 활용해 신속하고 정확한 조사가 이뤄지도록 추진할 것"이라고 말했다.

제2절 감염병 관리 총론

01 감염병 관리의 발전사

과학의 발전과 공중보건에 헌신적인 노력을 기울인 사람들의 피와 땀의 결과에 따라 천연두의 완전 근절과 천연두의 박멸 등의 감염병에 대한 인류의 계속된 노력이 결실을 보게 되었으며, 앞으로 공중보건사업에 대한 희망을 보이고 있다. 그러나 아직도 일부 국가의 경우 감염병이 건강에 중요한 장애요인으로 작용하고 있으며 신종 감염병의 출현은 향후에도 감염병 관리에 관한 관심이 지속되어야 할 것이다.

감염병의 발생설(또는 감염병 관리의 발전사)을 살펴보면 다음과 같이 변천해왔다.

[1] 종교설

원시인들은 두 가지 신이 있는데 종족의 성공이나 번영이 있을 경우 선영의 덕으로 보았고, 질병을 죄악에 대한 신의 벌로서 간주하는 신벌설(神罰設) 또는 선악신설 시대라고도 한다.

[2] 장기설

나쁜 공기가 공기중의 유독물질이기 때문에 감염병이 발생되고 전파된다고 믿던 시대이다. Malaria(mal + aria)에서 보는 바와 같이 모기가 매개한다는 사실을 증명할 수 없었던 당시에는 나쁜(mal) 공기(aria)가 전파한다고 생각했기 때문에 질병발생 가옥에 대한 연기소독법이 시행되기도 했다. 이 설은 병인을 설명하는 데에는 미치지 못하였지만 환경위생을 향상시키는 데는 공헌하였다.

[3] 점성설

점성설(astrology era) 시대에서는 신벌설을 전혀 믿지 않은 것은 아니지만 자연에 대한 인식이 점점 높아짐에 따라 질병의 발생이 환경과 어떤 물리적 상태와 관련있다고 믿게 되어 여러 설이 출현하였다. 그 대표적인 것이 별자리의 이동에 따라 질병, 기아, 전쟁 등이 발생한다고 믿는 점성설이었다.

[4] 접촉감염설(감염설)

질병발생에 관해 점성설이나 장기설이 지배적이었으나 질병에 대한 경험이 많아짐에 따라 한 사람으로부터 다른 사람으로 감염할 수 있다고 믿는 접촉감염설(contagious communacable theory)이 나타나게 되었다. 이미 아리스토텔레스(Aristoteles)는 페스트가 페스트환자의 부근에 있는 건강한 사람에게도 감염된다는 것을 지적하고 있다. 그리고 16세기 초에 매독이 유럽 전역에 만연하였다는 사실도 이 설을 뒷받침하는 근거가 되었다.

[5] 미생물병인설

뤼벤후크(A. Leeuwenhook)가 렌즈를 발견함으로써 미소동물을 확인할 수 있게 되어 미생물이 질병발생의 원인체라는 사실이 인정되기 시작하였으며, 파스퇴르(L. Pasteur, 1822~1895) 시대에는 특히 미생물병인론의 연구가 많이 진전되었다. 질병의 발생은 현미경적 미생물에 기인한다는 것을 증명하였으며, 질병의 우연발생설은 1860년대에 전복되었다. 그 후 코흐(R. Koch)의 탄저균, 결핵균의 발견 및 콜레라의 병원체 발견으로 미생물의 병인설을 확인하는 등 많은 학자들에 의해서 병원체의 발견이 있었다. 그리고 세균학의 발달로 면역학도 발전하기 시작하여 질병을 예방하는 백신을 개발하게 되어 감염병 예방에 크게 공헌하였다. 오늘날 미생물학, 면역학 등의 기초의학은 많은 발전을 했으며 질병예방, 치료, 관리방법 등이 학술적 체계를 갖추게 되었다.

02 감염병 발생과 생성과정

감염병의 생성과정은 병원체, 병원소, 병원소로부터 병원체의 탈출, 전파, 병원체의 신숙주 내 침입, 숙주의 감수성 등 6개 요소의 연쇄적 작용에 의하여 이루어진다고 하였다. 순서에 따라서 연쇄적으로 작용하기 때문에 6개 요소 중 어느 한 가지라도 결여되면 나머지 다른 요소들이 존재한다고 해도 감염병은 발생하지 못한다.

[1] 병원체

1) 병원체의 종류

병원체(infectious agent)는 병원미생물이 주종인데 병원미생물의 종류는 분류하기에 따라 여러 가지로 구분할 수 있으나 생물학적으로 세균, 바이러스, 진균, 원충으로 나누고 세균에서도 세균, 리케차와 클라미디아로 세분하기도 한다. 여기서는 질병의 종류 및 성격을 고려하여 세균을 세분하여 분류하고 원충에 다세포 동물을 포함하여 기생충으로 분류한다.

① 박테리아: 병원성 박테리아(pathogenic bacteria)는 적절한 온도와 습도의 환경 조건하에서는 급

속하게 증식. 장티푸스, 콜레라, 결핵, 디프테리아, 백일해, 나병 등

② 바이러스: 0.01~0.3μm 정도의 크기로 전자 현미경으로만 볼 수 있고 세포 내에 기생. 홍역, 폴리오(Polio), 유행성 간염, 일본뇌염, 공수병(광견병), 유행성 이하선염, AIDS 등

③ 리케차: 박테리아와 크기가 흡사하며, 세포 내에 기생하는 점은 바이러스와 비슷. 발진티푸스, 발진열 등

④ 기생충: 동물성 기생체로서 단세포(protozoa)와 다세포(metazoa)가 있음. 말라리아, 아메바성 이질, 회충, 십이지장충, 유구조충, 무구조충, 간디스토마, 폐디스토마 등

⑤ 진균 또는 사상균: 무좀 및 각종 피부질환

2) 병원체의 병인성, 병독성과 감염력

병인성은 감염된 숙주로 하여금 발병케 하는 병원체의 능력으로 발병자수를 총 감염자 수로 나누어준다.

독성 또는 병독성은 중독한 질병을 일으키는 능력으로 중증환자 및 사망자수를 총 발병자 수로 나누어 준 것이다. 이 병독성은 독력(toxigenicity), 침입경로, 침습성(invasiveness) 및 감염을 조장하는 물질에 의하여 영향을 받는다. 병인성(pathogenesis)과 병독성(virulence)은 순상관계만은 아니다. 예로 결핵균은 병인성과 병독성이 다 낮고, 광견병 바이러스는 병인성과 병독성이 다 높은 반면에 홍역 바이러스는 병인성은 높으나 병독성이 낮다.

감염력(communicability)은 병원체가 한 숙주에서 다른 숙주로 이행해 나가는 능력으로 ① 병원체의 배출경로, ② 침입구, ③ 숙주 체내에서의 생존기간, ④ 외계에서의 저항성, ⑤ 침입균의 양 등이 문제가 된다.

[2] 병원소

병원소(reservoir)란 병원체가 생활하고 증식하면서 다른 숙주에 전파시킬 수 있는 상태로 저장되어 있는 장소로서 감염원 중에서도 궁극적인 감염원이라 할 수 있다.

병원소의 종류에는 인간 병원소, 동물 병원소, 토양이 있다.

1) 인간 병원소

인간 병원소에는 뚜렷한 임상증상을 나타내는 환자와 임상증상이 아주 미약하여 간과되기 쉬운 무증상 감염자 그리고 보균자(carrier)의 세 가지가 있다.

① 환자(patient): 병원체에 감염되어 뚜렷한 임상증상을 나타내는 사람

② 무증상 감염자(subclinical infection): 임상증상이 아주 미약하여 간과되기 쉬운 환자로 무증상 감염을 흔히 일으키는 질병은 장티푸스, 세균성 이질, 콜레라, 성홍열 등이 있다.

③ 보균자(carrier): 자각적, 타각적으로 인지할 만한 임상증상은 없는데 체내에 병원체를 보유하여

항시 또는 때때로 균을 배출하는 병원체 보유자

(1) 보균자가 병원소로서 중요한 이유

보균자는 사회생활면에서 자유로이 활동하기 때문에 감염시킬 수 있는 영역이 넓으며 주위 사람들이 경계하지 않기 때문에 전파 기회가 많고 보균자수는 일반적으로 환자의 수보다 많기 때문이다.

(2) 보균상태의 계속 기간에 따른 분류

① 영구 보균자

② 일시적 보균자

③ 만성 보균자

(3) 일반적인 보균자의 분류

① 회복기 보균자(병후보균자, convalescent Carrier): 감염병을 경과하고 그 임상증상이 전부 소실되었는데도 불구하고 병원체를 배출하는 자(장티푸스, 세균성 이질, 디프테리아)

② 잠복기 보균자(incubatory carrier): 발병 전 보균자로서 잠복기간 중에 병원체를 배출하여 감염성을 가지고 있는 자(디프테리아, 홍역, 백일해)

③ 건강 보균자(healthy carrier): 병원체의 감염을 받고도 전혀 임상증상을 나타내지 않고 발병하지 않는 건강자와 구별이 어려운 보균자(폴리오, 디프테리아, 일본뇌염)

2) 동물 병원소

동물이 감염된 질병 중에서 2차적으로 인간 숙주에게 감염되어 질병을 일으킬 수 있는 감염원으로 작용하는 경우를 동물 병원소(animal reservoir)라고 하며, 이러한 감염병을 인수공통 감염병(zoonosis)이라고 한다.

① 쥐: 쯔쯔가무시병(양충병), 발진열, 선페스트, 렙토스피라증

② 소: 탄저, 결핵, 브루셀라증, 살모넬라증, 보툴리즘

③ 개: 광견병, 톡소플라스마증, 일본주혈흡충증

④ 돼지: 일본뇌염, 탄저, 렙토스피라증, 살모넬라증

⑤ 양: 큐열, 탄저, 보툴리즘

3) 토양

토양은 진균류의 병원소이다. 파상풍과 히스토플라스마증(histoplasmosis), 아진균증(blastomycosis) 등을 일으키는 진균과 혐기성균이 흙과 먼지에 존재한다.

[3] 병원소로부터 병원체의 탈출

병원소로부터 병원체가 탈출하는 경로는 다음과 같다.

① 호흡기계로 탈출: 이 경로가 가장 많으며 가장 위험한 탈출구이다. 코, 비강, 인후, 기도, 기관지, 폐, 입(기침, 재채기, 담화) 등을 통해 공기에 의해 멀리까지 전파된다. 폐결핵, 폐렴, 백일해, 홍역, 수두, 천연두 등이 여기에 속한다.

② 소화기계(장관)로 탈출: 분변, 토사물 등과 같이 소화기를 통한 탈출로 쉽게 새로운 숙주에 전파된다. 이질, 콜레라, 장티푸스, 간디스토마, 파라티푸스, 폴리오 등이 여기에 속한다.

③ 비뇨기관으로 탈출: 소변, 성기 분비물에 의한 탈출로 대변보다는 병원체의 함유율이 적다. 임질, 매독 등이 여기에 속한다.

④ 개방병소로 직접 탈출: 체표의 농양, 상처부위, 결막 등을 통해 배출된다. 한센병 등이 여기에 속한다.

⑤ 기계적 탈출: 곤충의 흡혈에 의한 탈출, 주사기를 통한 탈출로 혈액 속의 병원체가 몸 밖에 나와 전파된다. 발진티푸스, 발진열, 말라리아, AIDS, 간염 등이 여기에 속한다.

[4] 전파

병원소로부터 탈출한 병원체는 다른 숙주에게 감염을 시켜야만 성장 및 증식이 가능하다. 탈출한 병원체가 새로운 숙주에게 감염시키기까지의 전파형태는 크게 직접전파와 간접전파로 나누어진다.

1) 직접전파

직접전파란 감염균이 감염된 숙주나 병원소로부터 새로운 숙주에게로 직접 전파되는 경우로서 한센병, 성병 등과 같은 신체 대 신체접촉 및 신체의 일부가 직접 토양 등에 접촉하여서 생기는 파상풍, 탄저, 구충증 등 직접적인 피부접촉에 의한 직접접촉 감염과 홍역, 인플루엔자, 급성회백수염과 같이 기침, 재채기, 대화 시에 입에서 나오는 비말(droplet)[1]에 의하여 전파되는 것을 말한다. 비말인 경우 그 옮겨가는 거리가 아주 짧아서(2m 이내) 직접 전파로 간주한다.

2) 간접전파

간접전파란 병원체가 어떤 매개체를 통해 전파되는 경우로, 병원체를 옮기는 전파체가 존재해야 하며 병원체가 병원소 밖으로 탈출하여 일정기간 생존할 수 있는 능력을 갖추고 있어야 한다.

1) 비말: 날아 흩어지거나 튀어 오르는 물방울

3) 공기전파

재채기, 기침, 대화 시에 감염원인 환자의 입과 코에서 나오는 비말의 수분이 증발하여 그 미소 잔유물이 공기 중에 부유하였다가 이것을 흡입하였을 때 감염이 성립되는 경우, 이 아주 작은 잔유물을 비말핵(에어로졸)이라고 하는데, 이 핵이 감수성 보유자의 흡기에 의해서 폐 등에 감염이 성립되는 전파를 비말전파라고 한다.

4) 식품매개 전파

소화기계 감염병은 환자 또는 보균자의 기침이나 분뇨를 통해서 병원체가 탈출하는 기회가 많으므로 이에 오염될 가능성이 있는 식품은 두부, 야채류, 어패류 등이 있다. 이질, 장티푸스, 파라티푸스 등의 소화기계 감염병은 식품에 의해서 매개되는 경우가 많으므로 전파체로서 식품의 위치는 대단히 중요하다.

표 3-6 • **비말과 비말핵(에어로졸)**

	비말	비말핵 (에어로졸)
전파형태	직접전파	공기전파
정의	날아 흩어지거나 튀어 오르는 물방울	연기나 안개처럼 기체 중에 고체 또는 액체의 미립자가 부유하고 있는 입자를 총칭함
크기	입자 지름 > 5μm, (5~10μm)	입자 지름 < 5μm, (0.0001~5μm)
이동거리	중력에 의해 2m 이내 거리에 대부분 떨어짐	비말보다 상대적으로 더 멀리 이동함

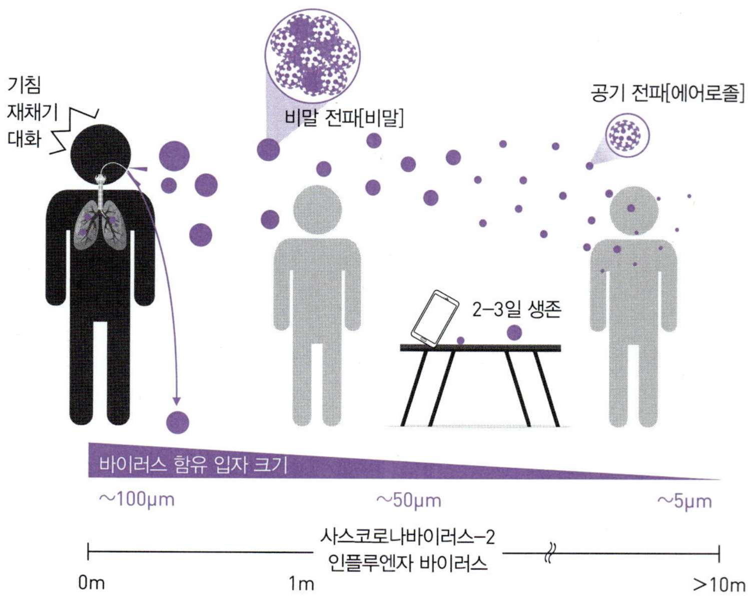

※ 자료: 기초과학연구원, 코로나19 과학 리포트_vol.13
이엠디(메디컴) https://www.mdon.co.kr/mobile/article.html?no=27066

5) 물에 의한 전파

병원체가 물 속으로 들어가면 물은 병원체에 대해서는 적당한 생활환경이 못되어 증식을 못할 뿐 아니라 서서히 사멸하게 된다. 물 속에서 단지 생명을 유지하기 위해서라면 낮은 온도의 경우가 좋고 정체해 있는 물이 흐르는 물보다 병원체의 생존에는 더 적합하다고 알려져 있다.

사람의 배설물에 의해 오염될 가능성은 지표수가 지하수보다 더 크며 물에 의해 전파되는 병원체로는 장티푸스균, 콜레라균, 이질균 등이 대표적이다.

6) 우유매개 전파

① 우유나 유제품은 미생물에 대해서 양호한 배양기(培養器)가 되기 때문에 병원체가 증식할 수도 있다.

② 우유오염의 세 가지 원인

가. 소의 질병(예: 우형결핵, 브루셀라증)

나. 사람의 질병에 의해서 소의 유방이 오염된 경우(예: 연쇄구균감염(Streptococcal infection))

다. 착유된 후 우유가 직접 오염된 경우(예: 장티푸스, 이질)

7) 절지동물에 의한 전파

(1) 기계적 전파

매개곤충이 병원체가 들어 있는 사람과 가축의 배설물, 혈액, 조직액 등을 체표면이나 주둥이 및 다리 등에 묻힌 후 음식물이나 식기를 오염시키는 경우와 오물을 일단 섭취한 후 다시 토해내거나 배설물을 통해서 살아 있는 병원체를 음식물에 오염시키는 경우(장티푸스, 파라티푸스, 이질, 살모넬라증, 결핵, 흑사병, 회충 및 편충 같은 기생충 등)

(2) 생물학적 전파

① 증식형: 곤충의 체내에서 병원체가 수적으로 증식만 한 후, 곤충이 자교(刺咬)[2] 시에 인체 내로 감염되는 감염형태

가. 페스트: 쥐, 벼룩 전위

나. 뇌염과 황열: 바이러스가 모기의 위세포에 들어가 증식 후 전파

다. 발진티푸스와 재귀열: 이

라. 뎅기열: 모기

마. 발진열: 벼룩

② 발육형: 곤충체 내에서 병원체가 수적 증식은 하지 않고 형태적 변화를 동반하며 단지 발육만 하여 전파되는 경우(로아로아, 사상충증 등)

③ 발육증식형: 병원체가 곤충체 내에서 증식과 발육을 함께 하여 전파되는 형태

2) 자교: 날카로운 것에 찔리거나 물려서 난 상처

가. 말라리아: 모기

나. 아프리카수면병(Sleeping Sickness): 체체파리

④ 배설형: 병원체가 곤충의 체내에서 증식한 후 장관을 거쳐 분(糞) 배설물로 배설되어 숙주의 피부 상처 부위나 호흡기계 등으로 전파되는 형태

가. 발진티푸스: 이

나. 발진열과 페스트: 벼룩

⑤ 경란형: 병원체가 난소 내에서 증식, 생존하면서 그 안에서 부화된 다음 세대가 자동적으로 감염되어 전파되는 경우(록키산홍반열, 리케치아, 재귀열, 쯔쯔가무시병 등)

- 모기: 말라리아, 일본뇌염, 사상충, 황열, 뎅기열
- 파리: 소화기계 감염병(콜레라, 장티푸스, 파라티푸스, 살모넬라, 이질, 폴리오 등), 기생충질병, 수면병(체체파리)
- 벼룩: 페스트, 발진열
- 이: 발진티푸스, 재귀열, 참호열
- 진드기: 재귀열, 록키산홍반열, 야토병, 양충병(쯔쯔가무시병)

[5] 신숙주에의 침입

병원체가 신숙주에 침입(entry to new host)하는 양식은 병원소로부터 탈출하는 양식과 대체로 같다.

① 소화기계 감염병: 오염된 음식물 섭취로 경구적 침입

② 호흡기계 감염병: 병원소의 미세 비말이나 비말액 흡입

③ 성병: 직접접촉

④ 기타: 동물의 교상(咬傷)[3], 감염병 매개 곤충의 자상(刺傷)[4], 오염된 혈액의 수혈이나 주사기, 구충(鉤蟲)[5]의 감염기, 유충의 경피 침입 등

[6] 신숙주의 감수성과 면역

1) 감수성

숙주에 침입한 병원체에 대항하여 감염 또는 발병을 막을 수 있는 능력이 안 되는 방어력의 상태를 감수성이 있다고 한다.

---

3) 교상: 짐승이나 벌레에 물려서 상한 상처

4) 자상: 날카로운 것에 찔려서 입은 상처

5) 구충: 약품 따위로 기생충이나 해충 따위를 없애는 일

2) 감수성 지수

숙주에 침입한 병원체에 대항하여 감염이나 발병을 저지할 수 없는 상태를 감수성이 있다고 한다. 감수성(susceptibility)에 관해서 고트슈타인(G. Gottstein)은 접촉에 의해 전파되는 급성 호흡기계 감염병에 있어서는 감수성 보유자가 감염되어 발병하는 확률이 대체적으로 일정하다고 하여 이를 감수성 지수(접촉감염지수)라고 하였으며, 러더(De Rudder)는 이를 %로 표시하였는데 두창 95%, 홍역 95%, 백일해 60~80%, 성홍열 40%, 디프테리아 10%, 폴리오(소아마비) 0.1%로서 두창과 홍역이 가장 높다고 하였다.

3) 면역

병원체의 침입에 대한 절대적인 방어를 의미하는 것으로서 저항력이 충분히 클 때를 면역이라 하는데 주로 후천적으로 얻어지는 면역을 말한다. 특히 선천적으로 지니고 있는 비특이적 저항력을 선천면역(inherent immunity)이라고 하는데, 면역의 종류는 다음과 같다(그림 3-7).

(1) 선천면역

① 종속 저항력

② 인종 저항력

③ 저항력의 개인차

표 3-7 • **침입경로에 따른 감염병의 종류와 전파체**

병원체/침투경로	호흡기	소화기	성기점막	피부점막
세균	결핵 나병(한센병) 폐렴 디프테리아 성홍열 수막구균성 수막염 백일해	콜레라 장티프스 파라티프스 브루셀라증(파상열) 식중독 영아 설사증	매독 임질 연성하감	페스트 파상풍 웨일씨병(중증 렙토스피라증) 야토병
바이러스	홍역 유행성 이하선염(볼거리) 두창 인플루엔자 풍진 수두	폴리오 감염성 간염(A형)	AIDS	일본뇌염 유행성각결막염
기타		이질(세균/바이러스)		트라코마(클라미디아) 발진티푸스(리케치아)

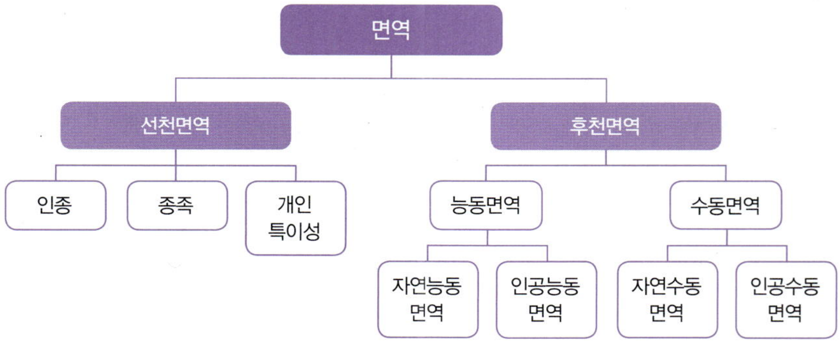

그림 3-7 • **면역의 종류**

(2) 후천면역

① 능동면역: 병원체 또는 독소에 의해서 생체의 세포가 스스로 활동하여 생기는 면역으로서, 어떤 항원의 자극에 의해 항체가 형성되어지는 상태

가. 자연능동면역: 각종 감염병에 이환된 후 성립되는 이환 후 면역과 불현성 감염에 의한 잠복면역의 두 가지가 있다(표 3-8).

나. 인공능동면역: 생균백신, 사균백신 및 순화독소를 사용해서 인위적으로 면역이 생기게 한 것을 말한다(표 3-9).

표 3-8 • **자연능동면역이 되는 질병**

구분	질병
질병에 이환된 후 영구면역이 잘 형성되는 질병	두창, 홍역, 수두, 유행성 이하선염, 백일해, 성홍열, 발진티푸스, 콜레라, 장티푸스, 페스트
불현성 감염 후 영구면역이 잘 형성되는 질병	일본뇌염, 폴리오
이환되어도 약한 면역만 형성되는 질병	디프테리아, 폐렴, 인플루엔자, 수막구균성수막염, 세균성 이질
감염면역만 형성되는 질병	매독, 임질, 말라리아

표 3-9 • **인공능동면역방법과 질병**

방법	예방되는 질병
생균백신(live vaccine)	두창, 탄저, 광견병, 결핵, 황열, 폴리오(sabin, 경구용), 홍역
사균백신(killed vaccine)	장티푸스, 파라티푸스, 콜레라, 백일해, 인플루엔자, 일본뇌염, B형간염, 폴리오(salk, 주사용), 디프테리아, 유행성 출혈열, 파상풍
순화독소(toxoid)	디프테리아, 파상풍

② 수동면역: 이미 면역을 보유하고 있는 개체가 가지고 있는 항체를 다른 개체가 받아서 면역력을 지니게 되는 경우

가. 자연수동면역: 태아가 모체로부터 태반을 통해서 항체를 받거나 생후에 모유를 통해서 항체를 받는 방법이다.

나. 인공수동면역: 회복기혈청, 면역혈청, 감마글로불린(γ-globulin) 등을 주사하여 항체를 주는 방법이다.

4) 예방접종(정기예방접종: 총 14종)

특별자치도지사 또는 시장 · 군수 · 구청장은 다음의 질병에 대하여 관할 보건소를 통하여 정기예방접종을 실시하여야 한다. 또한, 시장 · 군수 · 구청장은 정기예방접종업무를 대통령령으로 정하는 바에 따라 관할구역 안에 있는 의료기관에 위탁할 수 있다.

예방접종의 분류(예방접종, 2020기준)는 국가예방접종과 기타예방접종으로 구분하여 실시한다.

국가예방접종은 국가가 권장하는 예방접종으로 국가는 '감염병의 예방 및 관리에 관한 법률'을 통해 예방접종 대상 감염병과 예방접종의 실시기준 및 방법에 관한 권장사항을 정하여 보건소와 의료기관에서 접종을 시행하며, 국민과 의료제공자에게 이를 준수하도록 하고 있다. 국가예방접종 대상 감염병은 다음과 같다.

국가예방접종 대상 감염병	
결핵(BCG, 피내접종)	생후 4주 이내 접종
B형간염(HepB)	임산부가 B형간염 표면항원(HBsAg) 양성인 경우에는 출생 후 12시간 이내 B형간염. 면역글로불린(HBIG) 및 B형간염 백신을 동시에 접종하고, 이후의 B형간염 접종일정은 출생 후 1개월 및 6개월에 2차, 3차 접종 실시
디프테리아/파상풍/백일해(DTaP)	TaP-IPV(디프테리아 · 파상풍 · 백일해 · 폴리오) 혼합백신으로 접종 가능
파상풍/디프테리아(Td) 파상풍/디프테리아/백일해(Tdap)	만 11~12세에 Td 또는 Tdap으로 추가접종
폴리오(IPV) 디프테리아/파상풍/백일해/폴리오(DTaP-IPV)	모든 영유아를 대상으로 접종 접종시기는 생후 2,4,6개월에 3회 기초접종, 생후 15~18개월과 만 4~6세때 각각 1회 추가접종, 만 11~12세때 Tdap 백신으로 1회 접종, 이후 매 10년마다 Td 백신을 접종함 ※ DTaP-IPV(디프테리아 · 파상풍 · 백일해 · 폴리오): 생후 2, 4, 6개월, 만 4~6 세에 DTap, IPV 백신 대신 DTaP-IPV 혼합백신으로 접종이 가능하며, 기초접종시 DTaP-IPV/Hib 혼합백신으로도 접종이 가능함. ※ DTaP 단독, DTaP-IPV 또는 DTap-IPV/Hib 혼합백신으로 기초접종 시에는 동일 제조사의 백신으로 접종을 권장함
디프테리아/파상풍/백일해/폴리오/b형 헤모필루스 인플로엔자(DTap-IPV/Hib)	
b형 헤모필루스 인플루엔자(Hib)	생후 2개월~5세 미만 모든 소아를 대상으로 접종, 5세 이상은 b형 헤모필루스 인플루엔자균 감염 위험성이 높은 경우(겸상적혈구증, 비장 절제술 후, 항암치료에 따른 면역 저하, 백혈병, HIV감염, 체액면역 결핍 등) 접종

국가예방접종 대상 감염병	
폐렴구균(PCV, PPSV)	단백결합: 10가와 13가 단백결합 백신 간에 교차접종은 권장하지 않음 다당질: 2세 이상의 폐렴구균 감염의 고위험군을 대상으로 하며 건강상태를 고려하여 담당의사와 충분한 상담 후 접종 ※ 폐렴구균 감염의 고위험군 –면역 기능이 저하된 소아: HIV 감염증, 만성 신부전과 신증후군, 면역억제제나 방사선 치료를 하는 질환(악성종양, 백혈병, 림프종, 호치킨병) 혹은 고형 장기이식, 선천성 면역결핍질환 –기능적 또는 해부학적 무비증 소아: 겸상구 빈혈 혹은 헤모글로빈증, 무비증 혹은 비장 기능장애 –면역 기능은 정상이나 다음과 같은 질환을 가진 소아: 만성 심장 질환, 만성 폐 질환, 당뇨병, 뇌척수액 누출, 인공와우 이식 상태
홍역/유행성 이하선염/풍진(MMR)	유행 시 생후 6~11개월에 MMR 백신 접종이 가능하나 이 경우 생후 12개월 이후에 MMR 백신 재접종 필요
수두(VAR)	모든 영유아를 대상으로 생후 12~15개월에 1회 접종함
A형간염(HepA, 소아용)	12~24개월의 모든 소아를 대상으로 접종 접종시기는 생후 12~23개월에 1차 접종후, 6개월 이상 경과후에 2차 접종함
일본뇌염(IJEV, 불활성화 백신)	기초접종은 생후 12~23개월에 7~30일 간격으로 2차 접종을 실시하고, 2차 접종 후 12개월 후 3차 접종 추가접종은 만 6세, 만12세에 각각 1회 접종함.
일본뇌염(LJEV, 약독화 생백신)	기초접종은 생후 12~23개월에 1차 접종을 실시하고, 1차 접종 12개월 후 2차 접종 ※일본뇌염 불활성화 백신과 약독화 생백신의 교차접종은 권장하지 않음
사람유두종바이러스(HPV2 · 4)	우리나라에서 사용되는 백신은 3가지로 가다실(4가), 서바릭스(2가), 가다실(9가)가 있음 가다실(4가)는 만9~13세의 경우는 6개월 간격으로 2회 접종, 만14~26세이상의 경우 첫 접종시 0, 2, 6개월 간격으로 3회 접종 서바릭스(2가)는 만9~14세의 경우에는 6개월 간격으로 2회 접종, 만15~25세의 경우에 첫 접종시 0, 1, 6개월 간격으로 3회 접종 가다실(9가)는 만9~14세의 경우에는 6개월 간격으로 2회 접종, 만15~26세의 경우에 첫 접종시 0, 2, 6개월 간격으로 3회 접종 ※ 사람유두종바이러스 예방접종 시에는 동일한 백신으로 접종하도록 권장함
인플루엔자(Flu)	사백신: 6~59개월 소아의 경우 매년 접종 실시. 이 경우 접종 첫 회에는 1개월 간격으로 2회 접종하고 이후 매년 1회 접종(단, 인플루엔자 접종 첫 해에 1회만 접종받은 경우 그 다음 해 1개월 간격으로 2회 접종) 생백신: 24개월 이상부터 접종 가능하며, 접종 첫해에는 1개월 간격으로 2회 접종하고 이후 매년 1회 접종(단, 인플루엔자 접종 첫 해에 1회만 접종받은 경우 그 다음 해 1개월 간격으로 2회 접종)
장티푸스(ViCPS, 고위험군 대상)	접종대상은 장티푸스 보균자와 밀접접촉(가족 등)하거나 장티푸스 유행지역으로의 여행자나 체류자 혹은 장티푸스균 취급 실험실 요원으로 위험요인이나 접종환경 등을 고려하여 제한적으로 접종을 권장함. 접종시기는 만5세이상에서 불활성화 백신의 경우는 1회 접종, 경구용 생백신의 경우는 격일로 3회 투여함.

국가예방접종 대상 감염병	
신증후군출혈열 (HFRS, 고위험군 대상)	접종대상은 군인 및 농부 등 지속적으로 신증후군출혈열 바이러스에 노출될 고위험집단이나 신증후군출혈열 바이러스를 다루거나 쥐실험을 하는 실험실 요원, 야외활동이 빈번한 사람 등 개별적 노출위험이 높다고 판단되는 자를 대상으로 위험요인과 접종환경 등을 고려하여 제한적으로 접종을 권장함 접종시기는 한달간격으로 2회 접종하고 12개월 뒤 1회 접종(즉, 0, 1, 13개월 일정으로 3회 접종을 시행함)

기타예방접종은 국가지원 대상외에 의료기관에서 받을 수 있는 예방접종으로, 다음과 같다.

- 결핵(BCG, 경피접종)
- 일본뇌염(LJEV, 키메라 바이러스 생백신)
- 로타바이러스(RV)
- 사람유두종바이러스(HPV)
- A형간염(HepA, 성인용)
- 대상포진(HZV)

표 3-10 • 표준 예방접종 일정표(기본)

질병관리본부 | KMA | 예방접종전문위원회

어린이가 건강한 대한민국

표준예방접종일정표(2020)

구분	대상 감염병	백신종류 및 방법	횟수	출생~1개월이내	1개월	2개월	4개월	6개월	12개월	15개월	18개월	19~23개월	24~35개월	만4세	만6세	만11세	만12세
국가예방접종	결핵	BCG(피내용)	1	BCG 1회													
국가예방접종	B형 간염	HepB	3	HepB 1차	HepB 2차			HepB 3차									
국가예방접종	디프테리아 파상풍 백일해	DTaP	5			DTaP 1차	DTaP 2차	DTaP 3차		DTaP 4차				DTaP 5차			
국가예방접종	디프테리아 파상풍 백일해	Tdap/Td	1													Tdap/Td 6차	
국가예방접종	폴리오	IPV	4			IPV 1차	IPV 2차	IPV 3차						IPV 4차			
국가예방접종	b형 헤모필루스 인플루엔자	Hib	4			Hib 1차	Hib 2차	Hib 3차	Hib 4차								
국가예방접종	폐렴구균	PCV	4			PCV 1차	PCV 2차	PCV 3차	PCV 4차								
국가예방접종	폐렴구균	PPSV	-									고위험군에 한하여 접종					
국가예방접종	홍역 유행성이하선염 풍진	MMR	2						MMR 1차					MMR 2차			
국가예방접종	수두	VAR	1						VAR 1회								
국가예방접종	A형간염	HepA	2						HepA 1~2차								
국가예방접종	일본뇌염	IJEV(불활성화 백신)	5						IJEV 1~2차				IJEV 3차		IJEV 4차		IJEV 5차
국가예방접종	일본뇌염	LJEV(약독화 생백신)	2						LJEV 1차				LJEV 2차				
국가예방접종	사람유두종바이러스 감염증	HPV	2														HPV 1~2차
국가예방접종	인플루엔자	IIV	-					IIV 매년 접종									
기타예방접종	로타바이러스 감염증	RV 1	2			RV 1차	RV 2차										
기타예방접종	로타바이러스 감염증	RV 5	3			RV 1차	RV 2차	RV 3차									

국가예방접종: 국가에서 권장하는 필수예방접종(국가는 「감염병의 예방 및 관리에 관한 법률」을 통해 예방접종 대상 감염병과 예방접종 실시기준 및 방법을 정하고, 이를 근거로 재원을 마련하여 지원하고 있음)
기타예방접종: 예방접종 대상 감염병 및 지정감염병 이외 감염병으로 민간 의료기관에서 접종 가능한 유료 예장접종
DTaP, IPV, Hib 백신은 예방접종일정에 따라 DTaP-IPV 또는 DTaP-IPV/Hib 혼합백신으로 접종가능
※ 자료: 질병관리본부, 대한의사협회(KMA), 예방접종전문위원회. 2020

예방접종을 실시할 때의 고려하여야 할 사항은 ① 연령에 따른 정확한 양의 접종, ② 정확한 접종방법의 사용, ③ 예방약의 저온(2~4℃)보관, ④ 예방약 운반 시 저온보관(ice box 사용 등), ⑤ 유효기간 및 금기사항을 확인 후 사용할 것 등이다.

예방접종 주의사항 및 금기사항은 다음과 같다(표 3-11, 12; 그림 3-8).

접종전 주의사항	접종후 주의사항
• 아이의 건강상태를 가장 잘 알고 있는 사람이 데리고 옵니다. • 집에서 아이의 체온을 측정하고 열이 없는 것을 확인하고 방문합니다. • 모자보건수첩 또는 아기수첩을 지침하고 방문합니다. • 접종 전날 목욕을 시키고, 깨끗한 옷을 입혀서 데리고 옵니다. • 가능하면 예방접종을 하지 않을 아이는 데리고 방문하지 않습니다.	• 접종후 20~30분간 접종기관에 머물러 아이의 상태를 관찰합니다. • 귀가후 적어도 3시간 이상 주의 깊게 관찰합니다. • 접종당일과 다음날은 과격한 운동을 하지 않습니다. • 접종당일은 목욕을 하지 않는 것이 좋습니다. • 접종부위는 청결하게 합니다. • 접종후 최소 3일간은 특별한 관심을 가지고 관찰하며 고열, 경련이 있을 때에는 곧 의사진찰을 받도록 합니다. • 접종부위에 발적, 통증, 부종이 생기면 찬 물수건을 대 줍니다. • 아이는 반드시 바로 눕혀 재웁니다.

특히, 예방접종 전/중/후 동안 및 접종후 집에서의 영아와 유소아에 대한 주의사항은 그림 3-8과 같다.

STEP 01 예방접종 전에는	영아	• 예방접종에 대한 정보를 읽어 봅니다. • 아이가 좋아하는 장난감이나 담요를 같이 가지고 옵니다. • 아이를 편안하게 하고 보호자가 동요하지 않습니다.
	유소아	위의 사항과 더불어 • 아이에게 정직하게 말해줍니다.: '따끔하지만 몇 초만 지나면 괜찮을 거야' • 주사로 아이를 겁주지 마세요.: '잘못하면 간호사보고 주사를 놓으라고 할 거야' • 형이나 누나, 언니가 아이에게 겁을 주지 않고 안심을 시키도록 합니다.
STEP 02 예방접종 동안은	영아	• 관심을 딴 곳으로 돌리고 안심시킵니다. • 부드럽게 어루만지고 이야기해 줍니다. • 아이를 보면서 미소 짓고 눈을 맞춥니다.
	유소아	위의 사항과 더불어 • 아이를 무릎 위로 안전하게 잡고 있습니다. • 아이와 이야기를 하거나 노래를 같이 부릅니다. • 아이가 숨을 깊게 들여 마셨다가 천천히 내쉬도록 합니다. • 작은 인형을 쥐어줍니다. • 아이와 정겨운 대화를 합니다. • 아이가 억지로 울음을 참도록 으르지 않습니다.
STEP 03 예방접종 후에는	영아	• 편안하게 해 주십시오. • 만져주고, 꼭 안아주고, 젖을 물립니다. • 사랑스럽고 부드럽게 이야기를 나눕니다. • 의사에게 귀가 후 아세타아미노펜 같은 진통제를 사용해도 되는지 물어봅니다.
	유소아	위의 사항과 더불어 • 칭찬을 하면서 안아주거나 재미있게 놀아줍니다. • 아이에게 이제는 다 끝났다고 안심시킵니다.
STEP 04 접종 후 집에서는	공통	• 다음 예방접종일을 달력에 표시합니다. • 가능한 예방접종 후 이상반응에 대해 숙지합니다. • 접종부위에 발적, 통증, 부종이 생기면 찬 물수건을 대줍니다. • 진통이나 해열을 위해 주치의는 아이에게 진통제를 추천할 수도 있습니다. • 또한 해열을 위해 미지근한 수건으로 몸을 닦아줄 수도 있습니다. • 아이가 다음날까지 잘 먹지 못한다면 수분을 충분히 섭취할 수 있도록 합니다.

※ 자료: 질병관리본부, 대한의사협회(KMA), 예방접종전문위원회. 2020

그림 3-8 • 영아와 유소아 예방접종 전/중/후 시 주의사항

예방접종시 금기사항은 아래와 같다.

표 3-11 • **예방접종의 금기사항과 주의사항**

구분	내용
금기사항	• 백신을 접종할 경우 이로 인한 심각한 이상반응을 일으킬 가능성이 매우 높은 경우
주의사항	• 백신을 접종할 경우 생명을 위협할 수 있는 상황이 생길 수 있는 가능성이 있거나 면역 형성이 잘 안되는 경우

엄격한 의미에서 예방접종을 할 수 없는 영구적인 금기사항은 1) 백신의 성분에 아나필락시스와 같은 심한 알레르기 반응이 있었던 경우, 해당 백신 금기 2) 백일해 백신 접종 후 7일 이내에 원인을 알 수 없는 뇌증(encephalopathy)이 발생한 경우 백일해 또는 백일해 포함 백신 금기 3) 중증복합면역결핍 또는 장중첩증의 병력이 있는 경우 로타바이러스 백신 금기

표 3-12 • **개별 생백신 일시적인 금기사항/주의사항 및 접종이 가능한 경우(일반적인 경우)**

구분	내용
일시적인 금기사항	• 임신 • 면역저하자
일시적인 주의사항	• 중등도 또는 심한 급성기 질환은 모든 백신 접종시 주의 요함 • 최근 항체 함유 혈액제제를 투여받은 경우에는 MMR과 수두 함유 백신 등 주사용 생백신 접종 일정에 주의 요함
접종이 가능한 경우	• 과거동일백신 접종 후 경증 또는 중등도의 국소 이상반응 있었던 경우 • 열이 없거나 미열이 동반된 가벼운 급성 질환 • 건강해 보이는 유소아가 이전에 검진받은 적이 없는 경우 • 항생제 치료를 받고 있는 경우 • 질병의 회복기 • 미숙아 • 최근에 감염병에 폭로된 경우 • 페니실린 알레르기, 백신이 아닌 물질에 대한 알레르기, 알레르기의 가족력, 알레르기 유발물질로 면역치료 중인 경우, 백신성분에 대한 비아나필락시스성 알레르기, 비특이적인 알레르기 • 모유 수유(두창 백신 제외)

예방접종으로 인한 피해보상은 감염병관리위원회(그림 3-9)중의 하나인 '예방접종피해보상전문위원회'(감염병의 예방 및 관리법 제10조 제3항, 제4항, 제30조 같은 법 시행령 제7조, 제21조)를 통해 시행되며, 피해보상범위는 다음과 같다.

① 질병으로 진료를 받은 사람: 진료비 전액 및 정액 간병비

② 장애인이 된 사람: 일시보상금

③ 사망한 사람: 대통령령으로 정하는 유족에 대한 일시보상금 및 장제비

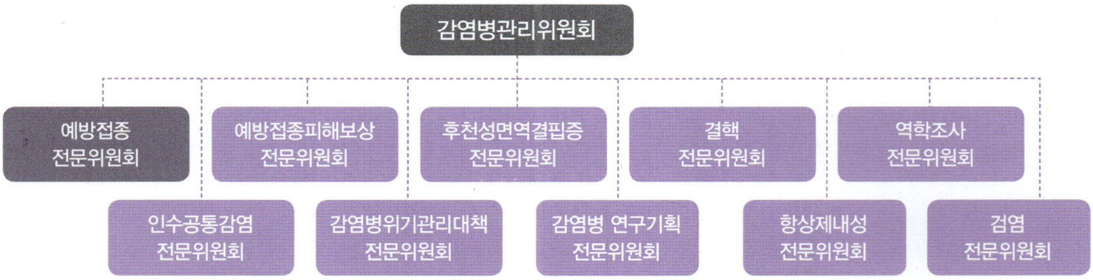

그림 3-9 • **감염병관리위원회**

표 3-13 • **감염병관리위원회의 기능과 예방접종피해보상전문위원회의 기능**

감염병관리위원회의 기능	예방접종피해보상전문위원회
기본계획의 수립 감염병 관련 의료 제공 감염병에 관한 조사 및 연구 감염병에 예방 · 관리 등에 관한 지식 보급 및 감염병환자 등의 인 권 증진 제20조에 따른 해부명령에 관한 사항 제32조제2항에 따른 예방접종의 실시기준과 방법에 관한 사항 제33조의2제1항에 따라 제24조의 필수예방접종 및 제25조의 임시예방접종에 사용되는 의약품(이하 "필수예방접종약품등"이라 한다)의 사전 비축 및 장기 구매에 관한 사항 제33조의2제2항에 따른 필수예방접종약품등의 공급의 우선순위 등 분배기준, 그 밖에 필요한 사항의 결정 제34조에 따른 감염병 위기관리대책의 수립 및 시행 제40조제1항 및 제2항에 따른 예방 · 치료 의약품 및 장비 등의 사전 비축, 장기 구매 및 생산에 관한 사항 제40조의2에 따른 의료 · 방역 물품(「약사법」에 따른 의약품으로 한정한다) 공급의 우선순위 등 분배기준, 그 밖에 필요한 사항의 결정 제71조에 따른 예방접종 등으로 인한 피해에 대한 국가보상에 관 한 사항 그 밖에 감염병의 예방 및 관리에 관한 사항으로서 위원장이 위 원회의 회의에 부치는 사항 내성균 관리대책에 관한 사항 그 밖에 감염병의 예방 및 관리에 관한 사항으로서 위원장이 위원회의 회의에 부치는 사항	• 예방접종으로 인한 피해여부 및 그 보상 • 예방접종으로 인한 피해보상의 기준 및 방법 • 법 제72조의제1항에서 규정하는 제3자의 고의 또는 과실유무 • 그 밖에 예방접종으로 인한 피해보상과 관련하여 감염병관리위원장이 부의하는 사항

※ 자료: 예방접종 도우미(http://nip.cdc.go.kr) 2021

03 감염병 유행의 유형 및 조사

감염병의 유행이란 평상시에 기대되는 환자의 발생보다 많은 수의 환자가 발생하였을 때를 말한다. 감염병의 유행 시 그 유행의 유형을 파악하는 것을 감염병의 관리대책에 아주 중요한 일이다. 그리고 유행의 조사는 발생과정을 역학적으로 규명하고 이에 대한 효율적인 관리를 할 수 있도록 하는 데 목적이 있다.

[1] 감염병 유행의 유형

감염병 유행의 유형에는 유행의 양상에 따라 공동매개체 유행과 진행성 유행(연쇄유행)으로 나눌 수 있다.

1) 공동매개체 유형

다수의 사람들이 공동으로 사용하는 물이나 음식, 우유 등과 같은 식품을 통해 이러한 것들을 사용하는 다수의 사람들에게 질병이 발생하는 것으로 단순노출전파와 복수노출전파가 있다.

① 단순노출전파

오염된 공동매개체에 여러 사람이 한번에 감염되는 경우로 특정지역, 특정집단에만 발생하고 2차 감염이 거의 없다(예, 식중독)

② 복수노출전파

오염된 공동매개체에 여러 사람이 계속적으로 감염에 노출되는 경우를 말한다(예, 오염된 식수를 많은 사람들이 마시는 경우)

표 3-14 • 감염병 유행 공동매개체 세부유형

<table>
<tr><th>유형</th><th colspan="2">내용</th></tr>
<tr><td rowspan="2">단순노출전파</td><td colspan="2">한번 노출에 여러 사람이 동시 1차 감염되지만 2차 감염은 없음</td></tr>
<tr><td colspan="2">한번 노출에 여러 사람이 동시 1차 감염되지만 2차 감염은 없음</td></tr>
<tr><td rowspan="2">복수노출전파</td><td>수인성 감염병 유행</td><td>· 2~3일 내 환자 발생이 폭발적으로 급증
· 환자발생은 급수지역내에 한정, 급수원에 오염원이 있으며 2차 감염자 수 적음
· 성별, 연령, 빈부의 차, 직업 등에 따라 이환율 차이 없음.
· 계절과 무관하게 발생, 가족 집착성이 낮음</td></tr>
<tr><td>우유계 감염병 유행</td><td>· 환자 발생지역이 우유 배달지역과 동일
· 수인성 감염병에 비해 잠복기 비교적 짧음
· 발병률 & 치명률이 높음</td></tr>
</table>

2) 진행성 유행

직/간접적으로 감염균이 한 숙주로부터 다른 숙주로 계속 전파되는 경우로 감염환자가 새로운 환자를 발생시키는 전파방식으로 연쇄전파라고도 한다. 발생초기에는 환자수가 점차 증가하다가 유행이 진행됨에 따라 감수성이 있는 사람의 수가 어느 수준으로 떨어지게 되면 환자발생이 감소한다.

[2] 감염병 유행의 조사

감염병이 유행하고 있을 때에는 역학적으로 그 원인을 규명하여, 효율적인 관리를 하기 위하여 조사를 하게 된다. 감염병 유행의 조사는 다음과 같은 순서와 요령으로 하는 것이 바람직하다.

첫째, 진단의 확인으로서 임상적, 세균학적, 생화학적으로 종합하여 보고된 실제의 질병이 어떤 질병인지를 정확히 진단하는 것이다.

둘째, 유행여부의 확인으로서 질병이 평상시보다 확실히 더 발생하고 있는 것인지를 지역별, 시기별 등으로 검토하여 통계적 유의성이 있는지를 확인한다.

셋째, 발생일시의 확인으로서 환자의 발생일시를 해당 질병의 잠복기를 고려하여 유행곡선을 그려서 유행의 기간 및 변화의 추이를 확인하여야 한다.

넷째, 유행지역의 분포 확인으로서 환자 발생의 지역별 이환상태와 지역별 집적성(aggreagation)을 확인하여야 한다. 스노우(J. Snow)의 콜레라에 관한 고전적인 방법이 유행지역의 분포를 확인하는 것이었다.

다섯째, 환자의 인적특성 확인으로서 연령, 성별, 직업 등 인적변수와 특정 식품의 섭취 등을 측정하여야 한다. 이때 유념할 사항은 지역주민의 인적특성도 조사되어야 한다.

여섯째, 가설수립 및 검토로서 이제까지의 조사결과를 바탕으로 가설을 수립하고 검토하여야 한다. 검토방법으로는 통계학적 검증이나 비교위험도의 측정 및 미생물학적인 원인균의 발견 등의 방법이 있다.

일곱째, 예방대책의 수립으로서 조사결과를 정리, 검토하여 보고 및 건의사항을 제출한다. 예방대책은 즉시 시행할 것과 장기적인 대책에 관한 것으로 구분하는 것이 바람직하다.

04 감염병 관리대책

감염병의 관리는 감염병의 생성과정 6개 요소 중 어느 한 요소만을 제거하여도 관리가 된다. 즉 어느 한 단계를 차단하여도 감염병이 발생할 수 없게 되어 있다. 그러나 어느 요소를 관리할 것인가 하는 문제는 감염병의 종류와 성격에 따라서 다르다. 콜레라와 같은 외래 감염병은 검역을 확실히 하면 우리나라에서는 발생이 되지 않을 것이다.

일반적으로 감염병 관리의 접근방안은 ① **전파의 예방**, ② **숙주의 면역증강**, ③ **예방되지 않은 환자의 관리**의 세 가지로 나누어 볼 수 있다.

[1] 전파예방

전파를 예방하는 방법으로는 병원소에 관한 부분과 환경적인 부분의 관리로 나누어 생각할 수 있다.

1) 외래 감염병 관리

우리나라에 상주하지 못하고 해외에서 유입되지 않으면 질병의 발생이 생기지 않는 외래 감염병의 경우 근본적으로 병원체의 유입을 차단하는 것이다. 이 방법의 가장 중요한 것은 검역(quarantine)을 철저히 하는 것이다. 검역은 해외여행의 자율화와 외국 노동자의 국내 유입 등 국제적 인구의 이동이 활발해졌고, 또 저개발국가의 감염병의 발생이 심각하여 아프리카 지역이나 동남아 지역의 콜레라, 인도 및 중국 지역의 페스트 발생 등 아직도 중요성이 큰 부분이다.

검역은 감염병 유행지역의 입국자에 대하여 감염병 감염이 의심되는 사람의 강제격리로서 건강격리라고도 하며, 일반적으로 그 감염병의 최장 잠복기간을 격리 또는 감시기간으로 한다.

잠복기(incubation period)란 어떤 균에 감염되었을 때 자각적이든 타각적이든 증상이 나타날 때까지의 기간을 말하며 이를 근거로 건강격리기간을 결정한다.

격리(isolation)는 현재 이환 중인 개방성환자에 대하여 감염력이 있는 동안 일반인과의 접촉을 금하는 것으로, 불현성감염이 현성감염보다 더 많은 질병이나 세대기가 잠복기보다 짧아 환자로 알려져 격리하기 전에 이미 다른 많은 사람에게 감염시켰을 경우에는 효력이 없다. 격리가 필요 없거나 효력이 없는 질병으로는 일본뇌염, 파상풍, 발진티푸스, 파상열, 쯔쯔가무시병(양충병) 등이 있다. 우리나라의 검역법(일부개정 2020.3.4., 시행일: 2021.3.5.)에 의한 검역 감염병의 감시기간과 격리기간은 아래와 같다.

(1) 검역 감염병의 종류

① 콜레라

② 페스트

③ 황열

④ 중증 급성호흡기 증후군(SARS)

⑤ 동물인플루엔자 인체감염증

⑥ 신종인플루엔자 감염증

⑦ 중동 호흡기 증후군(MERS)

⑧ ①~⑦ 까지의 것 외의 감염병으로서 외국에서 발생하며 국내로 들어올 우려가 있거나 우리나라에서

발생하여 외국으로 번질 우려가 있어 질병관리청장이 긴급 검액조치가 필요하다고 인정하여 고시하는 감염병

(2) **검역 감염병 접촉자에 대한 감시 또는 격리기간: 검역 감염병 접촉자 또는 검역 감염병 위험요인에 노출된 사람은 보건복지부령으로 정하는 해당 검역 감염병의 최대 잠복기간을 초과할 수 없다.**

① 콜레라: 5일

② 페스트: 6일

③ 황열: 6일

④ 중증 급성호흡기 증후군(SARS): 10일

⑤ 동물인플루엔자 인체감염증: 10일

⑥ 신종인플루엔자, 중동 호흡기 증후군(MERS), 에볼라바이러스병까지의 감염병: 그 최대 잠복기

⑦ ①~⑥ 외의 외국에서 발생하여 국내로 들어올 우려가 있거나 우리나라에서 발생하여 외국으로 번질 우려가 있어 보건복지부장관이 긴급 검역조치가 필요하다고 인정하여 고시하는 검역 감염병: 최대잠복기

2) 병원소 관리

동물이 병원소인 인수(인축)공통 감염병은 병원소인 동물을 제거함으로써 전파를 예방할 수 있다. 광견병, 우형 결핵, 페스트, 탄저, 브루셀라병 등이 여기에 속한다.

병원소가 사람인 경우는 감염균이 존재하는 장기를 제거하거나(장티푸스: 담낭제거술), 환자를 격리한다. 결핵, 나병, 콜레라, 페스트, 디프테리아, 장티푸스, 세균성 이질 등은 격리로써 전파 예방을 할 수 있는 감염병이다.

3) 전파과정 단절: 환경위생관리

환경적인 요소를 개선함으로써 전파과정을 차단하는 것을 말한다. 식품의 관리, 상하수도 관리, 구충 · 구서 등 매개동물의 관리, 소독 등을 적절히 함으로써 효과를 볼 수 있다. 그러나 환경개선으로 효과를 볼 수 없는 것은 홍역, 인플루엔자 등 호흡기계 감염병이다.

4) 중요 감염병 집중관리: 법정감염병

우리나라에서는 '감염병의 예방 및 관리에 관한 법률'(시행 2021.1.1., 질병관리청)에 의하여 감염병을 법률로 정하여 진단 및 집중관리하고 있다. 법정감염병의 신고보고체계는 그림 3-10과 같다.

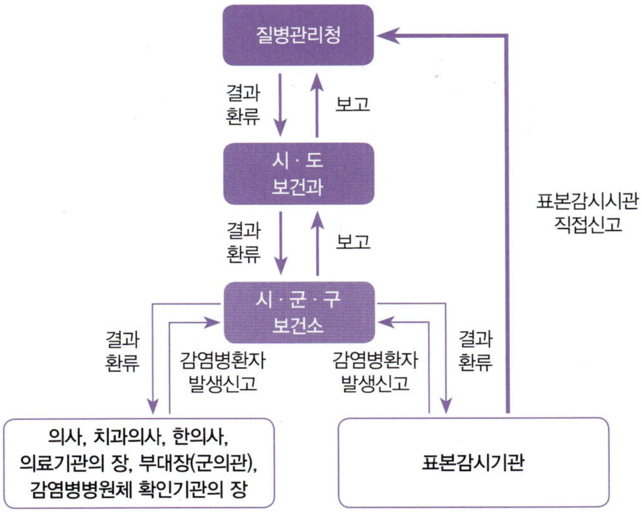

그림 3-10 • **감염병신고 보고체계(자료: 질병관리청, 2021)**

또한 법정감염병(87종)은 제1급 감염병(17종), 제2급 감염병(21종), 제3급 감염병(26종), 제4급 감염병(23종)을 말하며, 전수감시 대상 64종, 표본감시 대상 23종으로 분리되어 감염병 감시체계로 운영하고 있다(표 3-15).

표 3-15 • **법정감염병의 종류**

구분		내용
제1급 감염병 (즉시신고)	정의	생물테러감염병 또는 치명률이 높거나 집단 발생 우려가 커서 발생 또는 유행 즉시 신고, 음압격리와 같은 높은 수준의 격리가 필요한 감염병 다만, 갑작스러운 국내 유입 또는 유행이 예견되어 긴급한 예방 · 관리가 필요하여 질병관리청장이 보건복지부장관과 협의하여 지정하는 감염병을 포함
	종류	① 에볼라바이러스병 ② 마버그열 ③ 라싸열 ④ 크리미안콩고 출혈열 ⑤ 남아메리카 출혈열 ⑥ 리프트밸리열 ⑦ 두창 ⑧ 페스트 ⑨ 탄저 ⑩ 보툴리눔독소증 ⑪ 야토병 ⑫ 신종감염병증후군 ⑬ 중증급성호흡기증후군(SARS) ⑭ 중동호흡기증후군 (MERS) ⑮ 동물인플루엔자 인체감염증 ⑯ 신종인플루엔자 ⑰ 디프테리아
제2급 감염병 (24시간 이내 신고)	정의	전파가능성을 고려하여 발생 또는 유행시 24시간 이내에 신고하고 격리가 필요한 감염병 다만, 갑작스러운 국내 유입 또는 유행이 예견되어 긴급한 예방 · 관리가 필요하여 질병관리청장이 보건복지부장관과 협의하여 지정하는 감염병을 포함
	종류	① 결핵 ② 수두 ③ 홍역 ④ 콜레라 ⑤ 장티푸스 ⑥ 파라티푸스 ⑦ 세균성이질 ⑧ 장출혈성대장균 감염증 ⑨ A형간염 ⑩ 백일해 ⑪ 유행성이하선염 ⑫ 풍진 ⑬ 폴리오 ⑭ 수막구균 감염증 ⑮ b형헤모필루스 인플루엔자 ⑯ 폐렴구균 감염증 ⑰ 한센병 ⑱ 성홍열 ⑲ 반코마이신내성황색포도알균(VRSA) 감염증 ⑳ 카바페넴내성 장내세균속균종(CRE) 감염증 ㉑ E형간염

표 3-15 • **법정감염병의 종류(계속)**

구분		내용
제3급 감염병 (24시간 이내 신고)	정의	발생을 계속 감시할 필요가 있어 발생 또는 유행 시 24시간 이내에 신고하여야 하는 감염병 다만, 갑작스러운 국내 유입 또는 유행이 예견되어 긴급한 예방 · 관리가 필요하여 질병관리청장이 보건복지부장관과 협의하여 지정하는 감염병을 포함
	종류	① 파상풍 ② B형간염 ③ 일본뇌염 ④ C형간염 ⑤ 말라리아 ⑥ 레지오넬라증 ⑦ 비브리오패혈증 ⑧ 발진티푸스 ⑨ 발진열 ⑩ 쯔쯔가무시증 ⑪ 렙토스피라증 ⑫ 브루셀라증 ⑬ 공수병 ⑭ 신증후군출혈열 ⑮ 후천성면역결핍증 (AIDS) ⑯ 크로이츠펠트-야콥병(CJD) 및 변종크로이츠펠트-야콥병(vCJD) ⑰ 황열 ⑱ 뎅기열 ⑲ 큐열 ⑳ 웨스트나일열 ㉑ 라임병 ㉒ 진드기매개뇌염 ㉓ 유비저 ㉔ 치쿤구니야열 ㉕ 중증열성혈소판 감소증후군(SFTS) ㉖ 지카바이러스 감염증
제4급 감염병 (7일이내 신고)	정의	제1급감염병부터 제3급감염병까지의 감염병 외에 유행 여부를 조사하기 위하여 표본감시활동이 필요한 감염병
	종류	① 인플루엔자 ② 매독 ③ 회충증 ④ 편충증 ⑤ 요충증 ⑥ 간흡충증 ⑦ 폐흡충증 ⑧ 장흡충증 ⑨ 수족구병 ⑩ 임질 ⑪ 클라미디아감염증 ⑫ 연성하감 ⑬ 성기단순포진 ⑭ 첨규콘딜롬 ⑮ 반코마이신내성 장알균(VRE) 감염증 ⑯ 메티실린내성 황색포도알균(MRSA) 감염증 ⑰ 다제내성녹농균 (MRPA) 감염증 ⑱ 다제내성아시네토 박터바우마니균 (MRAB) 감염증 ⑲ 장관감염증(20종) ⑳ 급성호흡기감염증(9종) ㉑ 해외유입기생충 감염증(11종) ㉒ 엔테로바이러스 감염증 ㉓ 사람유두종 바이러스 감염증
기생충감염병 (17종)	정의	기생충에 감염되어 발생하는 감염병 중 질병관리청장이 고시하는 감염병
	종류	① 회충증 ② 편충증 ③ 요충증 ④ 간흡충증 ⑤ 폐흡충증 ⑥ 장흡충증 ⑦ 해외유입기생충감염증(11종)
세계보건기구 감시대상 감염병	정의	세계보건기구가 국제공중보건의 비상사태에 대비하기 위하여 감시대상으로 정한 질환으로서 질병관리청장이 고시하는 감염병
	종류	① 두창 ② 폴리오 ③ 신종인플루엔자 ④ 중증급성호흡기증후군(SARS) ⑤ 콜레라 ⑥ 폐렴 형 페스트 ⑦ 황열 ⑧ 바이러스성 출혈열 ⑨ 웨스트나일열
생물테러 감염병	정의	고의 또는 테러 등을 목적으로 이용된 병원체에 의하여 발생된 감염병 중 질병관리청장이 고시하는 감염병
	종류	① 탄저 ② 보툴리눔독소증 ③ 페스트 ④ 마버그열 ⑤ 에볼라열 ⑥ 라싸열 ⑦ 두창 ⑧ 야토병
성매개감염병 (7종)	정의	성 접촉을 통하여 전파되는 감염병 중 질병관리청장이 고시하는 감염병
	종류	① 매독 ② 임질 ③ 클라미디아 ④ 연성하감 ⑤ 성기단순포진 ⑥ 첨규콘딜롬 ⑦ 사람유두종 바이러스 감염증
인수공통 감염병 (11종) 1급:①~③ 2급:④~⑤ 3급:⑥~⑪	정의	동물과 사람 간에 서로 전파되는 병원체에 의하여 발생되는 감염병 중 질병관리청장이 고 시하는 감염병
	종류	① 탄저 ② 중증급성호흡기증후군(SARS) ③ 동물인플루엔자 인체 감염증 ④ 결핵 (M.bovis만 해당) ⑤ 장 출혈성 대장균 감염증 ⑥ 일본뇌염 ⑦ 브루셀라증 ⑧ 공수병 ⑨ 변종 크로이츠펠트-야콥병(vCJD) (크로이츠펠트-야콥병은 제외) ⑩ 큐열 ⑪ 중증열성혈소판 감소증후군(SFTS)

표 3-15 • 법정감염병의 종류(계속)

구분		내용
의료관련 감염병	정의	환자나 임산부 등이 의료행위를 적용받는 과정에서 발생한 감염병으로서 감시활동이 필요하여 질병관리청장이 고시하는 감염병
	종류	① 반코마이신내성장알균(VRE) 감염증 ② 메티실린내성황색포도알균(MRSA) 감염증 ③ 다제내성녹농균(MRPA) 감염증 ④ 다제내성 아시네토박터바우마니균(MRAB) 감염증

* 「감염병의 예방 및 관리에 관한 법률」에 따라, 법정감염병 4개급 87종(제1급 17종, 제2급 21종, 제3급 26종, 제4급 23종)으로 지정(2021년 1월 1일자 시행)
* 법정감염병 87종 중 전수감시 대상64종, 표본감시 대상23종

출처: 질병관리청 감염병포털 홈페이지

5) 고위험병원체

생물테러의 목적으로 이용되거나 사고 등에 의하여 외부에 유출될 경우 국민건강에 심각한 위험을 초래할 수 있는 감염병 병원체로서 보건복지부령으로 정하는 것을 말한다(감염병의 예방 및 관리에 관한 법률 시행규칙; 2020. 12. 30 개정).

① 세균 및 진균(14종): 페스트균, 탄저균, 브루셀라균, 콜레라균 등

② 바이러스 및 프리온(21종): 두창 바이러스, SARS 코로나 바이러스, 고병원성 AI인체 감염증 바이러스, 감염성 우해면양 뇌변증 병원체(BSE 병원체, 속칭 광우병 병원체) 등

6) 표본감시 감염병

보건복지부장관은 보건의료기관이나 그 밖의 기관 또는 단체를 감염병 표본감시기관으로 지정할 수 있다. 표본감시 감염병은 제4급 감염병(23종)으로 세부 종류는 다음과 같다.

	감염병명	세부종류
제4급 감염병 (7일이내 신고)	인플루엔자	① 인플루엔자
	성매개 감염병(7종)	② 매독 ⑩ 임질 ⑪ 클라미디아감염증 ⑫ 연성하감 ⑬ 성기단순포진 ⑭ 첨규콘딜롬 ㉓ 사람유두종 바이러스 감염증
	기생충감염병	③ 회충증 ④ 편충증 ⑤ 요충증 ⑥ 간흡충증 ⑦ 폐흡충증 ⑧ 장흡충증
	수구족병	⑨ 수족구병
	의료관련 감염병(4종)	⑮ 반코마이신내성 장알균(VRE) 감염증 ⑯ 메티실린내성 황색포도알균 (MRSA) 감염증 ⑰ 다제내성녹농균 (MRPA) 감염증 ⑱ 다제내성아시네토 박터바우마니균 (MRAB) 감염증

	감염병명	세부종류	
제4급 감염병 (7일이내 신고)	장관감염증 (20종)	⑲ 장관감염증(20종)	
		세균성 (11종)	살모넬라균 감염증, 장염비브리오균 감염증, 장독소성대장균감염증(ETEC), 장침습성대장균감염증(EIEC), 장병원성대장균감염증(EPEC), 캄필로박터균감염증, 클로스트리듐 퍼프린젠스 감염증, 황색포도알균감염증, 바실루스세레우스균감염증, 예르시니아 엔테로콜리티카감염증, 리스테리아모노사이토제네스 감염증
		바이러스성 (5종)	그룹A형 로타바이러스 감염증, 아스트로바이러스 감염증, 장내 아데노바이러스 감염증, 노로바이러스감염증, 사포바이러스 감염증
		원충성(4종)	이질아메바감염증, 람블편모충감염증, 작은와포자충감염증, 원포자충감염증
	급성호흡기 감염증(9종)	⑳ 급성호흡기감염증(9종)	
		세균성(2종)	마이코플라즈마 폐렴균 감염증, 클라미디아 폐렴균 감염증
		바이러스성 (7종)	아데노바이러스 감염증, 사람 보카바이러스 감염증, 파라인플루엔자바이러스 감염증, 호흡기세포융합바이러스 감염증, 리노바이러스 감염증, 사람 메타뉴모바이러스 감염증, 사람 코로나바이러스 감염증
	해외유입 기생충감염증 (11종)	㉑ 해외유입기생충 감염증(11종)	
			리슈만편모충증, 바베스열원충증, 아프리카수면병, 샤가스병, 주혈흡충증, 광동주혈선충증, 악구충증, 사상충증, 포충증, 톡소포자충증, 메디나충증
	엔테로바이러스 감염증	㉒ 엔테로바이러스 감염증	

7) 고위험병원체의 신고

감염병환자, 식품, 동 · 식물, 그 밖의 환경 등으로부터 고위험병원체를 분리하거나 이미 분리된 고위험병원체를 이동하려는 자는 지체 없이 고위험병원체의 명칭, 분리된 검체명, 분리 일시 또는 이동계획을 보건복지부장관에게 신고하여야 한다.

[2] 숙주의 면역증강

숙주의 질병에 대한 면역을 증강하기 위하여 보통 인공능동면역을 사용한다. 드물게 단기효과를 위해서 면역혈청이나 γ-globulin을 접종하기도 한다. 그 외에 말라리아, 결핵, 임질, 매독 등과 같이 사전에 화학약품이나 항생제를 투여하여 예방하는 화학적 방법도 있다. 그리고 숙주의 건강 자체를 높이는 영양관리, 운동, 휴식 등의 관리가 필요하다.

[3] 예방되지 못한 환자의 조치

감염병 관리에 노력을 하더라도 예방되지 못하고 질병에 이환되는 환자가 발생하게 된다. 의료시설의 확충, 무의지역의 해소, 진단시설의 확충 및 정기진단의 제도화와 계속적인 보건교육의 실시 등 제도적인 관리가 중요하다. 그리고 조기진단과 조기치료로 경과를 가볍게 하며, 2차 전파예방에 관심을 두어야 하고, 특히 환자 추구관리를 철저히 하여야 한다.

감염병 분류체계 '군'에서 '급'으로 변경

– 의료&복지뉴스, 2019.12.26

내년부터 감염병 분류체계가 '군'에서 '급'으로 바뀌고, 신고의무 위반에 대한 벌칙이 강화된다.

보건복지부와 질병관리본부는 26일 감염병 예방 및 관리법 시행에 따라 내년부터 감염병 분류체계가 '군'에서 '급'으로 개편하고, 기존 의사 · 한의사뿐만 아니라 치과의사도 신고의무 대상에 포함된다고 밝혔다.

감염병 분류체계 개편 내용을 보면 감염병의 심각도, 전파력 등에 근거해 신고시기, 격리수준 등을 쉽게 이해할 수 있도록 현행 군별 분류체계(1~5군+지정감염병)에서 급별 분류체계(1~4급)로 개편한다.

일례로 중동호흡기증후군(메르스), 에볼라바이러스병 등은 치명률이 높고 음압격리가 필요해 1급감염병으로 분류해 즉시 신고해야 한다.

반면 B형 · C형간염, 쯔쯔가무시증 등의 경우 격리가 불필요하지만 발생을 계속 감시할 필요가 있어 24시간 안에 신고해야 하는 3급감염병으로 분류하게 된다.

또한, 기존 감염병 외에 사람유두종바이러스감염증(생식기 감염을 일으키는 바이러스)을 추가해 제4급감염병(표본감시) 및 예방접종 대상으로 관리할 예정이다.

신고 시기도 개선한다.

1급감염병은 '즉시', 2급 및 3급감염병은 '24시간 이내'로 구분하고, 환자 등의 진단, 감염병 사체 검안 등을 통해 사실을 인지한 시점을 기준으로 신고하도록 했다.

현행 법률은 1군 내지 4군감염병에 대해 '지체 없이' 신고하도록 규정하고 있어 일선 현장에서는 기준이 모호하다는 지적이 적지 않았다. 이에 따라 신고 시기가 명확해져 현장의 어려움을 해소할 수 있을 것으로 기대된다.

감염병 신고는 기존과 동일하게 보건복지부장관 또는 관할 시 · 군 · 구 보건소장에게 정보시스템 또는 팩스를 이용해 하면 된다.

다만, 심각도 · 전파력이 높은 제1급감염병은 질병관리본부 긴급상황실(043-719-7878) 또는 관할 시 · 군 · 구 보건소장에게 신고서 제출 전 구두 · 전화 등으로 즉시 알리도록 하는 절차를 신설해 국민 위해가 큰 감염병에 신속하게 대응할 수 있도록 했다.

신고의무 위반에 대한 벌칙도 강화된다.

신고 의무 위반 및 방해자에 대한 벌칙은 기존 200만 원의 벌금에서 제1급 및 2급감염병은 500만 원 이하, 3급감염병 및 4급감염병은 300만 원 이하의 벌금으로 차등 · 강화한다.

이와 별도로 추가 개정된 감염병예방법에 따라 2020년 7월 1일부터는 E형간염이 제2급감염병으로 추가돼 총 87종의 법정감염병이 관리될 예정이다.

보건복지부 박능후 장관은 "이번 분류체계 개편을 통해 보다 더 신속한 감염병 대응 및 관리가 가능하게 되고, 국민도 감염병에 대한 이해도가 높아질 것으로 기대한다"고 밝혔다.

(후략)

제3절 감염성 질환 관리

01 급성 감염병

감염병은 크게 급성 감염병과 만성 감염병으로 나누어진다(그림 3-11). 급성 감염병은 발생률이 높고 유병률이 낮은 것이 특성이며, 만성 감염병은 발생률이 낮고 유병률이 높은 특성을 갖고 있다. 급성 감염병은 인체 침입구별로 나누면 소화기계, 호흡기계, 피부 점막기계 침입으로 나눌 수 있다. 소화기계는 식품이나 물로 인하여 경구로 침입하며, 호흡기계는 공기를 통하여, 피부 점막기계는 매개곤충에 의하여 주로 전파되는 양상을 보이고 있다. 또는 병원체의 구분에 의하여 세균성, 바이러스성, 리케차성, 원생동물성 등으로 분류할 수도 있다. 여기서는 **소화기계 감염병**, **호흡기계 감염병**, **절족동물매개 감염병**과 **동물매개 감염병**으로 나누어 설명한다.

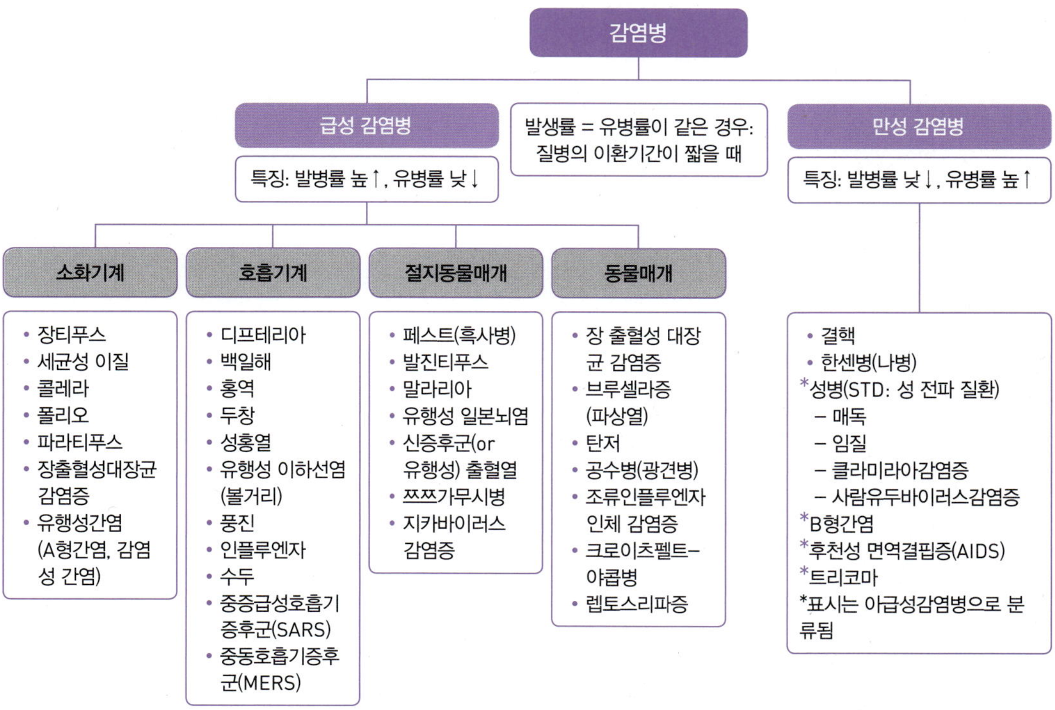

그림 3-11 • 감염병의 분류

[1] 소화기계 감염병

소화기계 감염병은 환자나 보균자의 분변으로 배설된 병원체가 음식물이나 물을 오염시켜 경구적으로 침입되어 감염이 일어나는 수인성 감염병을 말한다. 종류로는 **장티푸스, 콜레라, 세균성 이질, 폴리오, 유행성 간염, 파라티푸스** 등이 있으며, 소화기계 감염병 예방의 일반적인 대책은 다음과 같다.

① 환자, 보균자를 색출하여 격리, 소독하도록 한다.
② 분변의 위생관리를 철저히 한다.
③ 위생해충 구제와 역학적 관리를 철저히 한다.
④ 상 · 하수도의 위생적 관리를 철저히 한다.
⑤ 정기적인 예방접종을 실시한다.
⑥ 손을 닦는 습관을 갖도록 한다.
⑦ 환경오염으로부터 음료수 및 식품관리를 한다.
⑧ 생활환경의 위생관리를 한다.

1) 장티푸스

장티푸스(typhoid fever)는 제2급 감염병으로, 세계적으로 분포되며 우리나라에 상주하는 전형적인 여름철의 수인성 감염병의 대표적인 질병이다. 임상증상으로는 지속적인 고열, 불쾌감, 식욕감퇴, 서맥(brady cardia), 림프절 종창, 피부발진(장미진), 변비 등이 나타나는 급성 열성 전신 질환 감염병이다. 장티푸스는 주로 환자나 보균자의 대소변에 오염된 음식물이나 물에 의해 전파된다. 장티푸스균은 사람만을 병원소로 하므로 사람간의 전파경로만 차단하면 발생을 막을 수 있다. 예방접종 백신은 있으나 전국민이 예방접종을 받을 필요는 없고, 질병에 걸릴 가능성이 높은 사람이나 장티푸스에 걸려 타인에게 감염시킬 위험이 높은 사람만 예방접종이 필요하다. 항생제의 남용으로 비전형적인 감염이 많으며 보균자의 수가 늘고 있다. 항생제의 투여를 안 할 경우 10% 이상의 치명률을 보이고 있다. 환자의 진단은 혈청검사로 **위달검사(widal test)**가 도움이 된다. 이 검사를 통해 *Salmonella typhi* 감염환자의 65%에서 양성반응이 나타나며, 감염된지 7~10일 후면 O항체가 증가하기 시작하여 3~4주 후면 최고치에 이르게 된다.

① 병원체: *Salmonella typhi*로 그람음성이며 아포 및 협막이 없는 간상균이다.
② 병원소 및 감염원: 병원소는 환자와 보균자이고 감염원은 환자나 보균자의 대소변이다. 환자의 3% 정도가 영구 보균자가 된다고 한다.
③ 전파: 감염자의 대소변이 식품이나 물을 오염시켜 직접전파나 간접전파가 일어난다. 잠복기는 1~3주이며, 보통 발병 1주 후부터 회복기 내내 대 · 소변으로 균을 배출하므로 환자는 발병 후 3개월까지 균을 배출하고 2~5%는 영구 보균자가 된다. 감염부위는 장의 림프조직, 담낭 및 신장 등이다.

④ 감수성: 감수성은 전반적으로 높으며 병이 회복되면 일반적으로 영구면역을 얻으나 화학요법으로 치료한 경우는 영구면역을 얻기가 힘들다. 인공능동면역은 사균백신을 사용한다.

⑤ 예방대책: 장티푸스의 예방대책으로는 환경위생의 관리, 환자 및 보균자 관리 철저, 보건교육 및 예방접종의 강화가 필요하다. 예방접종(DPT)으로 질병을 감소시킬 수는 있으나 근절은 못하므로 개인위생 강화와 보균자 근절에 노력을 기울여야 한다.

2) 세균성 이질

이질은 원인체에 따라 세균성, 아메바성, 바이러스성 이질이 있다. 세균에 의한 감염을 **세균성 이질(bacillary dysentery)**이라 하며 제2급 감염병으로, 주로 여름철에 발생하여 고열과 구역질, 경련성 복통, 배변 후 불편감을 동반한 설사, 점액이나 혈액이 혼입된 혈변을 일으키며 대장의 점막에 심한 궤양을 형성한다. 대 · 소장의 급성 세균성 감염이며 어린이들에게는 전신적 경련이 올 수 있다. 세균성 이질의 진단은 대변배양검사로 균을 분리동정하여 확인한다.

① 병원체: ***Shigella dysenteriae***(A아군), ***S. fiexneri***(B아군), ***S. boydii***(C아군), ***S. sonnei***(D아군)이 있다. A아군에 의한 질환이 가장 심하고, D아군의 경우 일반적으로 경증이며 점액성 혈변이 없다.

② 병원소 및 감염원: 병원소는 환자이며 감염원은 환자의 분변이다. 잠복기는 2~7일이다.

③ 감수성: 감수성은 성인에 비해 소아가 높으며 질병 회복 후의 면역은 불확실하다.

④ 전파: 분변으로 탈출하여 파리나 불결한 손을 통하여 식품 등으로 경구적 침입을 한다.

⑤ 예방대책: 장티푸스와 동일한 관리가 필요하며 예방접종은 실시되지 않는다. 배변 후 손씻기의 중요성을 충분히 홍보할 필요가 있다. 예방접종 백신은 개발이 시도되었으나 아직 유용한 백신은 없다.

3) 콜레라

콜레라(cholera)는 제2급 감염병이며 검역감염병으로, 예전에는 호열자라고 하였는데 임상적으로는 심한 설사로 탈수상태에 빠지며 적절한 치료를 하지 않으면 사망할 수도 있다. 위경련을 동반하는 불안증세와 때로는 의식 불명상태를 동반하는 전신증상을 보이나 보통은 열이 없는 것이 특징이다.

전형적인 증세는 잠복기가 지난 후 과다한 물 설사가 갑자기 시작되며 복통은 없다. 심한 경우 쌀뜨물 같은 설사와 함께 구토, 발열, 복부통증이 있을 수 있으며 극심한 설사로 인해 심한 탈수현상을 초래하며 적절한 치료를 하지 않으면 사망할 수도 있다. 검역 감염병이며 인도, 방글라데시, 동남아 일대에 상재하고 있다. 콜레라의 진단은 대변이나 직장도말검사로 병원체를 확인한다.

① 병원체: *Vibrio cholerae*로 한 개의 편모를 가지고 있는 단간균이다.

② 병원소 및 감염원: 병원소는 환자이며 감염원은 환자의 배설물(대변, 구토물 등)이다.

③ 전파: 처음 유행은 오염된 물에 의해서 일어나고 그 후에는 식기, 손, 파리 등으로 오염된 식품을 통해서 일어난다. 장례식 등 많은 사람이 모이는 경우 제공되는 오염된 음식물을 통해 집단 발생이

일어날 수 있다. 잠복기는 대개 12~18시간이며, 최장 5일까지 지속되기도 한다.

④ 감수성: 감수성은 전반적으로 높으며 병이 회복된 후에는 수년간의 면역이 생기고, 인공능동면역은 사균백신을 사용한다.

⑤ 예방대책: 비행기 여행객이나 선반, 외항 선원들을 통한 해외유입 감염병으로 검역을 철저히 하는 것이 가장 중요하며 중증 탈수환자는 정맥주사를 통한 수액공급이 필요하다. 환자의 신속한 보고 및 격리가 필요하며 환경위생의 강화(대변, 물의 소독, 파리의 구제 등)와 식품의 가열 후 섭취 · 식기의 관리가 중요하다. 보건교육의 강화와 예방접종을 실시한다.

4) 폴리오(급성회백수염)

폴리오(poliomyelitis)는 제2급 감염병으로 주로 소아에게 걸린다고 하여 소아마비라고도 하며 중추신경계의 손상으로 영구적인 마비를 일으키는 급성 감염병이다. 세계적으로 고르게 분포하며 6~9월에 많이 발생한다. 보통 늦은 여름과 초봄에 다발한다. 현재 우리나라에서는 환자 발생이 거의 없다. 폴리오 진단은 바이러스 분리배양을 통해 확인하는데 대변, 인두도말, 뇌척수액 등의 검체에서 발병 2주 이내 24~48시간 간격으로 2번 채취하여 바이러스를 배양한다.

① 병원체: 폴리오바이러스로 면역학적으로는 I형, II형, III형이 있는데 I형이 마비형 폴리오와 관계가 있다.

② 병원소 및 감염원: 병원소는 환자 및 불현성감염자이며 감염원은 환자 및 불현성감염자의 호흡기계 분비물과 분변이다. 특히 어린이의 경우가 대부분이다.

③ 전파: 환자 및 불현성감염자와의 직접접촉이나 비말감염으로 전파된다. 식품이나 물에 의한 전파는 드물며 증거가 불충분하다.

④ 감수성: 미감염자는 연령에 관계없이 감염되나 보통은 불현성감염을 일으키고, 일반적으로 소아기에 면역을 획득하며 잠복기는 7~12일이다.

⑤ 예방대책: 예방접종이 가장 중요하며 효과가 확실하다. 예방접종은 혼합형 sabin백신을 경구투여한다. 경구투여가 불가능한 경우 주사용 salk백신을 사용한다. 예방접종은 생후 2개월에서 2개월 간격으로 3회 기본접종을 하고 추가접종은 생후 18개월에 실시한다.

5) 파라티푸스

파라티푸스(paratyphoid fever)는 제2급 감염병으로, 장티푸스와 비슷한 증세를 보이나, 기간이 짧고 증세가 미약하다. 위장염을 일으키기도 하여 일상적으로 식중독과 구별하기 힘든 경우도 있다. 주로 여름철에 많이 발생한다.

① 병원체: *Salmonella paratyphi* A · B · C형의 세 종류가 있다.

② 병원소 및 감염원: 병원소는 환자와 보균자이며 감염원은 감염자의 대소변이 된다.

③ 전파: 환자 또는 보균자의 배설물에 오염된 식품 등에 의하여 경구 침입되거나 오염된 손 등에 의하여

직접 감염된다.

④ 감수성: 감수성은 보편적이고 질병이 완쾌된 후 면역성이 수년간 생긴다. 잠복기는 1~2주이지만 침입균량이 많을 때 1~10일에도 발병한다.

⑤ 예방대책: 장티푸스와 같다.

6) 장 출혈성 대장균 감염증

장 출혈성 대장균 감염증(Enterohemorrhagic escherichia coli)은 제2급 감염병으로, 매년 6~8월 사이에 발생한다.

① 병원체: shiga 독소 생성 ***E. coli***(O-157)

② 병원소: 가금류(소, 양, 염소, 돼지, 개, 닭 등)의 대변에서 shiga독소를 생성하는 *E. coli*가 발견되며, 가장 중요한 병원소는 소다.

③ 전파: 오염된 식품이나 물을 통해 감염되며, 사람과 사람간의 전파도 중요한 전파경로이다. 대부분은 이 균에 감염된 소고기로 가공된 음식물(햄버거)을 통해 전파되며, 충분히 멸균되지 않은 우유나 주스 또는 균에 감염된 야채나 샐러드를 먹어도 질병에 걸리기 쉽다.

④ 임상증상: 증상은 오심, 구토, 비혈변성 설사에서 복통, 미열, 오심, 출혈성 장염, 혈전성 혈소판 감소성 자반증, 사망에 이르기까지 매우 다양하다. 드물게는 무증상 감염자도 관찰되기도 한다.

⑤ 예방대책: 예방을 위해 물은 반드시 끓여서 섭취하고, 육류제품은 충분히 익혀서 먹어야 하며 야채류는 염소 처리한 청결한 물로 잘 씻어서 먹어야 한다. 무엇보다 주된 감염원인 소를 비롯한 가축 사육장에 대한 종합적인 방역감시와 도축장 및 육류 가공처리과정에 대한 오염방지를 위한 집중적인 관리가 필요하다.

7) 유행성 간염

주로 어린 연령층에서 급성간염을 일으키는 것으로 대부분이 회복된다. 간염에는 A형(제2급 감염병), B형(제3급 감염병), C형(non-A non-B)이 있는데 최근에 E형(2급 감염병)이 발견되었다. 급성 감염병인 **유행성 간염(infectious hepatitis)**은 A형에 의해서 발생하는 것을 말한다. 감염성 간염이라고도 하는 A형간염은 바이러스가 보통 소화관을 경유하여 체내로 침입하여 A형간염을 일으킨다. A형간염은 보통 대소변-구강의 경로로 감염되며 부적절하게 쓰레기 처리가 된 지역에서 만연하고 있다. 이 바이러스는 감염된 사람의 대소변으로 흘러나온다.

바이러스성 간염은 폐수에 오염된 갑각류를 통해서도 감염이 가능하며 살균처리되지 않은 지하수가 배설물에 의해 오염되었을 때도 마찬가지로 발생한다. 심지어 염소로 소독한 물의 고급지에서도 A형간염 발생은 염소에 대한 바이러스의 저항력 때문에 일어난다.

① 병원체: A형 간염 바이러스

② 병원소 및 감염원: 병원소는 환자이며 감염원은 환자의 분변이다.

③ 전파: 환자의 분변을 통하여 탈출하여 식품 등에 오염되어 경구로 침입하거나 오염된 손을 통해 경구로 침입한다.

④ 감수성: 어린 연령층에서 감수성이 높으며 급성감염을 일으키나 대부분이 회복되며 병이 회복된 후 다소의 면역력이 생긴다. 잠복기는 15~40일이 보통이다.

⑤ 예방대책: 환경위생의 강화와 식품의 위생적인 취급이 요구된다.

[2] 호흡기계 감염병

호흡기계로 감염되는 감염병은 환자나 보균자의 객담, 콧물 등의 비말(droplet)에 의해 감염되는 직접전파와 비말핵(droplet nuclei)이나 먼지에 의한 공기전파(airborne transmission)가 있다. 호흡기계 감염병의 관리는 소화기계와 달리 환경개선으로 효과를 보기 어려우므로 감염원 및 감수성 보유자의 관리가 특히 중요하다. 호흡기계 감염병의 질병으로는 **디프테리아**, **백일해**, **홍역**, **성홍열**, **유행성 이하선염**, **풍진**, **인플루엔자**, **사스**, **메르스** 등이 있다.

1) 디프테리아

디프테리아(diphtheria)는 제1급 법정감염병으로, 인후, 코 등의 상피조직에 국소적 염증을 일으키며 장기조직에 장애를 일으키고, 체외독소를 분비하여 혈류를 통해 신체 각 부위에 운반되기도 하다. 계절적으로는 겨울과 봄에 많으며, 우리나라는 10세 이하 특히 1~4세층이 전 환자의 60%를 차지하고 있으며 10세 이상에는 급격히 발생이 줄어든다. 보통 치명률은 5~7%이며, 우리나라는 5~32.8%인데 호흡장애와 심장마비가 사망원인이다. 디프테리아는 **시크반응 검사(schick test)**로 감수성 여부를 검사한다. 이 검사는 디프테리아 변성독소를 주입하여 체내에서 이 독소에 반응할 수 있는 능력이 있는지를 살핀다. 변성독소 주입을 기점으로 며칠 후, 주입한 부위의 피부가 빨갛게 부풀어오르면 벗겨진 상태로 양성반응을 보인다면 이 경우는 백신접종이 필요한 경우라고 진단한다.

① 병원체: *Corynebacterium diphtheriae*로 그람양성 간상균이며 아포를 형성하지 않는다.

② 병원소 및 감염원: 환자 및 보균자이며 보균자에 의한 전파가 많다. 감염원은 환자 및 보균자의 콧물 인후 분비물, 기침 등에 발생하는 비말 및 비말핵이다.

③ 전파: 비말이나 비말핵이 호흡기나 피부상처 등을 통하여 전파되며 잠복기는 대체로 2~5일간이다.

④ 감수성: 생후 6개월간은 모체로부터 받은 면역이 유효하며 감수성지수는 10%이다. 병이 회복된 후에는 약한 면역을 얻게 된다.

⑤ 예방대책: 예방접종이 중요하고, 환자가 발생된 경우 격리와 소독이 필요하다. 예방 접종은 순화독소(toxoid)가 이용되고, 감염이 의심될 때에는 항독소(antitoxin)가 이용된다.

2) 백일해

백일해(pertussis)는 제2급 감염병으로, 전 세계적으로 유행하고 있는 질병으로 계절적으로는 겨울에서 봄까지 유행하는데, 기관지와 모세기관지에 주병변이 생겨서 심한 기침을 하게 된다. 연령적으로는 9세까지의 발생이 높고, 특히 1~5세에 많이 발생하며 1세 이하에는 치명률이 높다. 초기에는 감기와 비슷한 증상을 나타내며 약 2주 동안 격렬한 기침과 경련성 발작이 생긴다. 우리나라는 4~7월에 많이 발생한다.

① 병원체: *Bordetella pertussis*로서 운동성이 없는 그람음성균이고 아포나 편모는 없다.

② 병원소 및 감염원: 병원소는 환자이며 잠복기는 보통 1주일 전후이다.

③ 전파: 감염자의 직접 접촉되어 감염되거나 비말감염 또는 오염된 물품에 의해 전파된다.

④ 감수성: 감수성은 보편적이고 질병의 완쾌된 후 면역성이 수년간 생긴다. 잠복기는 1~2주이지만 침입균량이 많을 때 1~10일에도 발병한다.

⑤ 예방대책: 장티푸스와 같다.

3) 홍역

홍역(measle)은 제2급 감염병으로, 법정감염병 중에서 가장 많이 발생하는 감염병 중의 하나이며 세계 전 지역에서 거의 아이들에게만 발생하는 감염력이 가장 강한 감염병이다. 유행은 보통 주기적으로서 1~5년을 간격으로 유행하며 계절적으로는 3~6월에 많이 발생한다. 일반적으로 1~2세에 많이 감염되는데 열과 전신에 발진이 생기며 귀의 염증, 폐렴의 합병증이 생기기도 하였으나 항생제의 발달로 큰 문제는 되지 않고 있다.

① 병원체: 홍역 바이러스(*Measle virus*)

② 병원소 및 감염원: 병원소는 환자이며 감염원은 환자의 상기도 분비물이다.

③ 전파: 비말감염 또는 환자와의 직접접촉이나 오염된 물건을 통하여 전파되며 잠복기는 8~13일이며 발진이 나타날 때까지는 14일이 걸린다. 이 발진은 귀 뒤에서 최초로 발생한 다음 3일간 다른 신체부위로 신속히 퍼져 나간다. 이 초기 증상은 고열, 기침, Kopik 반점(보통 처음에는 입술 안쪽에서 나타나기 시작하여 구강에서 발생하는 중앙에 흰점을 지닌 붉은 반점) 등을 포함한다.

④ 감수성: 감수성은 일반적이며 이환된 후 영구면역을 획득한다. 생후 6개월까지는 모체로부터 받은 항체로 감염이 되지 않는다.

⑤ 예방대책: 예방접종이 가장 중요하며 예방접종을 할 시간적 여유가 없거나 하면 감마글로불린을 사용하여 예방 또는 경증화시키는 것이 중요하다.

4) 두창

두창(Small pox)은 제1급 감염병으로, 천연두 또는 마마라고 한다. 1979년 전 세계적으로 근절되었다고 WHO에서 발표함에 따라 우리나라의 법정감염병 및 검역질병에서 제외되었으나, 2002년 생물학적 테러에 의한 방역대책이 필요함에 따라 다시 감염병으로 지정되었다.

① 병원체: 두창 바이러스(*Variola virus*)
② 병원소 및 감염원: 병원소는 환자다.
③ 전파: 비말감염 또는 옷이나 침구류 등을 통해 감염된다.
④ 감수성 및 면역성: 잠복기는 보통 12~14일이다. 신천적 면역은 없으며, 병에 회복이 되고난 후에는 피부손상에 의한 녹두알 크기의 흉터가 남는다.
⑤ 예방대책: 철저한 예방접종과 검역을 통해 예방한다.

5) 성홍열

성홍열(scarlet fever)은 제2급 감염병으로, 일명 Dick's toxin이라는 발적독을 생성 및 분비하고 피부발진을 일으키는 용혈성 구균질환의 일종이다. 온대지방에 많이 유행하는데 우리나라는 5월 전후에 많이 발생하였다. 성홍열을 진단하기 위해 **딕 반응 검사(Dick test)** 방법을 사용한다. 딕 반응 검사는 성홍열 환자에서 분리한 용혈성 연쇄구균을 1% 포도당, 액상배양액에서 배양한 후, 이를 1,000배로 희석하여 이중 0.1 cc를 피검자의 팔에 피하주사한다. 24시간 후에 주사한 피검자의 팔에 1 cm 이상의 발적이 보이면 양성으로 보고 이 피검자는 성홍열에 대해 감수성이 있다고 판단한다. 독소에 대한 항체가 존재한다면 주사할 독소가 중화되기 때문에 발적하지 않고 성홍열에 대한 면역성이 있는 것으로 판단한다. 성홍열의 특징은 갑자기 시작되는 발열, 두통, 구토, 복통, 오한, 인후염이며 발진은 주 증상이 있은 후 12~48시간 뒤에 선홍색의 작은 구진이 목, 겨드랑이, 사타구니에서 생겨 몸통이나 사지로 퍼져나간다. 보균자나 환자의 비말을 통한 직접 접촉에 의해 전파되며 잠복기는 1~3일이다.

① 병원체: 화농연쇄상구균(*Streptococcus pyogenes*)
② 병원소 및 감염원: 병원소는 환자와 보균자이며 감염원은 환자나 보균자의 상기도나 중이부 등 감염부위에서 나오는 분비물이다.
③ 전파: 환자의 분비물이 호흡기나 외상부위로 침입하며 잠복기는 보통 3일 전후이다.
④ 감수성: 성홍열에 대한 감수성은 보통이다.
⑤ 예방대책: 환경위생의 강화와 환자의 발견 및 격리가 중요하다.

6) 유행성 이하선염(볼거리)

유행성 이하선염(mumps)은 제2급 감염병으로, 이하선(귀밑샘)을 침범하여 종창, 오한, 미열, 두통이 계속되다가 이하선이나 고환, 난소, 젖샘 등에 감염되는 것으로서 특히 생식선의 감염에 주의해야 한다. 이 질병은 주로 어린아이에게서 많이 발생한다. 이하선염의 평균 잠복기간은 18일이며 종대된 침샘은 보통 2주 이하까지 지속된다. 잠복기를 거친 후에는 발열, 두통, 근육통, 식욕

부진, 구토 등의 증상이 1~2일간 나타난다. Mumps 바이러스는 체내 여러 부분까지 침투해 갈 수도 있고 이 질병의 영향은 보통 오래 지속되지는 않지만 몇 가지 합병증이 나타날 수도 있다.

임신 초기(4개월 이내)에 임산부가 감염되면 기형아를 출산할 수도 있으며 어린 시절 청각장애의 주요한 원인이 된다.

① 병원체: mumps 바이러스

② 병원소 및 감염원: 병원소는 환자이며 감염원은 환자의 침에 섞여 나오는 비말이나 비말핵이 된다.

③ 전파: 환자의 비말에 의한 직접전파나 비말핵에 의한 간접전파가 되며 잠복기는 2~4주일간이다.

④ 감수성: 감수성은 보통이며 이환(현성감염) 및 불현성감염 시 영구면역을 획득한다.

⑤ 예방대책: 환자의 격리가 필요하며 환자의 분비물에 오염된 물건의 소독이 요구된다. 예방접종(MMR)을 실시한다. 백신은 생후 12~15개월 경구투여하고, 4~6세 때 추가접종하며, 임산부에게는 투여하지 않는다.

7) 풍진

풍진(german measles, rubella)은 제2급 감염병으로, 3일(three-days) 수두라고 불리며 홍역보다 증상은 가벼우나 감염력이 강하다. 보통은 열이 나고 목 뒤의 림프절이 커지면서 발진이 생긴다. 특히 임신 초기에 이환되면 태아에 영향을 주게 되므로 주의를 요한다. 잠복기는 14~21일이며 보통 약 16일이다. 열과 발진이 있을 때에는 격리가 필요하다.

① 병원체: rubella 바이러스

② 병원소 및 감염원: 감염원은 환자이며 인두에서 배출되는 비말이나 비말핵이 감염원이다.

③ 전파: 유행성 이하선염과 같이 비말이나 비말핵이 공기로 전파되며 잠복기는 2~3주이다.

④ 감수성: 감수성이 높으며 출생후 몇 개월은 면역성이 있고, 이환 후 영구면역을 획득하게 된다.

⑤ 예방대책: 예방접종을 실시하는데 임산부에게는 예방접종을 금한다. 임신초기에 이환되었을 때는 감마글로불린을 주사한다. 환자의 격리가 필요하다.

8) 인플루엔자

인플루엔자(influenza)는 제4급 감염병으로, 급성 호흡기 감염병으로 유행성 감기 또는 독감이라고도 하며 갑작스런 발열(38~40℃), 오한, 두통, 근육통 및 전신쇠약의 증상을 나타낸다. 범세계적으로 유행하며 열대지역에서는 계절에 영향을 받지 않으나 온대지역은 겨울에 유행을 한다. 우리나라도 여러 차례 유행을 하였으며 감염력이 매우 강하다.

발열기간은 약 2주이며 40세 이상 환자는 중증으로 사망하기 쉬우며 전 세계적으로 유행한다. 또한 리켓치아가 혈액을 통하여 전신에 퍼져, 특히 뇌, 심근 및 모세혈관에 혈전과 괴사가 생길 수 있다. 갑작스런 오한, 두통 및 근육통과 발병 후 5~6일에 발진이 배와 목에 나타나 전신에 퍼지나 얼굴에는 생기지 않는다.

① 병원체: 인플루엔자 바이러스(A형, B형, C형)

② 병원소 및 감염원: 병원소는 환자이며 감염원은 환자의 비말이다.

③ 전파: 비말에 의한 직접전파가 주가 되며 오염된 물건에 의한 간접전파도 된다. 잠복기는 짧아서 24~72시간이며 감염기간은 환자가 임상적으로 증상이 나타난 후 3일까지이다.

④ 감수성: 어린 학령기 아동의 감수성이 높고, 이환 후에는 유행하는 바이러스균에 대하여는 면역이 된다.

⑤ 예방대책: 유행 시에는 대중이 많은 밀접한 장소를 피하고 예방접종은 혼합 A와 B형 백신(vaccine)이 있다. 유행 시 같은 형의 균이면 면역효과가 있으나 다른 유형의 균이라면 면역효과를 기대하기 어렵다.

9) 수두

수두(chicken pox)는 제2급 법정감염병으로, 급성 대상포진 바이러스성 질환이며, 주로 4~6월과 11~1월 사이에 다발한다. 이 감염병은 15세(주로 3~7세)이하의 소아에서 95% 발생하며, 감염증세로 급성 미열로 시작되어 가려움증(소양감)을 동반된 피부 발진이 생긴다. 소아기기에 감염되었던 수두바이러스가 신경절에 잠복하고 있다가 면역력이 떨어진 60세 이상 노인의 피부에 수포성 발진이 생겨 마치 피부에 띠모양으로 발진하여 **대상포진**이라한다. 이 대상포진은 극심한 통증이 발생하는 것이 특징이며 미국과 영국 등지에서는 shigles라고도 불린다.

① 병원체: 수두 바이러스(*varicellar zoster virus*)

② 병원소 및 감염원: 병원소는 환자이며, 감염원은 수포익과 타액으로 감염이 된다.

③ 전파: 수두나 대상포진의 수포에서 나오는 수포참출액에 직접 접촉되거나 공기를 통해 전파된다. 감염성은 수포발생 초기가 가장 강하다.

④ 감수성 및 면역성: 잠복기는 보통 2~3주(13~17일)이다.

⑤ 예방대책: 환자와 접촉하지 않도록 하며, 생백신으로 예방접종한다.

10) 중증급성호흡기증후군

사스(severe acute respiratory syndrome; SARS)는 제1급 감염병으로, 2002년 11월부터 중국 광동지역을 중심으로 발생하여 홍콩 · 싱가포르 · 캐나다 등 전 세계적으로 확산되었던 신종 감염병으로 우리나라의 검역 감염병 중 하나이다. 2~7일이 지나면 가래가 없는 마른 기침이 나타나고, 혈중 산소 포화도가 낮아지면서 대부분의 환자는 회복이 되지만, 10~20%의 환자에게서는 호흡부진이 나타나고, 인공호흡이 필요하게 되는 질환이다.

① 병원체: 사스 코로나바이러스(SARS corona virus)

② 병원소 및 감염원: 병원소는 환자이며 매개체는 사향고양이[a musk(civet) cat]이고, 감염원은 비말이다.

③ 전파: 주로 비말을 통해 감염되며, 환자가 기침, 재채기, 말을 할 때 배출되는 호흡기 비말에 의해 전파된다. 평균 잠복기는 5일(2~10일)이며 더 길게 보고된 경우도 있다.

④ 감수성: 감수성은 높으며, 처음에는 인플루엔자 의사 증상이 발생한다. 대부분의 80~90%의 환자에게서는 6~7일째 증상이 호전되나 10~20% 정도의 환자는 중증으로 발전한다. 그리고 사망률은 3~4% 정도이다.

⑤ 예방대책: 아직까지는 백신이나 예방약이 개발되어 있지 않으며, 예방을 위해서는 감염위험 지역으로서의 여행을 자제하고, 손 씻기를 철저히 하여 직접 접촉으로 인한 감염을 예방하는 것이 필요하다.

11) b형 헤모필루스 인플루엔자

b형 헤모필루스 인플루엔자(Hamophilus influenzae type b, Hib)는 제2급 감염병으로, 침범된 장기에 따라 다양한 임상증상이 나타나는 급성호흡기질환이다. 가장 흔한 질환으로는 수막염, 후두개염, 폐렴으로 발열, 의식저하, 경부강직, 호흡곤란 증상 등을 유발한다.

① 병원체: 헤모필루스 인플루엔자 type b(*Hib*)

② 병원소 및 감염원: 병원소는 환자이다.

③ 전파: 비말 등의 공기매개로 전파되거나 병원체를 보유한 환자의 호흡기 분비물에 직접 접촉함으로써 전파된다. B형의 전이는 흔하지 않아서 2~5%의 소아에서만 나타난다. 침습성 감염은 5세이하의 소아, 특히 3개월에서 3세 사이에 많이 발생하며, 위험요인에는 유전적 소인과 생활습관 등이 있다.

④ 예방대책: 가장 좋은 예방방법으로는 예방접종을 하는 것이다. 예방접종은 Hib(뇌수막염, b형 헤모필루스 인플루엔자) 백신을 생후 2, 4, 6개월에 총 3회 기초 접종을 한 후 생후 12~15개월에 1회 추가 접종을 한다. 또한 비말 등의 공기매개로 전파되기 때문에 영유아의 경우 대중이 많이 밀집되어 있는 곳을 피하고, 개인위생을 철저히 하는 것이 좋다.

12) 중동호흡기증후군

메르스(middle east respiratory syndrome; MERS)는 제1급 감염병으로, 메르스 코로나 바이러스에 의한 호흡기감염증이며, 2013년 5월, 국제바이러스 분류 위원회(international committee on taxonomy of viruses; ICTV)에서는 이 신종 코로나 바이러스를 메르스 코로나 바이러스(MERS-CoV)라 명명 하였다.

대부분 환자가 중증급성하기도질환(폐렴)이나 일부는 무증상을 나타내거나 경한 급성 상기도 질환을 나타나는 경우도 있다. 주 증상으로는 발열, 기침, 호흡곤란이 있으며, 그 외에도 두통, 오한, 인후통, 콧물, 근육통 뿐만 아니라 식욕부진, 오심, 구토, 복통, 설사 등이 있다. 합병증으로는 호흡부전, 폐혈성 쇽, 다발성 장기 부전 등이 있으며 신부전을 동반하는 급성신부전 동반 사례가 사스 보다 높다. 기저질환(당뇨, 만성폐질환, 암, 신부전 등)이 있는 경우와 면역기능 저하자는 MERS-CoV 감염이 높고 예후도 불량하다.

2012년 4월 최초 환자가 보고된 이후 2015년 6월 5일까지 25개국에서 발생하였으며, 메르스에 감염된 1,211명 중 492명이 사망한 것으로 보고되고 있다(유럽 질병통제청 2015년 6월 5일 기준). 사우디아라비아 등 중동지역(사우디아라비아, 아랍에미리트, 카타르, 요르단, 오만, 쿠웨이트, 이집트, 예맨, 레바논, 이란 등 10개국에서 풍토병으로 지속 발생 중이고, 중동지역 외 유럽, 아프리카, 아시아, 미국 등 15개국에서도 유입사례가 있다.

① 병원체: 메르스 코로나바이러스(*middle east respiratory syndrome coronavirus*; *MERS-CoV*)

② 병원소 및 감염원: 병원소는 환자이고 단봉낙타에 의해 매개되는 것으로 간주되고 있으며, 감염원은 비말이다.

③ 전파: 명확한 감염경로는 밝혀지지 않고 있으나, 주로 사람간 밀접접촉에 의한 전파로 감염되며, 대부분 병원내 감염과 가족간의 감염된다. 밀접접촉은 적절한 개인보호장비(가운, 장갑, N95 마스크, 고글 또는 안면보호구 등)를 착용하지 않고 환자와 2미터 이내에 머문 경우, 같은 방 또는 진료/처치/병실에 머문 경우(가족, 보건의료인 등), 또는 환자의 호흡기 분비물과 직접 접촉한 경우를 말한다. 평균 잠복기는 5일(2~14일)이다.

④ 감수성: 치사률은 사우디아라비아 경우는 30~40%이고, 우리나라의 경우에는 대략 10% 정도이다.

⑤ 예방대책: 현재까지 DNA를 이용한 백신이 개발중에 있다. 예방을 위해서는 감염위험 지역으로서의 여행을 자제하고, 물과 비누로 손 씻기를 철저히 하며, 씻지 않은 손으로 눈, 코, 입을 만지지 말고, 기침, 재채기 시 휴지로 입과 코를 가리고, 휴지는 반드시 쓰레기통에 버리며, 발열이나 호흡기증상이 있는 사람과 접촉을 피하여 직접 접촉으로 인한 감염을 예방하는 것이 필요하다.

13) 코로나19

코로나19는 제1급 감염병 신종감염병증후군으로, Coronaviridae에 속하는 RNA 바이러스인 SARS-CoV-2에 의한 호흡기감염증으로, 코로나 바이러스의 변이된 바이러스이며 사스, 메르스와 형태가 비슷하지만 확산세가 빨라 치명적이기도 하다. 2019년 12월 31일 세계보건기구(WHO) 중국지부에서 우한시 바이러스성 폐렴사례를 최초 발표하였고, 2020년 2월 11일, 세계보건기구(WHO)는 이 신종 코로나 바이러스 감염증을 코로나바이러스감염증-19(Coronavirus disease-2019, COVID-19)라 최초 명명 하였으며 한달 뒤인 3월 11일에는 팬데믹(범유행)을 선언하였다. 주 증상으로는 발열, 권태감, 기침, 호흡곤란 및 폐렴 등 경증에서 중증까지 다양한 호흡기감염증이 나타나나 일부는 무증상을 나타나는 경우도 있다. 2021년 2월 7일 현재 전 세계적으로 확진자 187,152,653명, 사망자 4,040,512명이라고 보고되고 있다(WHO, 2021년 7월 10일 기준).

① 병원체: ***SARS-CoV-2*** : Coronaviridae에 속하는 RNA 바이러스

② 병원소 및 감염원: 감염원은 비말이다.

③ 전파: 현재까지는 비말(침방울), 접촉을 통한 전파로 알려졌으나, 최근 공기를 통한 전파가능성이 제

기되기도 한다. 기침이나 재채기를 할 때 생긴 비말(침방울)을 통한 전파 등 코로나19 바이러스에 오염된 물건을 만진 뒤 눈, 코, 입을 만졌을 때 전파된다. 잠복기는 세계보건기구는 2~10일로 추정하였고, 미국 질병통제예방센터는 2~14일로 추정하였으며, 최대 잠복기가 45일이라고도 밝혀졌다.

④ 감수성: 전세계 치명률은 약 2.2%이지만, 국가별 · 연령별 치명률 수준은 매우 상이하다. 고령, 면역기능이 저하된 환자, 기저질환을 가진 환자가 주로 중증 또는 사망을 초래한다. 주된 증상으로는 발열, 기침, 호흡곤란 및 설사 등 경증에서 중증까지 다양한 호흡기감염증이 나타난다.

⑤ 예방대책: 현재 몇몇 백신(화이자, 모더나, 아스트라제네카 등)이 개발되어 접종 중에 있으며, 치료제는 개발 중에 있다. 예방을 위해서는 물과 비누로 꼼꼼히 자주 손씻고, 씻지 않은 손으로 눈 · 코 · 입 만지지 않으며, 기침할 때는 옷소매로 입과 코를 가리고, 발열, 기침 등 호흡기 증상이 있는 사람과 접촉 피하며, 사회적 거리두기를 통해 사람 많은 곳 방문 자제하며, 외출 시 마스크 착용(특히, 노인 · 임산부 · 만성질환자 등)을 반드시 착용하여 감염을 예방하는 것이 필요하다.

[3] 절족동물 매개 감염병

절족동물은 무수히 많은 종류가 지구상에 존재하고 있지만 위생해충의 종류는 제한되어 있다. 위생해충 중에서도 사람에게 혐오감을 주는 것을 제외한 인간에게 질병을 전파하는 것으로 알려져 있는 것은 아주 제한적이다. 절족동물 매개 감염병으로는 **페스트**, **발진티푸스**, **말라리아**, **유행성 일본뇌염**, **신증후군출혈열(유행성출혈열)**, **쯔쯔가무시증**, **지카바이러스 감염증** 등이 있다.

1) 페스트

페스트(pest)는 제1급 감염병으로, 흑사병이라고도 하며 중세기에 유럽 인구의 3분의 1을 감소시켰을정도로 고도의 치명률을 보인다. 페스트는 림프선종 또는 폐렴을 일으키는 감염병으로서 패혈증을 일으키는 **선페스트(림프선형)**와 **폐페스트(폐렴형)**로 나누어진다. 북 · 중남미, 중앙 및 남부아프리카, 중앙아시아에 존재한다. 사라져가는 질병으로 인식되었으나 1994년 인도 지역에서 폐(肺)페스트환자가 발생하여 주변 국가로까지 전파되어서 페스트에 관하여 전세계가 긴장하였었다. 증상으로는 고열과 맥박이 약해지며 패혈증을 일으킨다.

① 병원체: 그람음성균(*Pasteurella pestis*)

② 병원소: 야생 설치류, 특히 쥐가 병원소가 된다.

③ 전파: 쥐벼룩에 의해서 쥐에서 쥐로 전파되며 선페스트의 경우는 쥐벼룩에 의해서 감염되고, 폐페스트의 경우는 비말감염으로 사람에게서 사람으로 감염된다. 잠복기는 선페스트는 2~4일이고, 폐페스트는 2~6일이다.

④ 감수성: 감수성은 일반적이며 이환 후에는 일시적 면역이 인정된다.

⑤ 예방대책: 예방접종은 사균백신을 이용하며 전적으로 예방접종에 의존할 정도는 안 된다. 백신은 예방효과가 불충분하여 일반인에게는 사용하지 않고 페스트균에 위험 노출성이 많은 실험실 요원과 페스트

감염위험 직업에 종사하는 자에게 권장된다. 우리나라의 경우 검역을 철저히 하는 것이 중요하며, 이때 쥐 서식의 확인 및 구제가 필요하다. 환자 발생시에는 환자의 격리와 즉각적인 소독이 필요하다.

2) 발진티푸스

발진티푸스(epidemic typhus)는 제3급 감염병으로, 발열, 근육통, 전신 신경증상, 발진(장미진) 등을 나타내며 발진이 출혈성이기도 하다.

① 병원체: *Rickettsia prowazekii*

② 병원소: 병원소는 환자이다.

③ 전파: 환자로부터 이(louse)의 흡혈에 의하여 이의 장관내 증식 배설물로 탈출하여 사람의 피부 찰과상이나 상처를 통하여 전파되거나 먼지를 통하여 호흡기계로 감염되기도 한다. 잠복기는 1~14일이며 보통 12일이다.

④ 감수성: 감수성은 일반적이며 이환 후 영구면역을 형성한다.

⑤ 예방대책: 발생보고의 신속, 환자의 격리, 이의 구제 및 예방접종이 필요하다.

3) 말라리아

말라리아(malaria)는 제3급 감염병으로, Plasmodium속 원충이 적혈구와 간세포 내에 기생함으로써 발병되는 급성 열성 감염증으로 인체의 적혈구 내에 기생하면서 적혈구가 파괴되어 주기적인 열발작, 빈혈, 비종대증의 전형적인 증상을 나타낸다. 임상증상으로 전형적인 오한, 고열 및 체온이 떨어지며 학질 등으로 불리던 질병이다.

세계 인구의 약 40%에 달하는 24억 인구가 말라리아 유행지역에 살고 있으며, 매년 약 3~5억의 말라리아 환자가 발생하며 그중 100만 명 이상이 사망하고 있는 중요한 기생충 감염으로 세계보건기구(WHO)가 선정한 6대 열대병 중에서도 가장 중요한 질환으로 인정되고 있다. 사람의 말라리아는 5종이 있다. 전 세계적으로는 삼일열원충과 열대열원충이 95% 이상을 차지하고 있으며, 우리나라의 말라리아는 **삼일열원충(*Plasmodium vivax*)** 감염에 의한다.

① 병원체: 삼일열 말라리아(*Plasmodium vivax*), 열대성 말라리아(*P. falciparum*)

② 병원소: 병원소는 환자 및 보균자이다.

③ 전파: 모기에 의해서 매개 전파되는데 인체 내에서는 무성생식을, 모기 체내에서는 유성생식을 하기 때문에 모기가 종말숙주이고 사람은 중간숙주가 된다. 잠복기는 삼일열 말라리아가 13~15일이다.

④ 감수성: 감수성은 보통이며 면역은 형성되지 않는 것으로 보여진다.

⑤ 예방대책: 중국얼룩날개모기(*Anopheles sinensis*)의 구제와 환자의 절대안정이 요구된다. 모기유충 및 성충의 박멸과 모기에 물리지 않도록 해야 한다.

4) 유행성 일본뇌염

유행성 일본뇌염(Japanese encephalitis)은 제3급 감염병으로, 우리나라에서 8~10월에 많이 발생하며 뇌에 염증을 일으키며 치명률은 40% 정도이다. 고열과 빠른 맥박이 있고 환자의 90%가 두통을 호소하는데, 이는 3~4일 동안 계속된다. 때로는 오심, 구토의 증상이 있으며 손, 혀, 입술의 신경 증상으로 말을 못하고 목이 뻣뻣해지며 의식이 없어지는 경우도 있다.

① 병원체: 일본뇌염 바이러스(*Japanese Encephalitis Virus*, *Flaviviridae*과의 *arbovirus B*군)

② 병원소: 병원소는 돼지이다.

③ 전파: 바이러스혈증을 일으키고 있는 돼지를 흡혈한 일본뇌염모기(작은빨간집모기, *Culex tritaeniorhynchus*)가 사람을 흡혈할 때 전파되어 감염이 일어나며 감염자 1,000명 중에 1~2명만이 현성감염을 일으키고 대부분은 불현성감염을 보인다. 잠복기간은 5~14일이다.

④ 감수성: 감수성은 보편적이고 3~15세의 어린이가 감수성이 높다. 이환 후 면역이 형성된다. 4세 이하의 어린이에게서 경련증상을 보이며 치명률이 높다.

⑤ 예방대책: 모기의 구제와 모기에 물리지 않도록 하여야 하며 예방접종을 실시한다.

5) 신증후군출혈열(유행성출혈열)

신증후군출혈열(epidemic hemorrhagic fever)은 제3급 감염병으로, 우리나라의 경우 늦봄(5~6월)과 늦가을(10~11월)에 발생이 주로 되며, 특히 주로 가을에 발생하는 급성 감염병이다. 증상은 고열, 결막 충혈, 구토 등이다. 1976년 이호왕 교수에 의해 원인균이 규명된 질환이며 연령, 성별에 관계없이 누구에게나 발생한다. 가을철 열성(발열)질환인 **유행성출혈열**, **쯔쯔가무시병**, **렙토스피라증** 중의 하나이다.

① 병원체: 한탄 바이러스(*Hantann River Virus* 또는 *Hantaan Virus*, *HTNV*)

② 병원소: 병원소는 야생 설치류인 등줄쥐이다.

③ 전파: 등줄쥐의 배설물과 등줄쥐에 기생하는 좀진드기가 전파하며 잠복기는 9~35일 간이다.

④ 감수성: 상습 발생지역에 새로 이주하는 사람은 일정한 감수성이 있다.

⑤ 예방대책: 들쥐를 구제하고 들쥐의 배설물에 접촉하거나 진드기에 접촉되지 않도록 들에서의 피부 노출을 금하여야 한다. 현재 예방접종약이 개발되어 있다.

6) 쯔쯔가무시증(양충병)

쯔쯔가무시증(Tsutsugamushi infextion)은 제3급 감염병으로, 양충병이라고 하였던 것으로 털진드기의 유충이 사람을 물어서 걸리게 되며 급성 발열성 질환으로 주로 가을철 야외활동 시 털진드기에 물려 감염된다. 사람간 감염이 되지 않아 격리 및 소독이 필요 없으며 털진드기 유충이 동물의 체액을 흡입하는 봄과 가을이 감염에 위험한 시기이므로, 야외활동 시 긴 옷을 입고 기피제를 뿌리는 등 개인위생에 철저히 해야 한다.

① 병원체: *Rickettsia tsutsugamushi*
② 병원소: 병원소는 들쥐 및 털진드기(양충)이다.
③ 전파: 감염된 들쥐에서 털진드기가 매개를 하며 털진드기 자체가 병원체를 보유하고 있다가 사람에게 전파한다. 잠복기는 약 10일 정도이다.
④ 예방대책: 산림지역, 목초지 등에서 피부노출을 피한다. 유행 시기에 관목 숲이나 유행 지역에 가는 것을 피한다.

7) 지카바이러스 감염증

지카바이러스 감염증(Zika virus disease)은 제3급 감염병으로, 1947년 우간다 붉은털 원숭이에서 바이러스가 최초로 확인되었고, 인체감염사례는 1952년 우간다와 탄자니아에서 처음 보고되었다. 주로 숲모기에 의한 전파로 감염되며 특징적인 증상은 반점구신성 발진을 동반한 갑작스런 발열(37.5도 이상)이며, 관절통, 결막염, 근육통, 두통이 동반될 수 있다. 증상은 3~7일 정도 경미하게 진행되며 약 80%는 불현성감염으로 나타난다. 합병증으로는 지카바이러스 감염증가로 인해 소두증 신생아 출산 증가와 길랑바레증후군 증가 경향이 보고되고 있으나 원인 여부에 대해서는 조사가 진행중에 있다.

① 병원체: 지카바이러스(*Zika virus*), 뎅기열을 유발하는 바이러스와 동일한 **Flavivirus** 계열
② 병원소: 병원소는 숲모기(이집트 숲모기(**Aedes aegypti**)가 주된 매개체이나 국내 서식하는 흰줄 숲모기(**Aedes albopictus**)도 전파 가능)
③ 전파: (주된 전파) 숲모기*에 의한 전파로 감염되며 감염자와 일상적인 접촉으로 감염되지 않는다.
(수혈 전파) 관련 문헌 보고는 없지만 잠재적으로 수혈에 의한 전파 가능성이 제기되었다.
(성 접촉에 의한 전파) 성 접촉에 의해 감염되었을 가능성 있는 사례 보고 있으며, 감염회복 후 2주까지 정액에서 바이러스 확인되었다.
④ 예방대책 및 치료: 현재로서는 치료약과 예방접종은 없다. 기존의 치료제나 백신이 없는 질병과 마찬가지로, 충분한 휴식 및 수분을 섭취하면 대부분 회복된다. 하지만, 통증 등 증상이 지속될 경우에는 의료기관에 방문하여 해열제, 진통제 등의 처방을 받으면서 치료받아야 한다.

[4] 동물매개 감염병: 인수공통 감염병

인수공통 감염병(zoonosis)은 동물과 사람 사이에 상호 전파되는 병원체에 의하여 발생되는 감염병을 말한다. 특히 동물로부터 사람에게 감염되는 병을 말한다. 동물매개 감염병으로는 **장출혈성대장균 감염증**, **일본뇌염**(절족동물에서 설명), **브루셀라증**, **탄저**, **공수병**, **조류인플루엔자 인체감염증**, **중증급성호흡기증후군**(호흡기계 감염병에서 설명), **변종 크로이츠펠트-야콥병(vCJD)**, **렙토스피라증** 등이 있다.

1) 장 출혈성 대장균 감염증

① 소화기계 감염병: 장 출혈성 대장균 감염증 참조

2) 브루셀라증

부르셀라증(Brucellosis)은 제3급 감염병으로, 브루셀라속 세균에 의해 감염된 동물로부터 사람이 감염되어 발생하는 감염병이다.

① 병원체: 그람음성 간구균으로 *Brucella abortus*(소), *B. melitensis*(염소, 양). *B. suis*(돼지), *B. canis*(개)

② 병원소: 브루셀라균에 의해 감염된 동물이다.

③ 전파: 감염동물과의 접촉이나 감염된 육류 제품의 섭취가 주 전파원이다.

④ 예방대책: 가축에 대한 예방접종을 하고 유제품의 살균 및 육류는 익혀먹는다.

3) 탄저

인수공통 감염병으로 제1급 감염병으로 병원체인 Bacillus anthracis는 포자를 형성하므로 외계에서도 저항력이 강하다. 소, 말, 양, 산양 등의 가축에 급성 패혈증을 일으키며 동물의 치명률은 75~100%에 달하는 가축병이다. 그 중 소의 **탄저(anthrax)**가 가장 많다.

① 병원체: *Bacillus anthracis*

② 병원소: 병원소는 소, 말, 산양, 양 등이다.

③ 전파: 가축은 오염된 사료를 통해 경구 감염되며 사람은 피부감염과 기도로 감염된다.

④ 감수성: 사람은 자연면역이 잘 안되나 개, 고양이, 조류는 면역력이 있다.

⑤ 예방대책: 가축은 약독화된 백신을 접종하고 감염 동물은 도살하며 가축과 접촉이 많은 경우 청결유지와 감염 의심 시 세균학적 진단을 실시하여야 한다.

4) 공수병

공수병(rabis)은 제3급 감염병으로, 광견병이라고도 하며 질병이 진행함에 따라 단지 음식이나 물을 보기만 해도 근육(특히 목의 근육)에 경련이 일어나며 침을 많이 흘리고, 얼굴에 바람이 스치기만 해도 인후 및 경부근육에 경련을 일으키기도 한다. 임상증상은 근육마비, 혼수상태 등으로 거의 100% 사망하는 정확한 치료법이 없는 질병이다.

① 병원체: 광견병 바이러스(*rabis virus*)

② 병원소: 공수병에 감염된 개, 고양이, 늑대 등이며 감염원은 감염동물의 침이다.

③ 전파: 감염된 동물에 의해 물렸을 때 감염된다. 잠복기는 보통 2~8주이지만 더 길어질 때도 있다.

④ 감수성: 온혈동물은 모두 감수성이 있다.

⑤ 예방대책: 개에 대한 예방접종의 실시 및 야생견의 도살 및 동물 수입 시 검역을 철저히 한다. 감염이 의심되는 개에 물린 경우 10일간 관찰하여 백신접종 여부를 결정한다.

5) 동물 인플루엔자 인체 감염증

동물 인플루엔자(AI) 인체 감염증은 제2급 감염병으로, 동물 인플루엔자 바이러스 감염에 의한 급성 호흡기 감염병이다. 발열, 기침, 근육통 등 전형적인 인플루엔자 유사증상(influenza-like illness)부터 안구감염, 폐렴, 급성호흡기 부전 등 중증호흡기 질환까지 다양하다. 잠복기 7일(3~10일)이다.

① 병원체: 동물 인플루엔자(AI) 바이러스

② 병원소: 동물

③ 전파: 동물 인플루엔자 바이러스에 감염된 가금류(닭, 오리, 칠면조 등)와의 접촉 또는 감염된 동물의 배설 분비물에 오염된 사물과의 접촉을 통해 발생하며, 매우 드물게 사람 간의 전파가 발생한다.

④ 예방대책: 예방접종을 실시하며, 손 씻기 등 개인위생 강화, 의료인의 경우 개인 보호구 착용을 한다. 치료로는 항바이러스제를 복용한다.

6) 크로이츠펠트-야콥병 및 변종 크로이츠펠트-야콥병

크로이츠펠트-야콥병(CJD)은 제3급 감염병으로, 소고기의 섭취와 상관이 없으며, 세계적으로 인종, 문화, 경제적 수준 등에 무관하게 일정한 수준으로 발병하고 발생률은 백만 명당 0.5~2명의 수준이다.

변종 크로이츠펠트-야콥병(vCJD)은 우해면양 뇌병증(bovine spongiform encephalopathy; BSE, 광우병)에 걸린 소고기의 특정 위험부위를 먹고 걸리는 병이다.

① 병원체: 우해면양 뇌병증 병원체(*BSE agent*)

② 병원소: BSE 병원체에 감염된 소

③ 전파: 우해면양 뇌병증에 걸린 소고기 특히 변형 프리온 단백질이 많이 들어있는 부위인 특정위험물질(specified risk material; SRM)을 섭취할 때 발생한다.

④ 예방대책: 소고기를 수입할 때 검역을 강화하고, 특히 소의 특정위험물질(SRM)이 수입되지 않도록 하여야 한다.

7) 렙토스피라증

렙토스피라증(leptospirosis)은 제3급 감염병으로, 전 세계적으로 발생하는데 특히 주요 발생 국가는 극동 및 동남아시아 지역으로 벼농사 지역이다. 초기 증상으로는 고열, 오한, 두통, 구토 등이 나타나며 심해지면 보행이 힘들 정도로 다리에 힘이 없고 폐에서 출혈이 있기도 한다. *스피로헤타(Spirocheta)*균에 의해 일어나는 급성전신감염증으로 우리나라의 경우 9~10월에 주로 발생한다. 증상이 심해지게 되면 되면 웨일씨병(Weil's Disease)으로 발전된다.

① 병원체: *Leptosira interohaemorrhagiae*

② 병원소: 병원소는 동물 중 특히 들쥐가 되며 감염원은 감염된 동물의 배설물이 된다.

③ 전파: 전파는 주로 감염된 들쥐의 배설물을 통해 배출된 후 논에 고여 있는 물이나 습기 있는 조건에서 증식한 후 사람의 피부 상처를 통해 감염된다. 잠복기는 10일 전후이다.

④ 감수성: 감수성은 연령적으로 논밭에서 일할 수 있는 20~60세의 연령층에서 많이 발생한다.

⑤ 예방대책: 들쥐의 구제 및 논과 밭 등에서 작업을 할 때는 피부를 보호하고, 작업 후 에는 손발을 깨끗이 씻어야 한다. 농부들, 하수도 종사자들은 흙이나 물과의 직접적인 접촉을 피하기 위하여 장화 등을 사용하면 효과적이다.

02 만성 감염병

세균학의 발달 및 면역학의 발달 등으로 감염병의 관리가 효과적으로 되어 감염병의 급격한 감소를 가져왔다. 감염병 중 급성 감염병은 일부 저개발국가를 제외하고 효과적인 관리단계에 있으나 만성 감염병은 이전보다 감소하기는 하였지만 만족스러운 단계는 아니며 성행위로 인한 감염은 어느 면에서는 증가하는 경향도 있다. 주요 만성 감염병의 실태와 관리방법은 다음과 같다.

[1] 결핵

결핵(tuberculosis)은 제2급 감염병으로, Mycobacterium tuberculosis complex이라는 세균에 의해 발생하는 감염병이다. 결핵은 대부분 폐에서 발생하지만 신장, 신경, 뼈 등 우리 몸 속 대부분의 조직이나 장기에서 병을 일으킬 수 있다. 의사의 지시에 따라 정해진 시간에 처방된 결핵약을 꾸준히 복용하면 결핵은 대부분 완치가 가능하다. 하지만, 결핵약을 중단하거나 불규칙하게 복용할 경우에는 내성결핵으로 발병하여 치료가 어려워질 수 있다. 결핵은 기원 전 4000년경의 이집트 미이라에서 병변이 발견된 질환으로 18세기 후반부터 19세기 전반에 걸쳐 후반 영국의 산업혁명이 일어나면서 인구의 도시화에 따른 밀접 생활, 위생상태의 악화 등이 겹치면서 결핵이 폭발적으로 증가하게 되었다. 이러한 결핵의 대유행은 유럽, 미주 대륙을 거쳐 20세기 초반에는 아시아에 퍼졌다.

코흐에 의해 1882년에는 'Tubercle bacillus'라는 결핵균을 발견하였으며, 1920년대에는 결핵을 예방할 수 있는 백신이 개발되었고 결핵에 효과적인 치료는 1940년대에 스트렙토마이신과 파스, 1950년 이후에 아이나 등의 약제 개발로 치료효율이 향상되었다.

우리나라는 보건의료수준의 향상과 사회경제적 발전으로 인해 결핵환자 수가 많이 줄어들기는 했지만, 여전히 전체 국민의 1/3이 결핵균에 감염되어 있는 것으로 추정된다. 2013년 한 해 동안 새로 발견되어 보고된 결핵환자 수는 45,252명, 2013년 결핵으로 인한 사망자 수는 2,230명이다(표 3-16, 17, 그림 3-12). 또한 우리나라의 결핵 발생률과 사망률은 OECD 가입국 중 가장 높은 수준을 보이고 있다. 우리나라 결핵의 중요한 문제점은 20~30대 젊은 층에 결핵환자가 많다는 것이다. 젊은 층 결핵환자들은 다른 사람과의 접촉이 적은 노인층 결핵환자에 비해 결핵을 감염시킬 가능성이 훨씬 높을 뿐 아니라, 비록 결핵이 완치되었다 하더라도 나이가 들어 면역력이 약해지면 결핵이 다시 재발할 수 있다는 문제점이 있다.

세계의 결핵현황은 세계 보건기구가 2010년을 기준으로 추정한 바에 따르면 매년 약 880만 명의 환자가 새로 발생하고, 연간 약 110만 명이 결핵으로 사망하는 것으로 보고되었다. 그리고 이들 환자 대부분이 사회경제적으로 어려운 환경에 있는 후진국에 몰려 있기 때문에 결핵은 대표적인 후진국 병으로 인식되고 있다.

후진국에 결핵이 많은 이유는 다음과 같다.

첫째, 결핵환자가 제대로 치료받지 못해 계속 병을 가지고 있게 된다.

둘째, 그 결과 주변 사람들에게 오랫동안 계속해서 병을 옮기게 된다.

셋째, 좁은 공간에 많은 사람들이 모여 사는 경우가 많아 한 명의 환자가 많은 사람들에게 병을 옮긴다.

넷째, 사람들의 영양상태가 나쁘고 면역력이 약하여 몸속에 침입한 결핵균이 쉽게 증식하면서 병을 일으킨다.

결핵관리의 어려운 점은 치료기간이 오래 걸리고 치료 도중 치료를 중단하게 되면 균이 내성이 생겨 치료에 어려움이 많은 점이다. 결핵에 감염된 증상은 피로감, 발열, 체중감소 등의 증상이 있으며 심해지면 기침, 흉통, 객혈 등의 증상이 나타난다.

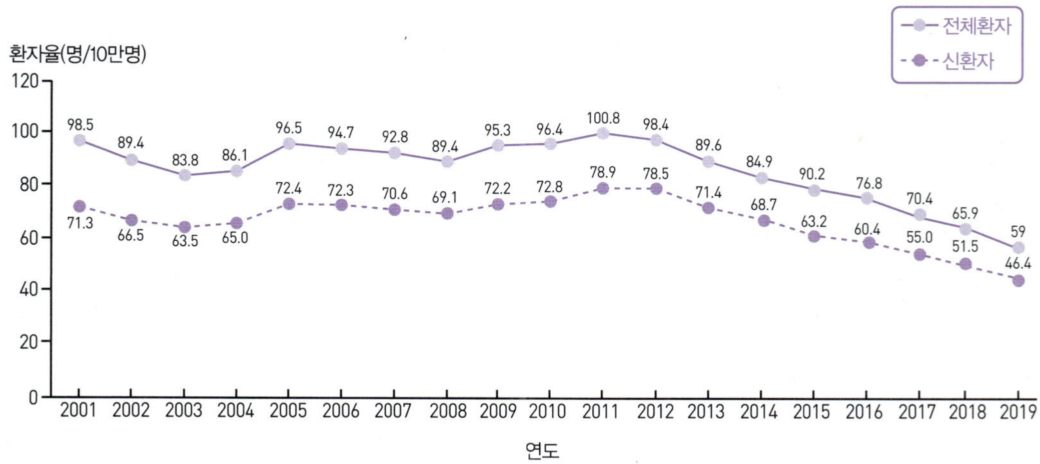

* 연령표준화 신고 결핵(신)환자율: 2005년 전국인구를 표준인구로 사용함(자료원: 2018년사망원인통계연보, 통계청)

그림 3-12 ● 신고기준 결핵환자율 추이

표 3-16 • 연령 및 성별에 따른 결핵환자 현황(2019년)

(단위: 명(명/10만명)

연령(만) / 성별	계	0~4세	5~9세	10~14세	15~19세	20~24세	25~29세	30~34세	35~39세	40~44세	45~49세	50~54세	55~59세	60~64세	65~69세	70~74세	75~79세	80대 이상
계	36,304	18	6	56	361	847	1,225	1,080	1,237	1,368	1,910	2,318	2,871	2,764	2,269	2,431	3,210	6,173
남자	18,470	10	4	28	217	462	685	594	710	871	1,323	1,652	2,148	2,045	1,565	1,563	1,828	2,725
여자	11,834	8	2	28	144	385	540	486	577	497	587	666	723	719	684	848	1,492	3,448

출처: 결핵환자 신고현황 연보(질병관리청, 2019)

표 3-17 • 신고 결핵 (신)환자수 및 환자율

(단위: 명(명/10만명)

연도	전체환자	신환자
2001	46,082(96.3)	34,123(71.3)
2002	43,040(89.4)	32,010(66.5)
2003	40,500(83.8)	30,687(63.5)
2004	41,735(86.1)	31,503(65.0)
2005	46,969(96.5)	35,269(72.4)
2006	46,284(94.7)	35,361(72.3)
2007	45,597(92.8)	34,710(70.6)
2008	44,174(89.4)	34,157(69.1)
2009	47,302(95.3)	35,845(72.2)
2010	48,101(96.4)	36,305(72.8)
2011	50,491(100.8)	39,557(78.9)
2012	49,532(98.4)	39,545(78.5)
2013	45,292(89.6)	36,089(71.4)
2014	43,088(84.9)	34,869(68.7)
2015	40,847(80.2)	32,181(63.2)
2016	39,245(76.8)	30,892(60.4)
2017	36,044(70.4)	28,161(55.0)
2018	33,796(65.9)	26,433(51.5)
2019	30,304(59.0)	23,821(46.4)

출처: 결핵환자 신고현황 연보(질병관리청, 2019)

① 병원체: *Mycobacterium tuberculosis*

② 병원소: 병원소는 사람이며 드물게 소도 병원소가 된다.

③ 전파: 인체에 결핵균(균양성)을 가지고 있는 부위에 따라 탈출방법이 다르다. 폐결핵은 객담이나 비말로 감염되는데 감염이 문제가 되는 것은 대부분이 이 경우에 해당된다. 신장결핵은 소변으로, 장결핵은 분변으로 탈출하며 소의 경우는 우유, 담, 분변으로 탈출한다. 인체 감염은 비말감염, 우유로 인한 감염, 균에 의해 오염된 식기나 식품으로 되어진다.

④ 감수성: 감수성은 전반적으로 도시가 농촌보다 유병률이 높고 남자가 여자보다 2배 정도 높다.

⑤ 예방대책 및 결핵관리사업: 예방대책은 인공능동면역 방법에 의한 것과 평상시 건강을 관리하여 숙주의 저항력을 키우고 조기진단 및 조기치료로 중증화를 예방하고 감염성환자는 개인위생 및 가족의 검진을 필수적으로 하고 환자의 추구관리를 하여 전파를 최소화한다.

결핵관리사업은 시 · 군 · 구 보건소를 통하여 국가에서 가장 체계적으로 실시하고 있는 사업 중의 하나로 다음과 같다.

첫째, 환자 발견은 성인의 경우 X선 간찰 후 의심되는 경우 X선 직찰로 환자를 확정하며 객담검사로 균양성 여부를 판단한 후 등록 관리하고 있다.

둘째, 예방접종사업을 생후 4주의 영아에게 **BCG(bacille de calmette et guerin)** 접종을 실시한다.

셋째, 학령기 아동인 초등학교 1학년과 6학년 학생에게는 **투베르쿨린 검사(tuberculin test)**를 실시하는데, 투베르쿨린은 **PPD(purified protein derivates; 순화단백제)**를 사용한다. 이때 PPD 0.1%를 피내에 접종하여 48시간 후 관찰하여 발적부위에 따라 다음과 같은 판단과 조치를 한다. PPD 반응검사 결과 음성인 경우는 BCG 접종을 한다. PPD 반응검사 결과 양성인 경우는 X선 간찰, X선 직찰, 객담검사를 실시한 후 등록 관리한다.

PPD 접종결과의 판정

- 4mm 이내: 음성(−): 결핵균에 접촉에 없었음: BCG 접종
- 5~9mm: 의양성(±): 결핵균에 접촉 의심: X선 간찰
- 10mm 이상: 양성(+): 결핵균에 접촉: X선 간찰
- 2중발적 · 경결: 강양성(++): 결핵균에 강한 접촉: X선 간찰

[2] 한센병(나병)

한센병(leprosy)은 제2급 감염병으로, 인류 역사상 가장 오래된 질병 중에 하나이다. 한센병에 대한 최초의 기록은 기원전 600년경에 인도에서 발견이 되었다. 대한민국의 경우 서기 1451년 조선시대에 100명정도 수용진료를 실시한 기록이 전해지고 있다. 한센병을 일으키는 나균(Mycobacterium leprae)은 1873년 노르웨이의 한센(Hansen, 1841~1912)에 의해 최초로 발견이

표 3-18 · 과거 치료력에 따른 결핵 환자수 (단위: 명)

연도	전체환자	신환자	재치료자[1)2)]					과거치료 여부 불명확	기타환자[3)]
			소계	재발자	실패 후 재치료자	중단 후 재치료자	이전치료 결과 불명확		
2001	46,082	34,123	11,679	6,742	500	914	–	–	280
2002	43,040	32,010	10,797	6,270	429	772	–	–	233
2003	40,500	30,687	9,647	5,693	359	713	–	–	166
2004	41,735	31,503	9,914	5,691	405	803	–	–	318
2005	46,969	35,269	9,012	5,891	363	711	–	–	2,688
2006	46,284	35,361	8,535	5,558	281	773	–	–	2,388
2007	45,597	34,710	8,299	5,403	314	784	–	–	2,588
2008	44,174	34,157	7,917	5,227	289	734	–	–	2,100
2009	47,302	35,845	8,655	5,624	309	896	–	–	2,802
2010	48,101	36,305	8,794	5,637	267	949	–	–	3,002
2011	50,491	39,557	9,419	5,844	206	1,165	–	–	1,515
2012	49,532	39,545	7,750	5,215	121	836	–	–	2,237
2013	45,292	36,089	8,128	5,490	81	822	–	–	1,075
2014	43,088	34,869	6,254	5,069	98	909	178	252	1,713
2015	40,847	32,181	6,211	4,934	101	829	347	426	2,029
2016	39,245	30,892	6,087	4,981	71	707	328	562	1,704
2017	36,044	28,161	5,637	4,696	49	623	269	610	1,636
2018	33,796	26,433	5,243	4,446	52	517	228	655	1,465
2019	30,304	23,821	4,679	3,999	34	466	180	452	1,35

주: 1) 결핵예방법 시행규칙 개정(2014.7.29)에 따라 기존 '신환자', '과거치료자(재발자, 초치료실패자, 중단후재등록자, 전입자, 만성배균자, 기타환자)'에서 신환자(초치료자), '재치료자(재발자, 실패 후 재치료자, 중단 후 재치료자, 이전 치료결과 불명확)', '과거 치료여부 불명확' 으로 변경 되었음

2) 기존 '전입자' 및 '만성배균자'의 환자구분은 삭제되었으며, 2001~2013년 분류된 '전입자' 및 '만성배균자'는 '재치료자' 소계에 포함됨(2001~2013년 '전입자' 및 '만성배균자'의 상세 환자수는 「2013년 결핵환자 신고현황 연보」를 참고)

3) 당해 연도 신환자로 신고한 환자 중 이전 신고 이력이 있거나 1년 이상 지연 신고 된 환자는 '기타환자'로 분류

출처: 결핵환자 신고현황 연보(질병관리청, 2019)

되었다. 하지만 발견 당시에는 학계에서 한센병의 원인으로 받아들이지 않았으나, 1879년 독일의 나이셀(Neisser)에 의하여 한센의 발견이 공식화 되었다. 이 원인균의 잠복기는 불과 몇 개월로부터 길게는 40년까지 일정치 않게 발병되지만 주로 10~20대에서 발생률이 높은 것으로 알려져 있다. 일반적으로 여성에 비해 남성이 2배 정도 발병률이 높은 것으로 보고되어 있다.

환자는 철저히 사회에서 격리되어 급격한 감소를 하였으며 전파경로는 1940년대 효과적인

치료약제의 개발로 현재에는 발생이 드문 질병이다. 증상은 피부 말초신경의 손상을 일으킨다. 진단방법은 Bargher에 의하여 고안된 **레프로민(lepromin) 반응 검사**로 감염여부를 판정한다.

한센병의 유형은 나종형, 유결핵형 및 중간형이 있는데 나종형은 점차 중증으로 되어 결절이 생기고 곧 결절부분이 파괴된다.

① 병원체: 항산성 간균(*Mycobacterium leprae*)

② 병원소: 병원소는 환자이다.

③ 전파: 감염환자의 배설물, 분비물 등에 오염된 물건에 통한 간접전파와 사람과 사람의 접촉에 의한 직접접촉이 있다.

④ 감수성: 감수성은 약한 편이다. 균의 전파력이 약한 편으로 사람에게 접촉은 긴 기간의 접촉으로 감염되는 것으로 알려져 있다. 잠복기는 보통 2~10년으로 보이며 장기간이다. 부모가 환자이면서 증상이 없는 어린이를 미감아(未感兒)라 하는데 이들은 완전 정상적인 상태로 사회활동에 제약이 없으며 5년을 주기로 정기검진을 실시한다.

⑤ 예방대책: 환자 발견, 감염성 환자의 격리 및 환자와의 접촉자에 대한 검진이 필요하며, 우리나라는 한국한센복지협회(1949년 9월 3일 창립)가 1975년 정부로부터 국가한센사업 전반에 대하여 수임받아 본부연구원과 전국 11개 시, 지부 12개 부설의원에서 한센사업대상자에 대한 입원진료, 이동진료, 외래진료, 재활사업 등 의료복지서비스를 제공하고 있으며, 한센병에 대한 연구 및 국제학술교류, 전국 한센 사업관계자와 의대 전공의 등에 대한 전문교육훈련, 일반인의 한센병 편견해소를 위한 대중 홍보사업 등을 추진하고 있다.

[3] 성병

성병(venereal disease, sexually transmitted disease; STD)은 제4급 감염병으로, 주로 사람과 사람사이에 성 접촉으로 전파되는 질환이다. 병원체로는 30개 이상의 세균, 바이러스, 원충이 있다. 최근에 성병(VD)이란 용어 대신에 세계보건기구에서는 Sexually Transmitted Disease(STD), 즉 성행위 전파질병으로 부르고 있다. 감염병예방법상의 성병이란 매독, 임질, 연성하감, 클라미디아 감염증, 성기 단순포진, 첨규콘딜롬 및 사람유두종 바이러스 감염증을 말한다. 이 구분에 의하면 그 전의 매독, 임질, 연성하감 등의 전형적인 분류에다 광의로는 AIDS도 포함할 수 있으나 여기서는 성기에 병변을 일으키는 것을 살펴보고 AIDS는 면역기능의 이상을 초래하는 것으로 별도로 살펴본다.

성병(VD)은 의학적으로는 진단, 치료 및 예방법이 확실히 규명되어 있어 예방 및 관리가 간단하나 문화적인 요소, 국민성, 가치관의 문제 등의 사회적인 요소들이 복합적으로 작용되어 현 상태의 유지 및 증가현상이 있는 것으로 보인다. 특히 균의 내성이 생기는 경우가 발생하여 치료학적으로 문제가 되고 있다.

예방대책은 보건학적인 면에서는 가장 중요한 것은 분별력 있는 성행위이고 보건교육의 강화, 환자의 진단 및 치료, 전파의 위험이 높은 집단의 관리가 요구되며 가치관, 향락산업 등 사회적인 요소들이 중요한 영향을 미친다.

국외 현황 전 세계적으로 세균과 원충으로 인한 성매개감염병은 매년 340백만 명 이상의 새로운 환자가 발생하고 있다. 임산부가 매독 치료를 하지 않을 경우 사산율이 25%이고, 신생아 사망의 14%(전체 주산기 사망률 40%)를 차지한다. 아프리카 여성의 매독 유병률은 4~15%이다. 여성에서 치료하지 않은 임질과 클라미디아 감염증의 40%는 골반 염증성 질환(PID)을 초래할 수 있고, 이들의 1/4에서 불임을 초래할 수 있다. 전 세계적으로 4,000명의 신생아들이 산모의 치료하지 않은 임질과 클라미디아 감염증으로 인해 실명이 된다.

국내현황 성병은 감염병예방법 4급에 속하며 표본감시대상 감염병으로 전국 보건소 및 300여개 표본의료기관을 중심으로 발생현황을 파악하고 있다.

1) 매독

매독(syphilis)은 제4급 감염병으로, 성기의 구진, 무통성 하감 등의 1차적 병변을 일으키고, 피부발진 등의 2차적 증상과 장기간의 잠재기를 지나서 심맥관계와 중추신경계에 병변을 보이는 3차적 증상을 나타낸다. 또한 모태를 통하여 감염된 태아는 유산이나 사산되는 경우가 있으며 출생한 경우에는 선천성 매독에 걸리게 된다. 태아의 감염은 임신 16주 이전에는 일어나지 않으므로 임신과 동시에 매독검사를 받고 감염 시는 태반이 형성되기 전에 치료를 하여야 한다. 매독 감염여부를 확일할 수 있는 검사방법은 PCR 검사와 VDRL 검사가 대표적이다. PCR 검사는 분비물이나 소변을 통해 DNA를 추출하여 성병감염 여부를 확인하는 방법으로 정확도가 매우 높다. 또한 VDRL 검사는 혈액을 채취하여 성병감염 여부를 확인하는 방법으로 매독뿐만 아니라 AIDS와 같은 바이러스성 성병 확인에 효과적인 검사법이다. 이외에도 매독혈청반응(STS)과 왓셀만 검사도 있다.

① 병원체: 혐기성 세균(*Treponema pallidum*)
② 병원소: 병원소는 환자이다.
③ 전파: 전파는 성적 접촉으로 인하여 발생하며, 초기 매독환자의 혈액은 감염력이 있으므로 수혈이나 환자의 혈액에 직접 감염도 생길 수 있다.
④ 감수성: 감수성은 전반적으로 높으며 면역의 형성은 없다.
⑤ 예방대책: 성병관리는 환자의 색출, 환자의 진단, 환자의 관리 및 보건교육 등이 필요하다.

2) 임질

임질(gonorrhea)은 제4급 감염병으로, 성행위 전파질병 중 비임균성요도염과 함께 가장 많이 발생하는 질병이다. 남성에게는 소변 시 통증을 동반하며 요도에서 고름이 나오고, 여성은 요도염과 자궁경관염의 증상이 약하게 나타난다. 증상이 심해지면 남성은 부고환염 등이 나타날 수 있고, 여성은 자궁내막염, 난관염 등이 나타나 불임의 원인이 될 수도 있다.

초기에는 성인의 비뇨생식기에 감염을 일으키지만 계속 진행되어 전신감염을 나타내기도 한다. 어린 소녀의 경우 외음부 질염으로 나타나기도 하고 출생 시 눈에 감염된 신생아는 심각한 안질환이 확실시되므로 예방을 위해서 출생 시에 1% 질산은($AgNO_2$) 용액으로 눈을 씻어 준다.

① 병원체: 그람음성 쌍구균(*Neisseria gonorrhea*)
② 병원소: 병원소는 환자이다.
③ 전파: 성행위 시 성기의 접촉으로 전파되며 모성이 환자일 때 출산 시 신생아 결막염이 일어날 수 있다.
④ 감수성: 전반적으로 감수성이 높고 면역이 되지 않으므로 반복감염이 된다.

3) 클라미디아감염증

클라미디아 트로코마티스균 감염에 의한 성매개감염병이다.

① 병원체: 클라미디아 트로코마티스균(*Chlamydia trachomatis*)
② 전파: 성접촉, 분만 중 산도를 통한 신생아 감염으로 전파된다.
③ 증상: 임균 감염증과 유사하나 증상과 징후가 경미하거나 무증상 감염을 보이며, 남녀 모두 요도염, 직장염, 결막염 등이 나타난다.

4) 사람유두종바이러스감염증

사람유두종바이러스 감염에 의한 자궁경부암, 외음부암, 항문암, 두경부암 등의 생식기암을 유발하는 질환이다.

① 병원체: 사람유두종바이러스(*Human papillomavirus*)
② 전파: 성접촉으로 전파된다.
③ 증상: 특정한 임상증상이 없어 자궁경부 세포 또는 성기 부위의 병변조직이나 도말물과 같은 검체검출검사를 통해 진단한다.

[4] B형간염

B형간염 바이러스(Hepatitis B Virus, HBV) 감염은 제3급 감염병으로, 전세계적으로 발생 빈도가 높을 뿐만 아니라 간경변이나 간세포암과 같은 만성 간질환으로 진행될 가능성이 높기 때문에 매우 중요한 보건문제이다. 우리나라는 간세포암의 약 70%가 B형간염과 연관이 있으며, B형간염으로 인한 간세포암 발생률이 매우 높은 국가다. 간염에는 A형, B형, C형 및 delta형이 있다. A형은 급성 감염병인 유행성 간염을 일으키며 B형간염에 감염된 사람은 치료가 잘 안되고 만성으로 이환되며 치사율이 높은 특성이 있다. B형간염 바이러스의 주요 감염 경로는 주산

기 감염, 오염된 혈액이나 체액에 의한 피부 및 점막을 통한 감염(수혈, 오염된 주사기에 찔리는 것, 혈액 투석, 침습적 검사나 시술 등), 성 접촉 등이며, 유치원, 학교, 기숙사 등에서의 일상생활로 감염되는 경우는 극히 드물다. 이러한 모든 형태의 감염은 B형간염 백신 접종을 통해 이미 면역을 획득한 상태이면 문제가 되지 않다. 현재 국내 영유아의 B형간염 백신 접종률은 95% 이상이므로 우리나라에서 가장 중요한 경로는 주산기 감염이며, 만성 감염이 되는 경우의 대부분을 차지한다. 우리나라의 B형간염의 감염률이 선진국에 비하여 월등히 높으며 간암 등의 발생도 높고 제3급 감염병으로 관리하고 있다.

최근에는 A형간염은 제2급 감염병으로 되었고, C형간염이 새로이 문제가 되고 있다. 이들 간염은 모두 불결한 위생환경이나 과로, 음주 등 무절제한 생활습관으로 인해서 발생한다. 증상은 피로감, 식욕감퇴, 발열, 오한 등이 있으며 심한 경우 황달 등이 나타난다.

① 병원체: B형간염 virus(*DNA virus*)

② 병원소: 환자 및 보균자

③ 전파: 주로 환자의 혈액 · 침 · 정액 · 질 분비물 등에 오염된 주사기나 면도날 등에 의해 전파되거나 성 접촉 등을 통해 전파되며, 모체로부터 수직감염이 잘 되기도 한다. 잠복기는 평균 2~3개월이며 급성증상을 보일 때는 물론이고 만성간염 상태나 건강 보균자도 감염력이 있다.

④ 감수성: 감수성은 전반적이며 혈액취급 의료종사자, 혈액제제 수혈자, 남성 동성애자, 약물중독자 및 수용소나 집단생활자 등은 특히 감염의 기회가 많고 자연감염후 면역력을 획득한다.

⑤ 예방대책: B형간염은 특별한 치료제가 아직 개발되어 있지 않으므로 특히 예방이 중요한데 예방접종으로 만역성을 획득하는 것이 중요하고, 항원 · 항체검사를 실시하여 예방접종 조치나 조기치료를 실시한다. 산모는 반드시 출산 전에 항원(HBsAg) 양성인지를 확인하여야 한다. 그리고 개인위생관리가 필요하다.

[5] 후천성면역결핍증

AIDS[Acquired(후천성) Immune(면역) Deficiency(결핍) Syndrome(증후군)]는 제3급 감염병으로, 인간면역결핍바이러스[Human(인체) Immunodeficiency(면역결핍) Virus(바이러스), HIV]에 사람이 감염되어 체내 면역체계가 파괴되는 것을 말한다. 미국 캘리포니아에서 1981년 6월 처음 환자 발생이 보고된 후 전 세계적으로 환자의 발생이 급격히 늘고 있는 질병으로 이환된 후 치료의 방법이 아직까지 개발되지 않았다. 이 병원체에 감염된 환자는 면역체계의 일시적 또는 영구적으로 이상이 생김으로써 후천적으로 항체를 생산하지 못하게 된다. 임상증상으로는 미열, 피로감, 체중감소가 있고 부스 럼, 림프절비대와 함께 폐렴과 카포시육종이 합병된다.

우리나라의 경우 외항선원이나 해외거주 후 입국하는 사람 및 수혈받은 사람에게서 감염자가 있었으나 현재는 국내 상주자 간에 감염되는 사례가 늘고 있으며 발견된 경우보다 실제 감염자수는 훨씬 많으리라 추정되므로 이제는 우리나라도 후천성면역결핍증에 있어서 안전지대가 아니다.

우리나라의 경우 후천성면역결핍증 예방법은 1987년 제정하였으며 제3급 감염병으로 관리하고 있다. 우리나라의 경우 2019년 한해동안 발견된 내국인 신규 감염인은 1005명이며(그림 3-12), 2019년도에 신고된 HIV/AIDS는 1,222명으로 전년 대비 16명(1.3%) 증가하였으며, 이 중 남자 1,111명(90.9%), 여자 111명(8.9%)이었다. 연령별로는 20대 438명(35.8%), 30대 341명(27.9%), 40대 202명(16.5%), 50대 129명(10.6%) 순으로, 20 · 30대가 전 연령대의 63.7%를 차지하였다.

내 · 외국인별로는 내국인이 1,005명(82.2%)으로 전년 대비 16명(1.6%) 증가하였고 외국인은 217명(17.8%)으로 전년과 동일하였으며, 신고기관은 병 · 의원이 전체의 61.6%를 차지하였고, 그 밖에 보건소(30.0%)와 기타 기관(8.3%)으로 나타났다. 신규 HIV 감염인(내국인 1,005명)에 대한 감염경로 조사에서 821명(81.7%)은 성 접촉으로 인한 감염이라고 응답했으며, 이 중 동성간 성 접촉은 442명(53.8%), 이성 간 성 접촉은 379명(46.2%)으로 조사되었다.

2019년 외국인 신규감염인수는 217명으로, 남성이 159명(73.3%), 여성이 58명(26.7%)으로 성비는 2.7:1이다.

우리나라의 연도별 신규 내국인 AIDS 감염자 현황은 그림 3-13과 같다.

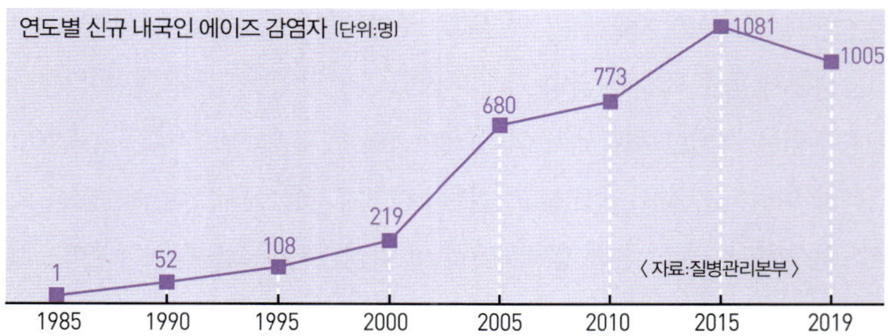

그림 3-13 • **연도별 신규 내국인 AIDS 감염자 현황(단위: 명)**

한국에이즈퇴치연맹에 따르면 HIV(인간면역결핍바이러스 · AIDS 원인 바이러스)/AIDS(에이즈 · 후천성면역결핍증) 국내 감염인 수는 2019년 기준 1만3857명(누적 보고 된 자 중 사망 보고 된 자를 제외함)으로, 성별로는 남자 93.3%(1만2926명), 여자 6.7%(931명)로 집계됐다. 이 중 10~20대 청소년들 가운데 인체면역결핍바이러스(HIV) 감염인과 후천성면역결핍증(AIDS · 에이즈) 환자가 매년 증가하는 것으로 나타났다. 질병관리청 'HIV/AIDS 신고현황' 자료에 따르면, 신규 신고 10~20대 청소년 HIV/AIDS 감염인수는 매년 늘었다. 10~20대 청소년 HIV/AIDS 감염인수는 2011년 248명에서 2012년 296명, 2013년 342명, 2014년 384명, 2015년 425명, 2016년 440명 등으로 늘었다. 그러다가 2017년 430명, 2018년 415명 등으로 잠시 주춤했으나 2019년 469명으로 급증했다. 8년 만에 90% 가까이 급증한 것이다.

① 병원체: 인간면역결핍바이러스(*human immunodeficiency virus; HIV*)

② 병원소: 환자 및 감염자(보균자; HIV 양성자)로 환자는 감염된 상태에서 면역결핍증상인 주폐포자충 폐렴, 카포시육종 등의 증상을 보이는 자를 말한다.

③ 전파: 환자 및 감염자와의 성적 접촉, 수혈, 주사기 등을 통하여 전파된다. 초기에는 남자 동성애자들에서 걸리는 질병으로 인식되었으나 이성(異性) 간의 성행위는 물론 수혈이나 주사기 등을 통해서도 감염되는 것으로 확인되었으며, 감염원은 환자나 감염자의 혈액, 타액, 정액, 눈물, 모유, 소변 등이다.

④ 감수성: 감수성은 정확하게 밝혀져 있지 않았으나, 성별로는 남자에게 많고 연령별로는 20~49세의 중년층에 많고 인종별로는 백인종에 많다. 수혈 등으로 어린이에게도 감염되는 경우가 있다. 잠복기는 6개월에서 7년 정도로 추산하고 있다. HIV가 백혈구에 침입하여 면역기능을 일시적 또는 영구적으로 없게 만들어 면역결핍증을 유발시킨다.

⑤ 예방대책: 예방대책으로는 건전한 성생활을 지키는 것이 가장 중요하다. 보건교육의 강화, 특히 우리나라의 경우 수혈에 사용되는 혈액에 관한 철저한 검사로 감염 혈액을 수혈 시 차단하는 문제와 환자와 감염자의 관리와 추구관리가 필요하며 환자의 혈액 및 분비물에 대한 소독이 요구된다.

[6] 트라코마

트라코마(trachoma)는 각막과 결막의 급만성 감염병이다. 이에 시력장애, 안검 손상이 생길 수 있으며 심한 경우에는 실명하기도 한다. 초기 증세로는 결막충혈, 모낭비대, 각막주변 염증이 나타난다. 질병히 심해지면서 모낭도 커지고 쉽게 터지기도 한다. 또한 새로운 혈관이 형성되어 각막을 침범하면 pannus라는 트리코마의 특징적 증상이 나타난다. 이후 반흔이 생겨 안검변형을 초래하며, 각막 자극 등의 증상이 나타난다.

① 병원체: *Chlamydia trachomatis*

② 병원소: 병원소는 환자다.

③ 전파: 감염자로부터 직접적이거나 간접적(수건, 오염기물 등)으로 개달물을 통해서 전파되는 경우가 많다.

④ 감수성 및 면역성: 잠복기는 5~12일인데, 획득면역은 단기간이며, 감수성은 전반적으로 높다.

⑤ 예방대책: 면역방법은 없으며, 환자가 사용한 수건 또는 세면기 등 생활용품을 공동으로 사용하는 것을 금하여야 한다.

WHO "코로나19 팬데믹" 선언…"각국 공격적 대응" 촉구

– 연합뉴스, 2020.03.12

(제네바=연합뉴스) 임은진 특파원 = 세계보건기구(WHO)는 11일(현지시간) 신종 코로나바이러스 감염증(코로나19)에 대해 세계적 대유행, 즉 팬데믹을 선언했다.

테워드로스 아드하놈 거브러여수스 WHO 사무총장은 이날 스위스 제네바 WHO 본부에서 열린 언론 브리핑에서 "코로나19가 팬데믹으로 특징지어질 수 있다는 평가를 내렸다"면서 이같이 말했다.

그는 "팬데믹은 가볍게 혹은 무심코 쓰는 단어가 아니다"라며 "그것은 잘못 사용하면 비이성적인 공포를 불러일으키거나 (질병과의) 싸움이 끝났다는 정당하지 못한 인정을 통해 불필요한 고통과 죽음을 초래할 수 있다"고 지적했다.

이어 "우리는 이전에 코로나19가 촉발한 팬데믹을 본 적 없고, 동시에 통제될 수 있는 팬데믹을 본 적이 없다"며 "WHO는 첫 사례 보고 이후 전면 대응 태세에 있었다"고 말했다.

테워드로스 사무총장은 공격적인 조처가 코로나19의 확산을 막는 데 여전히 큰 역할을 할 수 있다며 각국에 더 많은 노력을 쏟을 것을 주문했다.

그는 "확산과 심각성의 경보 수준과 아무런 조처를 하지 않는 데 대한 경보 수준 모두에 대해 깊이 우려하고 있다"면서 "우리는 경보를 크고 명확하게 울려왔다"고 말했다.

그는 "만일 국가가 탐지, 진단, 치료, 격리, 추적 등을 한다면 소수의 코로나19 확진 사례가 집단 감염과 지역 감염으로 번지는 것을 막을 수 있다"면서 "지역 감염이 벌어지는 나라에서조차 코로나19의 흐름을 바꿀 수 있다"고 역설했다.

더불어 "여러 나라가 이 바이러스가 통제될 수 있음을 보여줬다"면서 "집단 감염이나 지역 감염이 벌어진 많은 국가들 앞에 놓인 도전은 그들이 (이런 나라들이 한 대처와) 같은 것을 할 수 있느냐가 아니라 그들이 할 의지가 있느냐다"라고 지적했다.

그러면서 한국 등이 취한 적극적인 조처를 모범 사례로 꼽았다.

그는 "코로나19에 대해 이란과 이탈리아, 한국이 취한 조처에 감사한다"며 "그들의 조처는 중국에서 그랬던 것처럼 사회와 경제적으로 큰 타격을 주고 있다는 점을 안다"고 말했다.

이어 그는 "현 상황을 팬데믹이라고 묘사한 것은 코로나19가 제기한 위협에 대한 WHO의 평가를 바꾸지 않는다"며 "WHO가 하는 일과 각국이 해야 하는 일을 바꾸지 않는다"고 강조했다.

아울러 테워드로스 사무총장은 "모든 국가는 보건, 경제 · 사회 혼란 최소화, 인권 존중 가운데서 균형을 잡아야 한다"고 강조했다.

그는 "WHO의 임무는 공중보건"이라며 "우리는 코로나19 팬데믹의 사회적 · 경제적 결과를 완화하기 위해 모든 분야의 많은 파트너와 협력하고 있다"고 설명했다.

그러면서 "이는 단순히 공중보건의 위기가 아니라 모든 분야에 영향을 미치는 위기로, 모든 부문과 개인이 싸움에 참여해야 한다"면서 코로나19에 대한 대비, 진단 · 방역 · 치료, 감염 차단, 바이러스에 대한 정보 취득 등을 강조했다.

다만 WHO는 이번에도 늑장 대응했다는 비난을 피하기는 어려워 보인다.

WHO가 주저하는 사이 12만 명에 달하는 사람이 감염됐고 110여개국이 피해를 봤기 때문이다.

이는 WHO가 지난 2009년 신종 인플루엔자로 74개국에서 3만 명의 확진자가 발생했을 때 팬데믹을 선포한 것과 비교하면 매우 늦은 것이다.

제4절 기생충 질환 관리

01 정의

기생생활(parasitism)이란 다른 생물의 체표 또는 체내에 일시적 또는 장기적으로 기생하면서 영양물을 탈취하는 생활양식을 말하며 서식처 및 영양물을 탈취해가는 생물을 기생체(parasite), 이를 제공하는 생물을 숙주(host)라 한다.

02 숙주

대부분의 기생충은 특정한 숙주에 들어가야만 생활사(life cycle)를 영위해갈 수 있다. 기생충이 감염되고 발육, 성장하여 생식하는 데 필요한 모든 조건을 갖춘 숙주를 감수성 숙주(susceptible host) 또는 호적 숙주(natural host)라 하며, 그렇지 못한 경우를 비감수성 숙주(unsusceptible host) 또는 비호적 숙주(unnatural host)라 한다.

기생충이 성적(性的)으로 성숙해서 생활사를 완수할 수 있는 숙주를 고유숙주(definite host)라 하고, 이러한 숙주에 들어가기 전에 기생충의 특정 단계 발육을 위해 다른 생물을 반드시 거쳐야 하는 경우 이러한 생물을 중간숙주(intermediate host)라 하며, 중간숙주를 거친 후 성숙에 이를 수 있는 숙주를 종숙주(final host)라 한다.

03 기생충

숙주의 다과에 따라 한 종류의 숙주에서만 발육 성장이 가능한 경우는 단일숙주성 기생충(monoxenous parasite)이라 하며, 성충이 되기까지 특정 단계의 발육을 위해 여러종의 숙주를 필요로 하는 경우는 복숙주성 기생충(heteroxenous parasite)이라 한다.

기생부위에 따라 숙주의 체내에 기생하는 것을 내부기생충(endoparasite), 숙주의 체표면에 기생하는 것을 외부기생충(ectoparasite)이라 하며, 숙주에의 적응 정도에 따라 전적으로 숙주에 의존하면 편성기생충(obligatory parasite), 부분적으로 자유생활을 하기도 하는 것을 통성기생충

(facultative parasite)이라 한다. 숙주에 대한 병원성에 따라 병원성 기생충(pathogenic parasite)과 비병원성 기생충(non-pathogenic parasite)으로 구별하기도 한다. 그 중 병원성이 있는 내부기생충을 생물형태와 전파방식에 따라 분류하면 다음과 같다.

[1] 생물형태에 따른 분류

1) 원충류(protozoa)

① 근족충류(rhizopod): 이질아메바, 대장아메바 등

② 편모충류(flagellate): 질트리코모나스, 리슈마니아, 람블편모충 등

③ 포자충류(sporozoa): 말라리아, 톡소플라즈마 등

④ 섬모충류(ciliate): 대장 발란티디움 등

2) 윤충류(Helminths)

① 선충류(nematoda): 회충, 요충, 구충, 편충, 말레이사상충, 동양모양선충 등

② 조충류(cestoda): 요구조충, 무구조충, 왜소조충, 광절열두조충 등

③ 흡충류(trematode): 폐흡충, 간흡충, 요코가와흡충 등

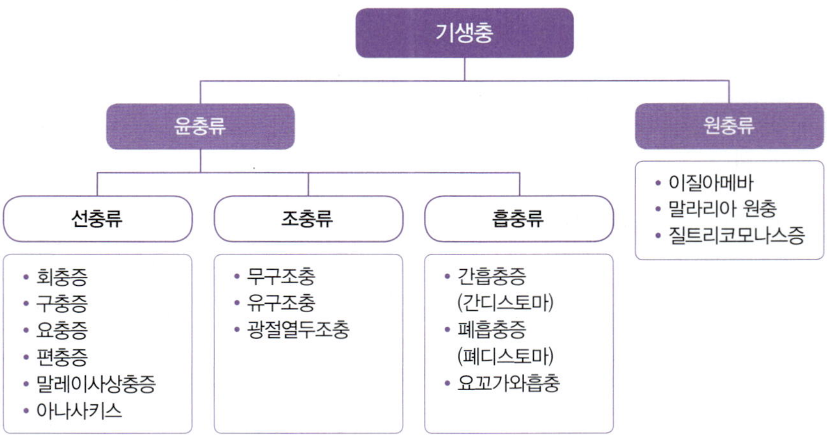

그림 3-14 • 기생충의 생물학적 형태에 따른 분류

[2] 전파방식에 의한 분류

(1) 토양 매개성 기생충: 회충, 편충, 구충, 동양모양선충 등

(2) 물, 채소 매개성 기생충: 회충, 편충, 십이지장충, 동양모양선충, 분선충, 이질아메바 등

(3) 어패류 매개성 기생충: 간흡충, 폐흡충, 요코가와흡충 등

(4) 수육류 매개성 기생충: 유구조충, 무구조충 등
(5) 모기 매개성 기생충: 말라리아, 사상충 등
(6) 접촉 매개성 기생충: 요충, 질트리코모나스 등

04 기생충 감염의 예방 및 관리

기생충 질환은 특정 집단의 환경조건의 지표(指標)이며, 그 분포 및 발생 정도는 특정 집단의 위생상태, 생활습성, 개인과 집단행동의 특성 등을 있는 그대로 투영한다고 할 수 있다. 예방(prevention)은 질환의 전파경로를 차단함으로써 그 집단 내의 개개인을 보호하는 수단이며, 관리(control)는 질병의 발생을 억제하거나 저지하여 한 집단 내의 감염률을 낮추는 수단이 된다. 그러므로 관리와 예방사업이 동시에 그리고 꾸준히 진행되어야 그 실효를 거둘 수 있다.

[1] 감염원 차단

기생충 감염의 원인을 제공하는 환자, 보유숙주 등을 찾아내어 이를 치료함으로써 이들이 배출하는 충란, 유충, 포낭 등을 없애거나 감소시켜야 한다.

[2] 전파요인 차단

절족동물, 특히 흡혈성 곤충인 매개체와 병원성 기생충 간의 생물학적 연결로 및 감염경로를 차단하는 수단의 활용, 식품, 급수 및 오물의 위생적인 관리, 화장실 및 분뇨 처리방법의 개선으로 각종 기생충란과 유충에 의한 토양의 오염방지, 살충제를 사용한 중간숙주나 매개체의 구제, 애완동물의 적절한 관리, 음식물의 위생적 관리와 냉동 및 가열처리 등의 위생적인 생활환경 유지 등 전파요인을 최소화시켜야 한다.

[3] 개인의 건강관리

개인의 생활습성, 특히 식습관의 개선, 환경개선, 영양섭취, 노출 방지 등이 중요하다.

[4] 보건교육

기생충 감염은 특히 보건교육과 밀접한 관계에 있으며 기생충 감염의 예방 및 관리처럼 보건교육이 절실히 요구되는 경우도 드물다. 개인위생 및 집단위생의 준수, 집단관리에서의 순응도 등이 교육에서 비롯되기 때문이다. 그러므로 병원체, 생활사, 이로 인한 질병과 피해, 예방과 관리에 관한 지식을 각급 학교 및 사회에서 교육하여야 한다.

선충은 가늘고 긴 원통형의 체형을 가지고 있고, 충체의 양끝은 뾰족하며, 자웅이 분리되어 있다. 성충의 크기는 길이가 2mm 정도에서 수십 cm에 달하는 것도 있다. 일반적으로 암컷이 수컷보다 크다.

05 기생충의 종류

[1] 선충류

1) 회충증(ascariasis)

전세계에 널리 분포하며, 특히 열대, 아열대, 온대지역의 개발도상국에서 높은 감염률을 보인다. 우리나라에서도 과거 1971년에는 54.9%의 높은 감염률을 보였으나, 1997년에는 0.06%로 그 감염률이 급격히 감소했다.

① 병원체: *Ascaris lumbricoides*

② 형태: 수컷 15~31cm×4mm, 암컷 20~35cm×6mm 정도의 크기로, 인체 선충류 중 가장 크며, 살색(flesh color)을 띠고, 원주상이며 양끝이 뾰족한 형태적 특징을 가지고 있다.

③ 생활사 및 전파: 회충의 정상 기생부위는 소장, 특히 공장이다. 대변을 통해 체외로 배출된 수정란은 적절한 온도 및 습도에서 약 2주면 감염성인 자충포장란으로 발육되어, 오염된 야채, 불결한 손, 파리의 매개에 의한 음식물의 오염 등으로 경구를 통해 인체에 침입한다. 그 후 십이지장에서 유충이 된 후 소장벽을 뚫고 장간막 림프관 또는 장간막 소정맥으로 들어가 우심에 이르고 폐동맥을 통해 폐에 도달한다. 이후 다시 기관지, 기관, 후두개를 지나 식도 위를 경유하여 소장에 도달한 후 성충이 된다. 감염 후 성충이 되기까지는 60~75일이며, 회충의 수명은 1년이며 암놈 1마리는 하루에 10만~20만 개의 충란을 산란한다.

④ 감염증상: 권태, 복통, 빈혈, 식욕감퇴, 오심, 구토, 발열 이외에도 이미증, 장폐색, 폐렴, 경련, 담낭염 등이 있다.

⑤ 예방대책: 채소, 야채류를 흐르는 물에 3회 이상 씻은 후 섭취한다. 정기적으로 검사 및 구충제를 복용한다. 인분 비료의 사용금지 등의 환경개선과 개인위생 향상을 위한 보건교육을 실시한다.

2) 편충증(trichocephaliasis)

편충은 대표적인 토양매개성 기생충으로 지역사회에 회충과 공존하는 경향이 있다. 우리나라에서는 과거 감염률이 65.4%로 기생충 중 가장 높았으나, 1997년에는 0.04로 그 감염률이 크게 줄었다.

① 병원체: *Trichuris trichiura*
② 형태: 수컷은 3~4cm, 암컷은 4~5cm의 길이로, 충체의 전방 3/5은 실같이 가늘고, 후방 2/5는 육질성으로 두터워 마치 작은 말채찍 같은 형태를 가지고 있다.
③ 생활사및 전파: 성충의 기생부위는 대장 상부, 즉 맹장, 충수돌기이지만 감염체 수가 많으면 직장까지 퍼질 수 있다. 인체 감염은 충란을 먹을 때 이루어지며, 소장에서 부화하여 하행한 후 맹장부위에 정착하여 성충이 된다. 인체에 침입하여 성충이 되기까지는 1~3개월이 소요되며, 수명은 보통 4~6년이다.
④ 감염증상: 소수 기생 시는 신경질, 불면증, 담마진 등을 수반한 호산구증다증을 보이며 복통, 변비, 복부 팽만감, 요통 등 비교적 경한 증상을 나타낸다. 중 감염 시는 만성설사 및 점혈변, 빈혈 및 체중 감소, 탈항 등의 증상이 나타날 수 있다.
⑤ 예방대책: 회충증의 예방과 같다.

3) 구충증(hookworm disease)

구충은 입부위에 치아와 같은 흡착기를 갖고 있어 숙주의 장점막에 붙어 흡혈을 하는 특징이 있다. 인체를 호적숙주로 하는 구충은 두비니 구충과 아메리칸 구충 두 종류뿐이다.

(1) 두비니 구충(십이장충, Old hookworm)

① 병원체: *Ancylostoma duodenale*
② 형태: 수컷은 8~10×0.4~0.5mm, 암컷 10~13cm×0.6mm 크기로, 구강에는 2쌍의 구상치아(hook-like tooth)가 있다.
③ 생활사 및 전파: 감염형인 제3기 유충이 되어 수주일 동안 토양이나 풀 또는 야채류에서 자유생활을 영위하다가 인체에 경피적, 경구적으로 침입한다. 피부를 통해 침입한 유충은 진피의 심층 또는 피하조직에서 표재성 세정맥내 또는 림프관으로 유입한 후 우심, 폐, 기관, 후두를 거쳐 다시 소화기내로 들어와 소장에 정착하게 된다. 한편 입으로 들어온 유충은 위 또는 소장 상부에서 탈피하여 소장에서 성충으로 발육하게 된다.
④ 감염증상: 경피감염 유충으로 인한 발적, 구진, 가려움증 등의 피부병변, 경구감염 유충으로 인한 채독증(菜毒症), 유충의 폐 이행으로 인한 기침, 가래 등의 호흡기증상, 장내 기생 성충으로 인한 빈혈 등이 나타난다.
⑤ 예방대책: 회충의 예방법에 준한다. 그 외에 경피감염을 예방하기 위해 오염 우려가 있는 밭에서 작업 시 고무장화, 고무장갑의 착용이 중요하다.

4) 요충증(enterobiasis)

인간에게 가장 흔한 접촉감염성 기생충으로 온대, 한대 지방에 더 흔하다. 집단생활을 하는 사람들에게서 많이 나타나고 어른보다는 어린이에게서 많이 유행된다.

① 병원체: *Enterobius vermicularis*

② 형태: 수컷은 2~5×0.1~0.2mm, 암컷 8~13×0.3~0.5mm 크기로, 수컷의 미부는 복측으로 말려 있으며, 암컷의 미부는 침처럼 뾰족한 것이 특징이다.

③ 생활사 및 전파: 감염형 자충포장란의 형태로 경구 감염되면 십이지장에서 부화되고, 유충은 소장을 거쳐 폐이행 없이 맹장에 도달, 성충이 된다. 암컷은 장내에서 산란하지 않고 항문 밖으로 기어 나와 항문주위 피부에 산란을 한 후 성충은 죽는다. 항문 주위로 기어나와 산란시 자충(larvae)을 포함함으로써 감염력을 가지며 이때 오염된 손이나 음식물을 통하여 경구적으로 침입하게 된다.

④ 감염증상: 가장 특징적인 증상은 항문 소양증이다. 가려워 긁기 때문에 피부발적, 종창, 피부염, 2차 세균감염이 생길 수 있다. 이외에 흔히 볼 수 있는 증상으로는 오심, 구토, 복통, 설사, 불면증, 야뇨증, 불안증 등이 있다.

⑤ 예방대책: 감염자의 전 가족 또는 단체 생활의 경우 전 구성원이 동시에 구충을 실시하는 것이 중요하다. 그리고 손톱깎기, 손씻기, 목욕 등 몸의 청결을 유지하고, 내의, 침구 등을 자주 세탁, 소독한다. 요충란은 건조에 강해 방안 먼지 속에서 상당기간 생존하므로 집안 환경의 청결을 유지한다.

5) 말레이사상충증(말레이, filariasis)

사상충상과는 인체의 조직이나 체강에 기생하는 선충으로 성충이 실 모양으로 가늘고 길어 실타래 같이 엉켜서 기생하는 종류이다. 사상충은 세계적으로 열대 및 아열대에 널리 분포하는 중요한 열대성 풍토병이며, 인체와 관련이 깊은 사상충류는 반크롭프트사상충, 말레이사상충, 회선사상충, 로아사상충 등이 있으며 그 중 우리나라에 분포하는 것으로 알려진 것은 말레이 사상충뿐이다.

① 병원체: *Brugia malayi*

② 형태: 수컷은 13.5~23.3mm×70~80μm, 암컷은 43.5~55mm×130~170μm 크기로, 백색의 가늘고 긴 모양을 가지고 있다.

③ 생활사 및 전파: 모기(주로 Aedes togoi)에 의해 감염기 유충이 인체로 들어오면 림프관을 통해 역행성으로 림프결절로 이동하여 1년 정도 발육하여 성충이 되며, 성충은 microfilaria를 산출한다. 이 microfilaria는 림프관벽을 뚫고 주위의 혈관으로 이동하여 혈류에 나타나는데 낮에는 주로 내장 등에 머무르고 밤에는 말초혈액에 나타나는 야간정기출현성을 갖고 있다.

④ 감염증상: 잠복기에는 증상이 전혀 없는 것이 특징이고 급성기에는 고열, 전신근육통, 림프관염 등의 증상이 나타난다. 만성적으로 이러한 과정이 진행되면 사지와 피부가 두꺼워지는 상피증(象皮症, elephantiasis)을 관찰할 수 있다.

⑤ 예방대책: 환경위생 강화로 중간숙주인 모기류를 구제한다. 그리고 모기장, 방충망 등을 사용하여 모기에 물리지 않도록 한다.

6) 아나사키스증(anisakiasis)

고래, 돌고래, 물개, 바다표범 등 해산포유류의 위에 기생하는 회충류가 사람에게 인수 공통 감염증을 일으킬 때 이를 아나사키스증이라 한다. 생선을 생식하였을 때 주로 감염된다.

① 병원체: 고래회충(*Anisakis simplex*), 유향고래회충(*Anisakis physeteris*), 물개회충(*Pseudoterranova decipiens*)

② 형태: 성충은 육색을 띠고 있으며 길이는 수컷 5~13cm, 암컷은 8~20cm이고, 인체에서 발견되는 유충은 2~3cm×0.3~0.5mm로 실같이 가늘며 전단에 전치(boring tooth)라 불리는 돌기가 있다.

③ 생활사 및 전파: 해산포유류의 분변으로 나온 충란은 제1중간숙주인 해산 새우류, 제2중간숙주인 해산 어류나 두족류를 거쳐 다시 종말숙주인 해산포유류에 섭취한다. 인체감염은 주로 해산어류를 생식할 때 이루어진다.

④ 감염증상: 생선회를 먹은 후 수 시간 후에 상복부의 경련성 동통, 오심, 구토 등 식중독과 유사한 증상이 나타나고 위염으로 발전할 수도 있다.

⑤ 예방대책: 해산어류나 두족류의 생식을 피한다. 특히 내장을 날로 먹는 일은 삼가야 한다. 해산어류를 20일 이상 냉장고에 보관하면 이 기생충은 완전히 사멸한다고 한다. 흔히 촌충이라고 불리는 조충은 대체로 띠 모양(band-like)이며, 편평하고 길며 좌우대칭이고 체강과 소화관이 없는 것이 특징이다.

[2] 조충류

촌충이라고 흔히 불리는 조충은 대체로 띠 모양(band-like)이며, 편평하고 길며 좌우대칭이고 체강과 소화관이 없는 것이 특징이다. 조충의 종류로는 유구조충(갈고리촌충, Pork tapeworm), 무구조충(민촌충, Beef tapeworm), 광절열두조충(긴촌충, Fish tapeworm)이 있다.

1) 유구조충증(Taeniasis solium: 갈고리촌충증)

세계적으로 분포하며 특히 돼지고기를 생식하는 곳에서 많이 나타난다. 사람이 유일한 숙주이며 우리나라의 경우 성충에 의한 감염 사례보다 낭미충에 의한 감염이 많다.

① 병원체: *Taenia solium*

② 형태: 성충의 경우 편절은 1,000개 내외이며, 충체의 길이는 2~3m로 두부에 4개의 반원형 흡반을 가지고 있다.

③ 생활사 및 전파: 성충은 인체의 소장에 기생하며 수태편절이 떨어지면서 자궁이 찢어져 산란한다. 이 수태편절에는 약 10,000여 개의 충란을 포함하며, 이 충란이 외계에 나가 중간숙주인 돼지에 섭취된다. 돼지의 근육에서 약 60일이 경과하면 감염력 있는 낭미충이 된다. 이를 사람이 생식하면 인체의 소장에서 8~10주 후에 성충으로 성숙되어 편절을 만든다.

④ 감염증상: 성충에 의해서는 장점막에 대한 자극증상과 대사산물의 흡수로 인한 증상이 나타난다. 유충에 의해서는 유구낭미충증이 나타나며, 대부분 피하조직, 눈, 뇌의 순서로 발견된다.

⑤ 예방대책: 개인위생을 철저히 지키고 주위환경을 개선한다. 특히 돼지고기를 생식하지 말고 충분히 익혀먹으며 감염이 확인되면 즉시 치료한다. 돈사를 청결히 하여야 하며 돼지 사료에 분변이 오염되지 않도록 한다.

2) 무구조충증(Taeniasis saginatus: 민촌충증)

세계적으로 분포하며 특히 소고기를 생식하는 지역에 많고 유구조충보다 감염률이 높다.

① 병원체: *Taenia saginata*

② 형태: 성충의 경우 편절은 2,000개 내외이며 충체의 길이는 10~12m에 이르고, 두부에는 4개의 반원형 흡반을 가지고 있으나 두절 돌출부와 갈고리(hooklets)가 없는 것이 유구조충과는 다른 형태적 특성이다.

③ 생활사 및 전파: 인체의 소장에서 기생한다. 인체에서 분변과 함께 배출된 편절에서 충란이 유리되고 충란이 풀이나 사료에 오염되어 중간숙주인 소에 섭취된다. 소의 근육에서 60~75일 정도 경과하면 감염력이 있는 낭미충이 된다. 이를 사람이 생식하면 인체의 소장에서 약 12주 후에 성충으로 성숙되어 편절을 만든다.

④ 감염증상: 설사, 복통, 구토 등의 소화기 장애를 일으키며 충체가 길고 크기 때문에 때로는 장폐쇄를 일으키며 급성충수돌기염의 원인이 되기도 한다.

⑤ 예방대책: 소고기를 날로 먹지 않고 충분히 익혀 먹는다. 그리고 소가 먹는 풀, 사료 등에 분변이 오염되지 않도록 하고 감염되면 즉시 치료한다.

3) 광절열두조충증(bothriocephaliasis: 긴촌충증)

인체에 감염되는 조충 중 가장 흔한 것이고, 분포는 세계적이나 주로 북반구에 나타난다.

① 병원체: *Diphyllobothrium latum*

② 형태: 성충은 유백색이며 길이는 3~10m에 이르며 약 3,000개의 체절로 구성되어 있다. 두부는 곤봉 또는 숟가락 모양이며 흡반이 따로 없으며 복측과 배측에 2개의 흡구(sucking grooves)가 있어 위흡반(pseudosucker)의 역할을 한다.

③ 생활사 및 전파: 인체의 기생부위는 소장 상부이다. 분변과 함께 체외로 배출된 충란은 수중에서 성숙하여 육구유충으로 발육한다. 그 후 제1중간숙주인 물벼룩 등 수서 갑각류에 섭취된다. 감염된 물벼룩을 제2중간숙주인 담수어 또는 반담수어인 연어, 송어, 농어 등이 섭취하면 피하조직이나 근육에서 발육한다. 이처럼 감염된 어류를 사람이 생식하면 감염된다.

④ 감염증상: 기계적 자극에 의한 소화불량, 복통, 설사 등이 나타나며 때로는 심한 빈혈 증상이 나타나기도 하고 장폐쇄가 유발되기도 한다.

⑤ 예방대책: 중간숙주가 되는 해산어류의 생식을 금한다. 인분과 동물의 분변을 위생적으로 관리, 처리함으로써 담수의 오염을 막는다. 그리고 생선을 처리하는 데 사용된 조리도구를 깨끗이 소독한다.

[3] 흡충류

흡충류는 조충류와 비교해 체절이 없으며 불완전하나 소화관이 있으며 흡착기간이 매우 발달되어 있는 것이 특징이다.

1) 간흡충증(clonorchiasis: 간디스토마)

우리나라 및 일본을 포함한 극동지역과 동남아에 많이 분포되어 있으며, 우리나라의 경우 5대강(한강, 낙동강, 금강, 영산강, 섬진강) 유역에서 넓은 유행지를 형성하고 있다.

① 병원체: *Clonochis sinensis*

② 형태: 성충은 10~25×5mm 크기의 버들잎 모양으로 편평하고 투명하며 전방이 약간 뾰족하다.

③ 생활사 및 전파: 간흡충의 인체 기생부위는 간의 담과이다. 충체에 의해 산란된 충란은 분변으로 배출된 뒤 수중으로 흘러들어가 제1중간숙주인 쇠우렁(또는 왜우렁)에게 섭취되어 유미유충이 된다. 유미유충은 물속으로 나와 제2중간숙주인 잉어와 담수어(참붕어, 붕어, 잉어 등)의 비늘에 붙은 다음 꼬리는 떨어지고 몸통만 근육 내로 침입하여 피낭유충이 된다. 이 피낭유충이 있는 담수어를 생식하면 인체의 총담관을 거쳐 담도의 말단부로 이행하여 기생한다. 그 외에 조리과정 중 조리 가구를 통하여 다른 음식물을 거쳐 경구감염되는 2차 감염이 될 수도 있다.

④ 감염증상: 감염 총체수, 감염기간, 숙주의 저항력에 따라 차이가 있지만, 소화기 장애, 간종대, 황달 등의 증상이 나타난다.

⑤ 예방대책: 민물고기의 생식을 금하고 민물고기 조리 후 조리기구를 철저히 소독한다. 유행지역에서는 생수 음용을 금지하고, 분변관리를 철저히 한다. 환자의 경우 감염진단 시 즉시 치료하여 충란 배출을 경감시킨다. 개, 고양이 등도 숙주이므로 애완동물이 감염되지 않도록 관리를 철저히 한다.

2) 폐흡충증(paragonimiasis: 폐디스토마)

폐흡충은 우리나라, 일본을 비롯하여 인도, 필리핀, 중국 등 극동지역에 분포하고 있으며, 우리나라의 경우 전남 및 경남 해안지역, 제주지역 등에 널리 분포되어 있다. 과거 어린이의 홍역 등 열병이나 설사병에 대한 민간요법으로 가재즙이나 게즙을 먹이는 풍습이 있어 소아 폐흡충증이 유행하였다.

① 병원체: *Paragonimus westermani*

② 형태: 성충은 7.5~12×4~6×3.5~5mm의 크기로 납작한 땅콩 모양이다.

③ 생활사 및 전파: 폐흡충의 인체 기생부위는 폐이며 충란은 객담과 함께 외부로 배출되어 수중에서

제1중간숙주인 다슬기에 들어가 유미유충으로 발육한다. 유미유충은 물속으로 나와 제2중간숙주인 가재나 게에 침입하여 피낭유충이 된다. 이 피낭유충이 있는 가재나 게를 인간이 생식하면 감염되며 인체에 들어오면 십이지장을 거쳐 복강, 횡격막, 늑막을 뚫고 폐 조직에 가서 기생하게 된다.

④ 감염증상: 심한 기침, 피 섞인 쇠 녹물 색의 가래, 피로 등의 증상이 나타나면 합병증으로 기관지염, 기흉, 기관지 확장증 등이 올 수 있다. 기생장소는 복부, 뇌부, 안와부 등이며 뇌부폐흡충증의 경우 간질 반신불수, 실어증 등이 나타나기도 한다.

⑤ 예방대책: 가재나 게의 생식을 금하고 게장의 경우 7일 후에 먹을 것을 권장한다. 유행지역에서는 생수 음용을 금지한다. 조리기구의 소독을 철저히 하고 환자의 감염진단 시 즉시 치료하며 객담을 위생적으로 처리한다.

3) 요코가와흡충증(metagonimiasis)

주로 우리나라를 포함한 극동지역에 분포되어 있으며 우리나라의 경우 주로 경남 하동, 제주, 밀양 등지에서 감염사례가 있다. 간흡충, 폐흡충과 함께 우리나라의 3대 흡충 중의 하나이다.

① 병원체: ***Metagonimus yokogawai***

② 형태: 납작하고 약간 길쭉한 1～2×0.4～0.75mm 크기의 타원형 형태를 하고 있다.

③ 생활사 및 전파: 인체의 기생부위는 소장이며 분변과 함께 충란이 배출되면 제1중간숙주인 다슬기에 들어가 유미유충이 된다. 유미유충은 수중으로 유출되어 제2중간숙주인 은어, 황어, 등의 담수어 비늘에 붙은 다음 꼬리는 떨어지고 몸통만 근육 내로 침입하여 피낭유충이 된다. 이 피낭유충이 있는 은어를 인간이 생식하면 감염되며 소장 점막에서 기생한다.

④ 감염증상: 소장점막에 염증을 일으키고 설사, 복통, 혈변, 소화기 장애, 식욕 이상과 두통 등의 신경증상이 나타난다.

⑤ 예방대책: 은어나 황어의 생식을 금한다. 다른 사항은 간흡충의 예방대책과 동일하다.

[4] 원충류

원충은 크기와 모양이 다양한 단세포 생물체 중에서 핵과 세포질이 구분되는 진핵생물로 운동성을 가지는 원생생물군을 말한다.

1) 이질아메바(ameniasis)

원충류 중 근족충류에 속하며 전세계적으로 분포하나 특히 열대와 아열대지역에 많이 분포되어 있다. 온대지역이라 하여도 환경위생이 불량한 곳에서는 열대지역과 유사한 분포를 나타낸다. 우리나라의 이질은 토착성으로 6~9월 사이에 유행한다.

① 병원체: *Entamoeba histolytica*

② 형태: 영양형의 경우 구형으로 18~25μm의 직경을 가지고, 포낭형의 경우도 둥근 구형으로 10~20μm의 직경을 가진다.

③ 생활사 및 전파: 분변과 함께 배출된 포낭형은 식품, 물 등에 오염되어 경구를 통해 침입하면 회장 하부에서 탈낭한 후 대장점막에 침입하여 분열 증식한다. 인체 감염 후 잠복기는 약 1개월 정도이다.

④ 감염증상: 특징적인 증상은 점혈변, 복통, 후중증(tenesmus)이다. 충체가 다른 기관으로 이행하면 장외아메바증이 되는데 그 중 가장 빈번히 침범되는 곳은 간이며 복막, 폐, 뇌, 피부 등에도 병변을 보일 수 있다.

⑤ 예방대책: 음료수는 반드시 끓여먹고 분변을 위생적으로 처리한다. 파리, 바퀴벌레, 쥐 등의 전파자들을 구제한다. 그리고 음식물 취급자의 철저한 관리가 필요하며, 조리 기구와 내의 등 전파 가능한 물건의 소독을 철저히 한다. 환자의 경우 건강인으로부터 격리 치료한다.

2) 질트리코모나스증(vaginal trichomoniasis)

원충류 중 편모충류에 속하며 세계적으로 분포하며 성 접촉(sexual transmitted disease)으로 전파되는 특징을 가지고 있다.

① 병원체: *Trichomonas vaginalis*

② 형태: 7~23×5×12μm의 크기로 서양배 모양이며 전방에 네 개의 편모를 가지고 있다.

③ 생활사 및 전파: 인체 기생부위는 여성의 경우 질 점막, 남성의 경우 전립선 등이다. 질, 요도 또는 전립선 세포가 있을 때만 충체가 분열 증식하여 콜로니를 형성한다. 대체로 증상이 없는 남성이 성 접촉으로 여성에게 전파한다.

④ 감염증상: 대하증, 빈뇨, 악취, 소양감(가려움증), 질점막의 발적 등의 증상을 보인다. 일반적으로 월경 후에 악화되는 경향이 있는데, 이는 질내 정상 pH가 증가하여 원충의 생존에 좀 더 좋은 환경을 만들어주기 때문이다.

⑤ 예방대책: 배우자와 함께 치료해야 하며, 변기, 내의 등의 위생적인 관리가 필요하다. 불결한 성행위의 금지를 위한 보건교육이 필요하다.

덜 익은 고기 속 기생충, 희귀 뇌종양과 연관(연구)

– 코메디닷컴, 2021.01.13

덜 익은 고기를 통해 주로 감염되는 기생충이 희귀 뇌종양과 연관돼 있을 수 있다는 연구 결과가 나왔다.

미국암학회와 리 모핏 암센터연구소 과학자들로 구성된 연구팀은 뇌종양의 하나인 신경교종이 있는 사람들은 이 질환이 없는 비슷한 집단보다 톡소플라즈마 곤디(톡소포자충)에 대한 항체를 가지고 있을 확률이 더 높다는 것을 발견했다.

항체를 가지고 있다는 것은 이전에 덜 익은 고기로부터 가장 흔하게 감염되는 톡소포자충에 감염됐다는 것을 나타낸다. 톡소포자충을 매개로 발병하는 질환이 톡포플라즈마증이다.

톡소포자충은 가축을 포함한 대부분의 포유류와 조류의 근육에 서식하는 기생충의 원충을 말한다. 톡소포자충은 주로 가열되지 않은 고기와 고양이 배설물 등을 통해 사람에게 감염된다.

신경교종은 뇌와 척수의 내부에 있는 신경교세포에서 발생하는 종양을 말한다. 신경교세포는 중추 신경계의 조직을 지지하는 세포로, 혈관과 신경세포 사이에 있으며 신경세포의 물질대사에 관여한다.

연구팀은 미국 암 예방 연구 코호트에 등록된 건강한 성인 111명과 노르웨이 암 등록 야누스 세럼 뱅크에 등록된 환자 646명을 대상으로 기생충 및 항체간의 연관성을 분석했다.

연구 결과, 톡소플라즈마 항체와 신경교종 사이에 연관성이 있는 것으로 밝혀졌다. 신경교종이 있는 사람들은 이 질환이 없는 사람에 비해 과거 기생충에 감염됐을 때 생겼던 톡소플라즈마 항체를 더 많이 갖고 있는 것으로 나타났다.

연구팀의 제임스 호지 박사와 안나 코그힐 박사는 “이번 연구는 톡소플라즈마 곤디가 모든 상황에서 신경교종을 유발한다는 것을 의미하는 것은 아니라”며 “다만 이 기생충에 더 많이 노출된 사람일수록 신경교종에 걸릴 가능성이 높다는 것을 시사한다”고 말했다.

이 연구 결과(Toxoplasma gondii infection and the risk of adult glioma in two prospective studies)는 ‘인터내셔널 저널 오브 캔서(International Journal of Cancer)’에 실렸다.

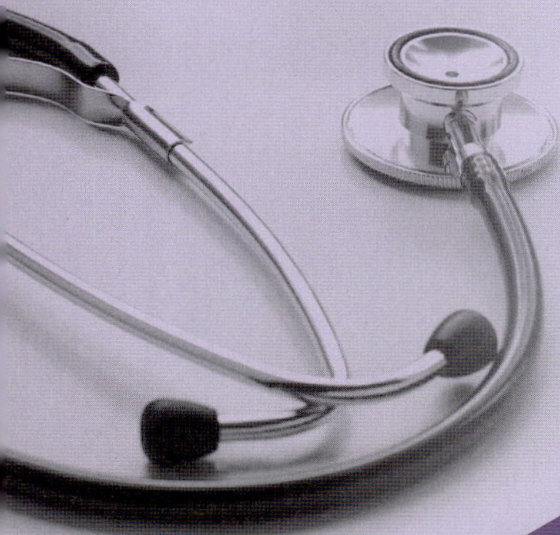

제 4 장

보건행정과 인구

제1절 보건행정

제2절 사회보장제도

제3절 인구보건

제 1 절 보건행정

01 보건행정의 개념

[1] 행정의 개념

행정이란 '법으로 정한 바를 공공의 책임아래 정해져 있는 대로 실시하는 활동'으로서, 공통적인 목표를 달성하기 위하여 협동하는 집단의 활동이기 때문에 ① **조직**, ② **인사**, ③ **예산**, ④ **법적 규제** 등의 활동이 불가피하며, 이것은 행정활동의 절대적인 **4대 기본요소**이기도 하다.

[2] 보건행정의 정의

보건행정(public health administation)이란 국민의 수명 연장, 질병예방 및 육체적 · 정신적 효율의 증진 등 공중보건의 목적을 달성하기 위하여 공공의 책임아래 수행하는 행정활동이다. 보건행정활동은 공중보건사업을 실현해 가는 중요한 접근방법으로서 보건교육 활동 및 보건관련 법규의 적용 등과 함께 3대 접근방법 중 하나이다. 그러나 보건행정활동은 개인이나 민간조직만을 가지고는 가능하지 못하기 때문에 국가나 지방조직으로 된 공공기관의 책임아래 ① 보건이라는 내용과 ② 행정이라는 형식을 하나로 묶은 활동이라 할 수 있다. 스마일리(W.G. Smillie)는 〈미국보건행정〉이라는 저서에서 '보건행정학이란 공공기관 또는 사회적인 기관에 의해서 사회복지를 위해 공중보건의 원리와 기법을 응용하는 학문이다'라고 정의한 바 있다.

[3] 보건행정의 특성

1) 공공성과 사회성

사회 및 경제적 특성상 공공재적 성격의 서비스를 의미한다,

2) 봉사성

현대국가의 행정은 국민의 행복과 복지를 위해 직접 개입하여 봉사하는 것과 마찬가지로 보건행정도 국민의 건강향상과 증진을 위해 적극적으로 서비스하는 봉사성을 가진다.

3) 조장성 및 교육성

지역사회주민의 교육 또는 자발적인 참여를 조장함으로써 교육적인 목적을 달성한다.

4) 과학성과 기술성

과학과 기술의 발달에 의한 안전한 지식과 기술을 바탕으로 과학, 기술 행정적 성격을 가지며, 기술행정이라는 특성을 지닌 점에서 일반 행정과 가장 큰 차이를 보인다.

02 우리나라 보건행정의 역사

[1] 삼국 시대 및 통일신라 시대

고구려에는 왕실의 치료를 담당했던 시의(侍醫)라는 제도가 있었다. 그리고 문헌상으로는 평강왕 3년(AD. 554)에 중국 강남의 오나라 지총이 내외전약서(內外典藥書) 등 164권의 서적을 고구려에 전한 것이 한의학 전래의 최초인 것으로 추정된다.

백제는 의약에 관한 일체의 업무를 관리하였던 기관인 약부(藥部), 의학과 약초를 각각 다룬 의박사(醫博士)와 채약사(採藥師) 등이 있었다. 후기에는 백제신집방(百濟新集方)을 편찬하였고 일본에 의박사와 채약사를 파견하였다. 신라의 의료제도는 문헌에 나타나 있지 않으나 고구려 · 백제와 비슷했을 것으로 추측된다. 통일신라 시대에는 의료행정을 담당한 기관인 약전, 왕실의 진료를 맡은 시의였던 내공봉의사, 약전에 근무한 공봉의사 제도 등이 있었다.

[2] 고려 시대

중앙에는 의약을 총괄하는 대의감(大醫監)을 두었고, 궁내에는 어약(禦藥)을 담당하는 상약국(尙藥局)을 두었다. 의학교육은 중앙과 서경에 의학원을 두었고, 지방에는 의학박사를 두어 교육하였다. 광종 14년에 제위보(濟危寶)를 설치하여 서민의 의료사업을 담당하였으며, 동서대비원(東西大悲院)은 빈민의 환자를 치료하거나 구제하였고, 혜민국(惠民局)은 서민들의 의료를 담당하였다.

[3] 조선 시대

조선 시대의 중앙의료기관은 고려 시대의 직제를 대부분 물려받았으며, 태종 때에 대민업무를 관장하는 제생원(濟生院)을 만들었으며, 의녀(醫女)제도를 만들어 제생원에 근무토록 하였다. 조선 시대의 중앙의료기관은 내의원(內醫院), 전의감(典醫監), 제생원, 혜민국(뒤에 혜민서로 됨), 동서대비원, 종약색(種藥色) 등과 각 관공서에 배속된 의무관제도가 있었다.

전의감에서는 일반의료행정을 담당하였고, 내의원에서는 왕실의 의료를, 혜민서에서는 서민의 구료사업을 담당하였으며, 활인서에서는 감염병 환자의 치료 및 구호를 담당하였다. 선조 때 허준이 집필한 동의보감은 한의학을 집대성한 것으로 한의학사에 큰 업적으로 남아 있다.

지석영은 1880년 두묘(痘苗) 만드는 법(종두법)을 배워서 시술을 하면서 우두신설(牛痘新說)을 지어 우두법 보급에 노력하였으며, 경성의학교의 초대 교장으로 취임하였다. 우리나라의 선교사에 의한 보건의료사업이 본격적인 활동을 하게 된 것은 **알렌(H. N. Allen)**이 1884년의 우정국 사건으로 부상당한 금위대장 민영익을 치료한 것이 계기가 되어 궁중전의(宮中典醫)로 임명된 후 그의 요청에 의해 관립병원인 광혜원(후에 제중원으로 개칭)의 설립된 것이 최초의 병원이다.

[4] 일제하 시대: 경찰행정 시대

1910년 8월 29일 한일합병에 따라 같은 해 9월에 조선총독부는 경성에 경무총감부를 설치하여 경찰사무를 총괄하였고, 각 도에 경찰부 외에 위생과를 두어 공중위생업무, 의사, 치과의사, 약제사 등의 면허업무와 병원 및 의약품 등의 관리업무를 수행하도록 하였다. 또한 천연두, 장티푸스, 이질, 디프테리아 등 감염병이 창궐하게 됨에 따라 감염병 예방령(1915) 및 해항 검역에 관한 규칙(1911) 등 관계 법령들이 제정되었으며, 현대적 의료기관으로서는 경성에 총독부의원이 있었고, 지방에는 23개의 자혜의원이 설치되었다.

[5] 해방 이후

1945년 8월 15일 해방과 더불어 공중보건개념이 급격히 도입되었다. 1945년 9월에 미군정장관(Military Governor of Korea)은 위생국 설치에 관한 사항을 공포하였고 같은 해에 보건후생국으로 개칭하였다. 또한 각 도에 보건후생국을 설치하여 환경위생개선, 감염병 예방접종, 환자 격리, 청결과 청소 등 소극적인 협의의 공중보건사업을 광의의 보건사업으로 확대하였다. 1946년 3월에는 보건후생국을 보건후생부(Department of Public Health and Welfare)로 개칭하였는데, 총무국, 법제재무국, 의무국, 간호사업국, 통계국, 수의국, 예방의학국, 위생국, 약무국, 후생국, 조사분석국, 부녀국, 치무국, 연구국, 구호국 등 15개 국, 47개 행정과로 조직되어 있었다. 1947년 6월에 미군정이 끝나고 남한 과도정부가 수립되면서 보건후생부는 축소되어, 의무국, 약무국, 예방의학국, 후생국, 조사분석국, 부녀국, 원호국 등 7개 국으로 조정되었다.

[6] 대한민국 정부수립 이후

대한민국 정부가 수립되면서 보건후생부는 없어지고, 1948년 11월 4일(대통령령 제25호) 사회부가 설치되어 노동국, 후생국, 부녀국, 주택국, 보건국 등 5개 국을 두었으며, 보건국에는 의무과, 보건과, 약무과, 방역과, 한방과, 간호사업과 등 6개 행정과를 두었다. 1949년 7월에는 사회부의 보건국을 보건부로 독립시켜 1실, 3국(의정국, 방역국, 약정국), 11개 행정과를 두었다.

1955년 2월에 보건부와 사회부가 통합되어 보건사회부가 되어 의무국, 방역국, 약정국, 구호국, 부녀국, 노동국을 두었다가 1994년에는 다시 보건복지부로 개편되었다. 이후 2008년 2월에 국가청소년위원회 및 여성가족부의 가족·보육업무 그리고 기획예산처의 양극화 민생 대책 업무를 통합하여 보건복지가족부가 신설되었다가 2010년 3월에 가족과 청소년에 대한 업무가 여성가족부에 이관되면서 다시 보건복지정책 중심의 보건복지부로 편성되어 현재에 이른다. 2021년 현재, 4실, 6국, 14관과 1개 대변인 및 72개과를 두어 운영되고 있다.

[7] 보건복지부의 외청

노동국은 1963년에 노동청이 신설됨으로써 폐지되었다가 1981년에 노동부로 승격되었다. 또한 보건사회부에 설치되었던 환경관리관실은 1980년에 폐지되고, 환경청을 신설하였으나 1989년에는 다시 환경처로 승격되었다가 1995년에 환경부로 승격되었다. 1998년에는 식품정책국을 식품의약품안전청으로 승격시켜 보건복지부 외청[1)]으로 하였으나 2013년에 식품의약품안전처로 승격되면서 분리되었다(표 4-1).

표 4-1 • 해방이후 보건복지부 및 외청의 개편

	보건복지부 개편	외청의 개편		
		노동부	환경부	식품의약품안전처
1945	위생국 ▶ 보건후생국			
1946	보건후생부			
1948	사회부 신설			
1949	보건부 신설			
1955	보건사회부 개편(통합)			
1963	(노동국 폐지)	노동청 신설		
1980	(환경관리관 폐지)		환경청 신설	
1981		노동부 승격		
1990			환경처 승격	
1994	보건복지부 개편		환경부 승격	
1998	(식품의약품안전본부 폐지)			식품의약품안전청 신설
2008	보건복지가족부 확대개편			
2010	보건복지부 개편	고용노동부 개편		
2013				식품의약품안전처 승격

1) 외청: 국가의 행정조직에서 원, 부, 처 등에 설치되는 기관
설치된 조직의 계통 밖에 있으며 양적, 질적으로 특수한 사무를 담당

03 우리나라의 보건행정의 조직

[1] 보건복지부

우리나라의 보건행정조직의 중앙조직은 보건복지부에서 관장하고 있으며, 보건복지부의 직무는 보건위생, 방역, 의정[2], 약정[3], 기초생활보장, 자활지원 및 사회보장, 인구, 출산, 보육, 아동, 청소년, 노인, 장애인 및 가족에 관한 사무를 관장하고 있다. 2020년에는 보건 · 분야 · 차관은 신설하여 복수차관제를 도입하였다. 2021년 현재 보건복지부의 부서와 주요 업무는 표 4-2 및 그림 4-1과 같다.

표 4-2 ● 보건복지부 주요부서 및 업무

부서명			주요업무
제1차관	기획조정실		• 보건복지 부문 통계의 종합발전계획의 수립 · 조정 및 이용에 관한 총괄 · 관리 등
		정책기획관	• 보건복지정보화 관련 계획 수립, 시스템 구축 · 운영 및 정보화예산에 대한 검토 · 조정 등
		국제협력관	• 보건복지분야 국제협력 · 남북교류협력 등에 관한 사항 등
		비상안전기획관	• 재난 및 국가위기관리 업무 등
	사회복지정책실		
		복지정책관	• 사회복지 관련 정책의 수립 · 조정 등
		복지행정지원관	• 지역사회복지계획 및 정책의 수립 · 평가 · 지원에 관한 사항 등
		사회서비스정책관	• 사회서비스 관련 종합계획의 수립 및 유망 사회서비스 분야 · 사업모델 개발 등
		차세대사회보장시스템국축추진단	• 차세대사회보장정보시스템 구축 사업계획 수립 및 추진 등
	인구정책실		
		인구아동정책관	• 저출산 · 고령사회기본계획 및 시행계획의 수립 · 평가 · 총괄 등
		노인정책관	• 노인의 보건복지에 관한 종합계획의 수립 · 조정 등
		보육정책관	• 중앙행정기관 및 지방자치단체의 영유아 정책(유아교육정책 제외)의 협의 · 조정 총괄 등
	장애인정책국		• 장애인복지 관련 종합계획 수립에 관한 총괄 · 조정 등
	연금정책국		• 연금정책 발전방향의 수립 및 국민경제에 미치는 영향 분석 등
	사회보장위원회사무국		• 사회보장기본법령에 관한 사항 등

2) 의정: 의료 업무에 관한 행정

3) 약정: 의약품, 의료기구, 화장품 따위의 위생용품의 제조, 감정, 보관, 판매 등에 관한 행정

표 4-2 • 보건복지부 부서 및 주요업무(계속)

<table>
<tr><th colspan="3">부서명</th><th>주요업무</th></tr>
<tr><td rowspan="10">제2차관</td><td colspan="2">보건의료정책실</td><td></td></tr>
<tr><td></td><td>보건의료정책관</td><td>• 보건의료정책에 관한 종합계획의 수립 및 조정 등</td></tr>
<tr><td></td><td>공공보건정책관</td><td>• 심혈관 질환, 뇌혈관 질환 등 만성 질환의 관리에 관한 종합계획의 수립 및 조정 등</td></tr>
<tr><td></td><td>한의약정책관</td><td>• 한의약 관련 정책의 수립 · 조정 등</td></tr>
<tr><td colspan="2">건강보험정책국</td><td>• 건강보험제도의 육성 · 발전 및 재정안정화를 위한 종합계획의 수립 및 조정 등</td></tr>
<tr><td></td><td>의료보장심의관</td><td>• MRI · 초음파 등 의학적 비급여의 급여화 추진 등</td></tr>
<tr><td colspan="2">건강정책국</td><td>• 국민건강증진사업에 관한 총괄 및 종합계획의 수립 · 조정 등</td></tr>
<tr><td></td><td>정신건강정책관</td><td>• 정신건강증진사업에 관한 계획의 수립 및 관련제도 운영 등</td></tr>
<tr><td colspan="2">보건산업정책국</td><td>• 보건산업정책에 관한 종합계획의 수립 · 조정 등에 관한 사항 등</td></tr>
<tr><td></td><td>첨단의료지원관</td><td>• 보건의료기술 종합계획 수립 및 조정 등에 관한 사항 등</td></tr>
</table>

* 보건복지부 홈페이지(2021년 기준)

[2] 보건복지부 소속기관

보건복지부장관의 관장사무를 지원하기 위하여 보건복지부 소속기관으로 질병관리청 및 국립정신건강센터 등을 두었고, 산하 공공기관으로는 국민건강보험공단 등 다수의 기관을 두었다(표 4-3).

표 4-3 • 보건복지부 조직요약

조직구분	내용
본부	4실 6국 13관 1대변인 72과
소속기관	질병관리청, 국립정신건강센터, 국립나주병원, 국립부곡병원, 국립춘천병원, 국립공주병원, 국립소록도병원, 국립재활원, 국립장기조직혈액관리원, 오송생명과학단지지원센터, 국립망향의동산관리원, 건강보험분쟁조정위원회사무국, 첨단재생의료및첨단바이오의약품심의위원회사무국
산하 공공기관	국민건강보험공단, 국민연금공단, 건강보험심사평가원, 한국보건산업진흥원, 한국노인인력개발원, 한국사회보장정보원, 한국보건복지인력개발원, 국립암센터, 대한적십자사, 한국보건의료인국가시험원, 한국장애인개발원, 한국국제보건의료재단, 한국사회복지협의회, 국립중앙의료원, 한국보육진흥원, 한국건강증진개발원, 한국의료분쟁조정중재원, 한국보건의료연구원, 오송첨단의료산업진흥재단, 대구경북첨단의료산업진흥재단, 한국장기조직기증원, 한국한의약진흥원, 의료기관평가인증원, 국가생명윤리정책원, 한국공공조직은행, 아동권리보장원, 한국자활복지개발원

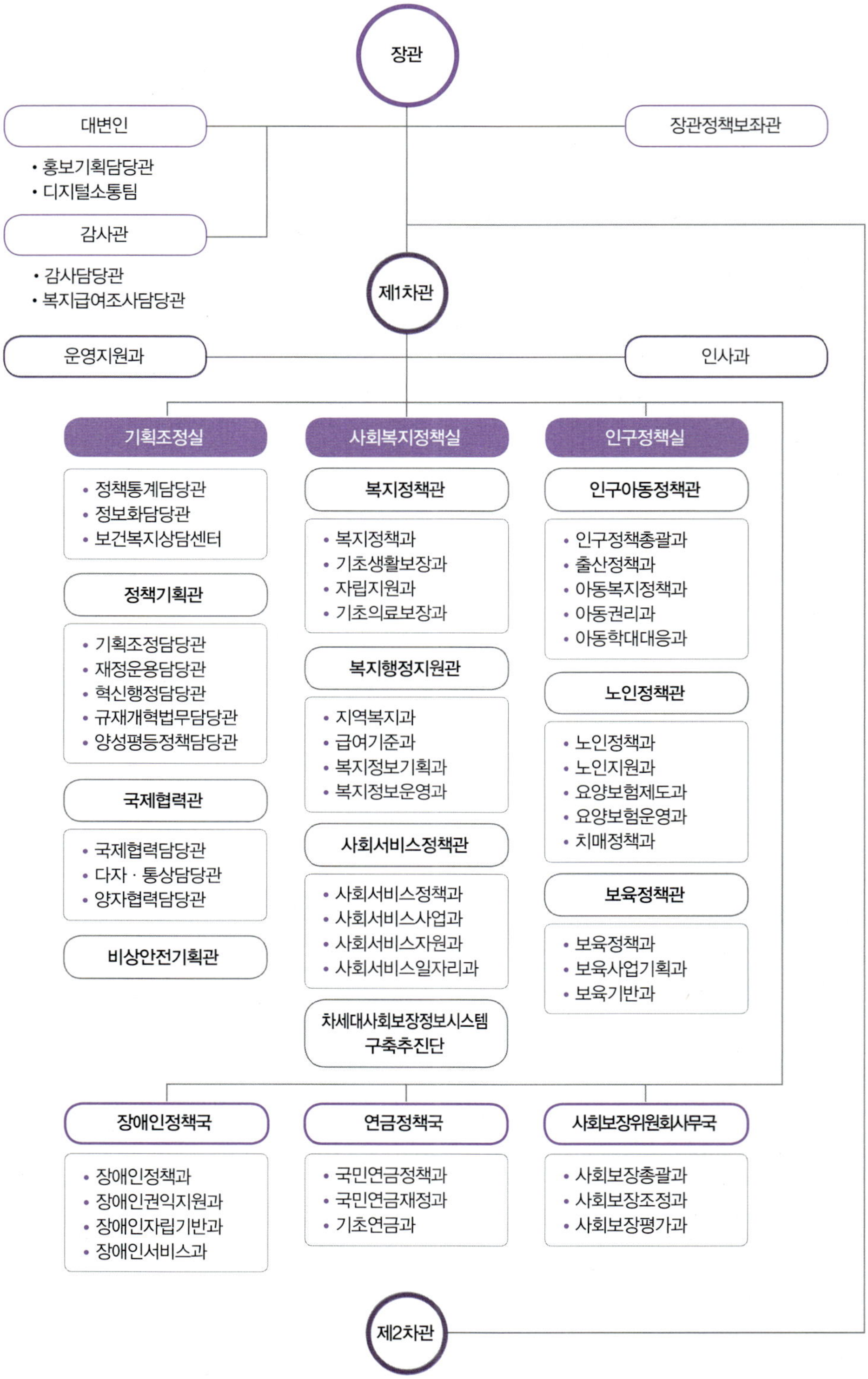
장관
대변인
• 홍보기획담당관
• 디지털소통팀
감사관
• 감사담당관
• 복지급여조사담당관
장관정책보좌관
제1차관
운영지원과
인사과
기획조정실
• 정책통계담당관
• 정보화담당관
• 보건복지상담센터
정책기획관
• 기획조정담당관
• 재정운용담당관
• 혁신행정담당관
• 규재개혁법무담당관
• 양성평등정책담당관
국제협력관
• 국제협력담당관
• 다자 · 통상담당관
• 양자협력담당관
비상안전기획관
사회복지정책실
복지정책관
• 복지정책과
• 기초생활보장과
• 자립지원과
• 기초의료보장과
복지행정지원관
• 지역복지과
• 급여기준과
• 복지정보기획과
• 복지정보운영과
사회서비스정책관
• 사회서비스정책과
• 사회서비스사업과
• 사회서비스자원과
• 사회서비스일자리과
차세대사회보장정보시스템 구축추진단
인구정책실
인구아동정책관
• 인구정책총괄과
• 출산정책과
• 아동복지정책과
• 아동권리과
• 아동학대대응과
노인정책관
• 노인정책과
• 노인지원과
• 요양보험제도과
• 요양보험운영과
• 치매정책과
보육정책관
• 보육정책과
• 보육사업기획과
• 보육기반과
장애인정책국
• 장애인정책과
• 장애인권익지원과
• 장애인자립기반과
• 장애인서비스과
연금정책국
• 국민연금정책과
• 국민연금재정과
• 기초연금과
사회보장위원회사무국
• 사회보장총괄과
• 사회보장조정과
• 사회보장평가과
제2차관

그림 4-1 • 보건복지부 조직도(2021)

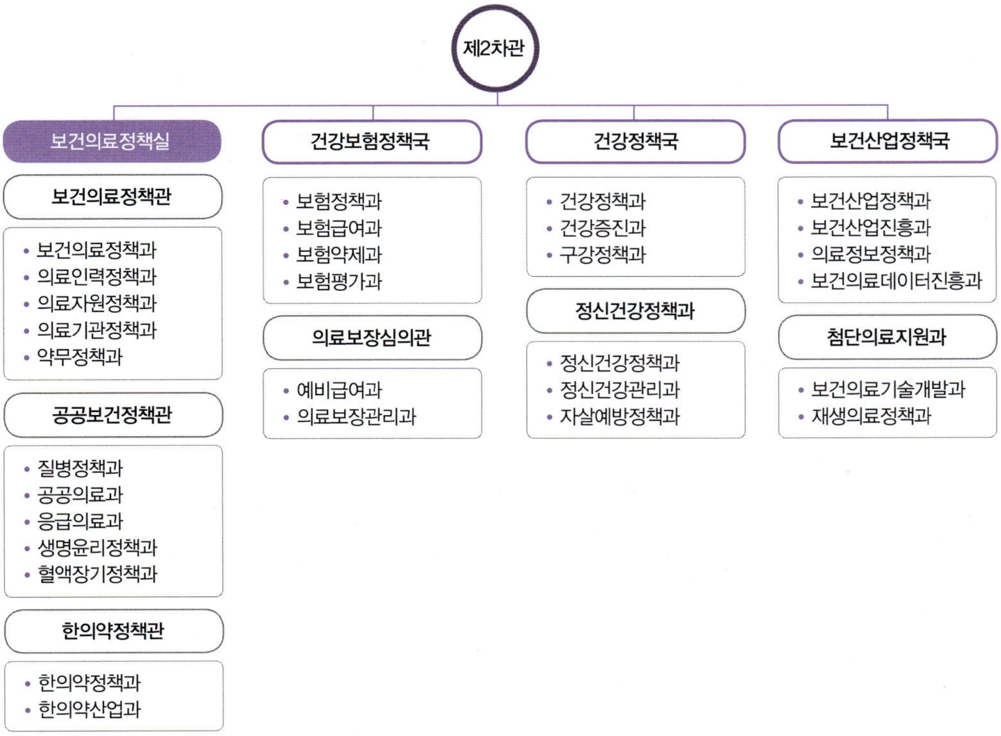
제2차관
보건의료정책실
보건의료정책관
• 보건의료정책과
• 의료인력정책과
• 의료자원정책과
• 의료기관정책과
• 약무정책과
공공보건정책관
• 질병정책과
• 공공의료과
• 응급의료과
• 생명윤리정책과
• 혈액장기정책과
한의약정책관
• 한의약정책과
• 한의약산업과
건강보험정책국
• 보험정책과
• 보험급여과
• 보험약제과
• 보험평가과
의료보장심의관
• 예비급여과
• 의료보장관리과
건강정책국
• 건강정책과
• 건강증진과
• 구강정책과
정신건강정책관
• 정신건강정책과
• 정신건강관리과
• 자살예방정책과
보건산업정책국
• 보건산업정책과
• 보건산업진흥과
• 의료정보정책과
• 보건의료데이터진흥과
첨단의료지원관
• 보건의료기술개발과
• 재생의료정책과

그림 4-1 • **보건복지부 조직도(2021)(계속)**

1) 질병관리청

국민보건향상 등을 위한 감염병 및 특수 질환에 관한 방역 · 조사 · 검역 · 시험 및 연구업무에 관한 업무를 관장한다. 2020년 10월에 질병관리본부에서 질병관리청으로 승격하여 기획조정관, 감염병정책국, 감염병위기대응국, 감염병진단분석국, 의료안전예방국, 만성질환관리국, 건강위해대응관 등을 두고 있으며 소속기관으로는 국립감염병연구소를 두고 있는 국립보건연구원, 전국 5개로 나누어져 13개 검역소를 관할하는 권역별 질병대응센터, 국립결핵병원인 국립마산병원 및 국립목포병원이 있다.

2) 국립정신건강센터

정신과 환자의 진료 · 조사 · 연구 및 정신과 의료요원의 훈련에 관한 업무를 관장한다. 또한 지역별 국립정신병원으로 국립나주병원, 국립부곡병원, 국립춘천병원, 국립공주병원이 있다.

3) 국립소록도병원

한센병환자의 진료 · 요양 · 복지 및 자활지원과 한센병에 관한 연구업무를 관장한다.

4) 국립재활원

장애인의 복지증진을 위한 진료 · 상담지도 · 재활훈련 · 재활전문요원의 훈련 · 보장구의 연구개선, 재활조사연구사업 및 지역사회중심재활사업에 관한 업무를 관장한다.

5) 국립장기조직혈액관리원

장기 등의 이식에 관한 사항을 적정하게 관리하는 업무를 수행하고 있으며 과거 질병관리본부(현 질병관리청) 소속에서 2020년 9월부터 보건복지부로 소속이 변경되었다.

6) 오송생명과학단지지원센터

오송보건의료행정타운에 조성된 식품의약품안전처, 식품의약품안전평가원, 질병관리청, 국립보건연구원, 한국보건산업진흥원, 한국보건복지인력개발원의 6대 국책기관 및 BT대학원, 연구기관, 생산시설 등의 업무지원, 청사의 안전한 관리, 직원후생복지 등을 담당한다.

7) 국립망향의동산 관리원

국립망향의동산관리원은 해외동포의 유해안장, 유해안장을 위한 주선 및 합동위령제에 관한 사항과 망향의동산 안의 수목 및 시설물 등의 관리, 국내 · 외 참배성묘객의 안내와 성묘객에 대한 모국소개 등에 관한 업무를 관장한다.

8) 건강보험분쟁조정위원회 사무국

국민건강보험공단 및 건강보험심사평가원에서 행한 처분이 잘못된 경우 그 처분을 바로잡아 국민의 권리와 이익을 보호하기 위하여 국민건강보험법에 따라 설치된 특별행정심판기구인 건강보험분쟁조정위원회의 사무국이다.

[3] 지방보건 행정조직

1) 시 · 도 보건행정조직

보건에 관한 지방행정조직은 시 · 도별로 약간의 차이가 있어서 복지여성국, 보건복지국 등의 명칭 하에 해당 시 · 도의 보건별로 의료, 위생, 복지 등의 업무를 취급하고 있다.

2) 지역보건의료기관

(1) 지역보건의료기관

지역보건의료기관이란 지역주민의 건강을 증진하고 질병을 예방 · 관리하기 위하여 지역보건법에 따라 설치 및 운영하는 **보건소, 보건의료원, 보건지소 보건진료소** 및 **건강생활지원센터**를 말한다. 여기에서는 주로 보건소를 설명한다.

(2) 보건소의 효시

보건소의 활동의 효시는 1859년 영국 리버풀 시에서 **래스본(W. Rathbone)**이 보건간호사업과 가정방문사업을 계획하여 1862년에 리버풀 시를 18개 지정구로 나누어 각 구에 방문간호사를 1명씩 배치하여 모자보건상담과 보건지도를 시작한 것이 처음으로 알려져 있다. 1887년에는 영국 에든버러에 **필립(R. Phillp)**이 건강상담소를 설치하여 결핵관리와 영 · 유아 사망에 대한 사업을 하였으며, 1890년에 프랑스 낭시에 **에르코(F. J. Herrgott)**는 영아 개인상담소를 설치하였으며, 1901년에는 프랑스 릴에 깔메뜨(A. Calmette)는 결핵상담소를 설치하고 가정방문사업을 하였다. 그 후 1920년 영국의 도우슨 위원회(Dawson Committee)에 의하여 현대적 의미의 보건소가 최초로 제창되었다. 이는 경제적 효율성 및 일반주민과 의료전문직이 만족할 수 있는 조직을 만들어, 가난한 사람만이 아닌 일반 지역주민에게 예방보건사업과 치료사업을 종합적으로 제공하는 것이었다. 그러나 실질적인 의미에서의 보건소의 설립은 록펠러 재단의 후원으로 1926년에 스리랑카의 카루타라(Kalutura Village)에서 이루어졌는데, 모자보건, 예방접종, 환경위생, 보건교육, 조산업무 등의 예방보건 서비스를 중심으로 하였다. 1931년 국제연맹보건기구는 의료자원이 적은 농촌지역의 보건문제에 대처하기 위하여 농촌보건소의 설립을 주장하면서 보건소에 관한 관심이 높아지기 시작하였다.

(3) 우리나라 보건소 역사

우리나라 보건소는 해방 이후 미군정에 의해서 처음으로 도입되었다. 미군정법령 제1호(1945. 9. 24.)를 공포하여 예방보건사업 중심의 보건소사업을 추진하였다. 1946년 10월에 서울 및 각 도의 대도시에 모범 보건소가 설립된 것이 보건소의 시초를 이루게 되었다. 1949년 7월 대한민국 정부가 수립되어 국립중앙보건소 직제가 공포되었고, 1959년에는 국립보건원으로 발족하게 되었다. 우리나라에서 처음으로 보건소법이 제정된 것은 1956년 12월 13일로서 도지사 또는 서울 시장이 보건소를 설치할 수 있도록 하였으나 명실상부한 보건소 조직이 이루어지지 못하고 폐지되었다. 따라서 실질적인 의미의 보건소 설치는 1962년 9월 24일 구 보건소법을 전면 개정하여 현재에 볼 수 있는 시 · 군에 보건소를 두도록 하였다. 보건소의 설치기준은 시 · 군 · 구 단위로 1개소씩을 두도록 하였다. 보건소 중 내과, 일반외과, 산부인과, 소아과, 치과를 갖춘 보건소는 보건의료원이라는 명칭으로 보건소 및 병원의 기능을 하고, 보건소의 업무수행을 위하여 필요한 경우 읍 · 면마다 보건지소를 설치할 수 있도록 되어 있다. 그리고 군 지역 일부 지역에 임산부 및 영 · 유아 관리를 위하여 모자보건센터를 설치하였으며, 농어촌 주민을 위한 특별조치법에 의하여 의료 취약지역에 보건진료소를 설치하고 있다. 1996년 7월 1일 지역보건법 제정과 함께 보건소법은 폐지되었다. 보건기관의 분포현황은 2019년 6월 말 현재 보건소는 256개소, 보건지소는 1,340개소, 건강생활지원센터는 64개소, 보건진료소는 1,904개소 등 총 3,564개소의 지역보건의료기관을 설치 · 운영하고 있다.

(4) 보건소의 직제 및 설치

보건소 직제는 보건행정기관의 최일선 조직으로 지역주민의 보건에 있어서 매우 중요한데, 지역주민의 건강을 증진하고 질병을 예방 · 관리하기 위하여 시 · 군 · 구에 대통령령으로 정하는 기준에 따라 해당 지방자치단체의 조례[4]로 설치한다. 보건소는 시 · 군 · 구별로 1개씩 설치하지만 지역주민의 보건의료를 위하여 특별히 필요하다고 인정되는 경우에는 필요한 지역에 보건소를 추가로 설치 · 운영할 수 있다. 또한 지역과 형태에 따라 대도시형, 중소도시형, 도농통합형, 농촌형 등으로 나눌 수 있다.

(5) 보건소의 업무

지역보건법에서 규정하는 **보건소의 기능 및 업무**는 다음과 같다.

① 건강 친화적인 지역사회 여건의 조성
② 지역보건의료정책의 기획, 조사 · 연구 및 평가
③ 보건의료인 및 보건의료기관 등에 대한 지도 · 관리 · 육성과 국민보건 향상을 위한 지도 · 관리
④ 보건의료 관련기관 · 단체, 학교, 직장 등과의 협력체계 구축
⑤ 지역주민의 건강증진 및 질병예방 · 관리를 위한 지역보건의료서비스의 제공

- 국민건강증진 · 구강건강 · 영양관리사업 및 보건교육
- 감염병의 예방 및 관리
- 모성과 영유아의 건강유지 · 증진
- 여성 · 노인 · 장애인의 건강유지 · 증진
- 정신건강증진 및 생명존중에 관한 사항
- 지역주민에 대한 진료, 건강검진 및 만성 질환 등의 질병관리에 관한 사항
- 가정 및 사회복지시설 등을 방문하여 행하는 보건의료사업
- 난임의 예방 및 관리

지역보건법시행령에서 규정하는 **보건소의 기능 및 업무의 세부 사항**은 다음과 같다.

① 지역보건의료정책의 기획, 조사 · 연구 및 평가의 세부 사항
- 지역보건의료계획 등 보건의료 및 건강증진에 관한 중장기 계획 · 실행계획의 수립, 시행, 평가
- 지역사회 건강실태조사 등 보건의료 및 건강증진에 관한 조사 · 연구
- 보건에 관한 실험 또는 검사

② 보건의료인 및 보건의료기관에 대한 지도 · 관리 · 육성과 국민보건 향상을 위한 지도 · 관리의 세부 사항

4) 조례 : 지방자치단체가 어떤 사무에 관하여 법령의 범위 내에서 지방의회의 의결을 거쳐 제정한 법

- 의료인 및 의료기관에 대한 지도
- 의료기사 · 의무기록사 및 안경사에 대한 지도
- 응급의료
- 공중보건의사, 보건진료 전담공무원 및 보건진료소에 대한 지도
- 약사에 관한 사항과 마약 · 향정신성의약품[5]의 관리
- 공중위생 및 식품위생

(6) 기타 지역보건의료기관

① 보건의료원

보건소 중 병원의 요건을 갖춘 보건소는 보건의료원이라는 명칭을 사용할 수 있다.

② 보건지소

지방자치단체는 보건소의 업무수행을 위하여 필요하다고 인정하는 경우에는 해당 지방자치단체의 조례로 보건소의 지소(보건지소)를 설치할 수 있다. 보건지소는 보건소가 설치된 곳을 제외한 읍 · 면마다 1개씩 설치할 수 있다. 다만, 지역주민의 보건의료를 위하여 특별히 필요하다고 인정되는 경우에는 필요한 지역에 보건지소를 설치 · 운영할 수 있다.

③ 보건진료소

보건진료소란 의사가 배치되어 있지 아니하고 계속하여 의사를 배치하기 어려울 것으로 예상되는 의료 취약지역에서 보건진료 전담공무원으로 하여금 의료행위를 하게 하기 위하여 시장 · 군수가 설치 · 운영하는 보건의료시설을 말한다. 시장 또는 군수는 보건의료 취약지역의 주민에게 보건의료를 제공하기 위하여 보건진료소를 설치 · 운영한다.

보건진료소는 의료 취약지역을 인구 500명 이상(도서지역은 300명 이상) 5천 명 미만을 기준으로 구분한 하나 또는 여러 개의 리 · 동을 관할구역으로 하여 주민이 편리하게 이용할 수 있는 장소에 설치한다. 다만, 인구 500명 미만인 의료취약지역 중 보건진료소가 필요하다고 인정되는 지역이 있는 경우에는 보건복지부장관의 승인을 받아 그 지역에 보건진료소를 설치할 수 있다.

④ 건강생활지원센터

'농어촌 등 보건의료를 위한 특별 조치법'에 따라 지방자치단체는 보건소의 업무 중에서 특별히 지역주민의 만성 질환 예방 및 건강한 생활습관 형성을 지원하는 건강생활지원센터를 해당 지방자치단체의 조례로 설치할 수 있다. 건강생활지원센터는 보건소가 설치된 곳을 제외한 읍 · 면 · 동마다 1개씩 설치할 수 있다.

---

5) 향정신성 의약품: 인간의 중추신경계에 작용하여 정신 기능에 영향을 미치는 의약품을 통틀어 이르는 말

표 4-4 • 시도별 지역보건의료기관 현황

(2019년 12월 기준, 단위 : 개소)

지역	계	보건소	보건지소	건강생활지원센터	보건진료소
전국	3,564	256	1,340	64	1,904
서울특별시	50	25	25	0	0
부산광역시	34	16	10	3	5
대구광역시	29	8	10	3	8
인천광역시	69	10	27	7	25
광주광역시	23	5	2	6	10
대전광역시	19	5	6	0	8
울산광역시	25	5	8	1	11
세종특별자치시	19	1	10	1	7
경기도	343	46	123	13	161
강원도	254	18	100	7	129
충청북도	271	14	97	2	158
충청남도	406	16	151	5	234
전라북도	410	14	150	4	242
전라남도	569	22	214	6	327
경상북도	560	25	223	1	311
경상남도	417	20	173	3	221
제주특별자치도	66	6	11	2	47

표 4-5 • 시도별 보건소 등 의료인력 현황

(2019년 12월 기준, 단위 : 명)

지역	계	의사	치과의사	한의사	약사	간호사	의료기사
전국	16,652	702	296	305	155	5,949	3,330
서울특별시	3,333	149	24	22	107	939	381
부산광역시	1,024	30	4	5	9	444	115
대구광역시	514	18	2	7	0	182	94
인천광역시	686	19	12	12	4	301	136
광주광역시	309	10	5	5	1	106	70
대전광역시	274	7	0	1	2	113	45
울산광역시	284	10	3	3	1	127	73
세종특별자치시	64	0	2	2	0	25	14
경기도	2,815	89	27	37	19	1,149	619
강원도	849	52	24	20	1	275	200

표 4-5 • 시도별 보건소 등 의료인력 현황(계속) (2019년 12월 기준, 단위 : 명)

지역	계	의사	치과의사	한의사	약사	간호사	의료기사
충청북도	707	26	16	18	1	227	184
충청남도	1,063	47	34	30	1	401	249
전라북도	861	65	30	31	2	252	222
전라남도	1,011	58	33	37	2	343	241
경상북도	1,388	66	37	35	4	489	326
경상남도	1,281	47	35	32	1	507	320
제주특별자치도	189	9	8	8	0	69	41

04 보건행정의 원리

[1] 보건문제의 해결과정

보건문제를 해결하기 위해서는 다음과 같은 단계를 거치게 된다.

1) 보건문제의 발견

보건문제의 신고, 보도, 지역사회의 건의, 연구기관의 문제 제기 등에 의해 파악 및 발견될 수 있다.

2) 보건적 문제점의 조사와 파악

문제점이 발견되면, 그에 관한 역학적, 행정적, 사회적 조사 또는 토론을 통해 문제점에 대한 확실한 파악과 대책마련을 위한 기초자료를 제작한다.

3) 조사결과의 분석 및 해결책 강구

조사결과의 다각적인 분석 및 검토를 통해 문제해결에 필요한 조직, 인원, 시설, 법률 제정 등을 검토한다.

4) 재정 및 법적 근거 확보

이러한 검토를 토대로 행정수행을 위한 법적조치와 예산확보를 위한 장 · 단기계획을 수립한다.

5) 운영계획서의 작성

예산 및 행정수행계획에 따라 조직, 인원, 시설 · 장비 등의 확보를 위한 실제적이고 구체적인 운영계획을 마련한다.

6) 행정적 조정 및 의사전달체계 확립

최대의 실적을 위한 행정조직의 책임 및 한계를 조정하고, 운영계획이 조직을 통해 각 담당기관에 잘 전달될 수 있도록 지시 및 전달체계를 확립한다.

7) 홍보활동 및 교육활동

계획된 활동에 대한 국민의 이해와 협력을 위해 홍보활동 및 관계자에 대한 교육 · 훈련을 실시한다.

8) 유관기관과의 유대강화 및 주민참여 유도

높은 사업성과를 위해 유관기관과의 좋은 관계를 유지하고, 주민들이 스스로 문제점을 해결하기 위해 적극적인 참여를 유도한다.

9) 계획된 사업의 실시결과 보고 및 사후조치

사업의 과정 중 중간 및 결과에 대한 기록을 남기고, 그 사항을 보고하도록 체계화되어야 하며, 과정 중 발생한 불합리한 점은 사후 조치를 통해 시정한다.

10) 평가 및 검토

평가는 계획평가, 진행평가 및 결과평가 등으로 구분하여 실시하며 평가결과를 다음 사업에 대한 자료로 활용한다.

특히 보건문제 해결과정의 중요한 요소는 다음과 같다.

① 법적 근거의 확립
② 전문가 · 기술자 · 행정가의 확보
③ 충분한 예산확보
④ 합리적 계획과 실천
⑤ 현대적 장비의 확보
⑥ 지역주민의 지지와 협력

[2] 보건행정의 기술적 원칙

보건행정의 특징은 기술행정으로, 성공적인 수행을 위해서는 다음과 같은 기술적인 기초자료가 확립되어야 한다.

1) 인구집단의 생태학적 특성의 기초자료 확립

보건사업 대상지역의 인구집단에 대한 생태적인 특성, 즉 성별, 연령별 구성과 인구의 분포 및 사회문화적 특성을 조사하여 기초자료를 마련한다.

2) 역학적 기초자료의 확립

질병 발생의 숙주적, 환경적, 병인적 상호관계를 규명할 수 있는 역학적 자료 즉, 인간집단의 건강을 해치는 여러 인자에 대한 대책을 강구할 수 있는 기초자료를 마련한다.

3) 의학적 기초의 확립

질병에 대한 자연과학적 규명과 치료를 기초로 하는 임상의학적 접근 및 보건학, 예방의학, 보건봉사 및 의료봉사 등 의학적 접근이 가능하도록 의료기술의 기초자료를 마련한다.

4) 환경위생학적 기초의 확립

질병 발생요인의 외적 또는 환경요소를 중심으로 연구하는 환경위생학은 인간환경, 자연 및 인공환경, 병원체와 환경을 대상으로 상호관계를 파악할 수 있는 학문으로 이에 대한 기초자료를 마련한다.

5) 사회적 관계의 기초 확립

보건행정이란 인간으로 구성된 조직을 통해 행해지는 것으로, 국민, 단체, 기관 등과의 사회적 관계를 통해 시행되므로 이들 상호간에 유기적 협력이 긴밀하게 할 수 있는 사회적 관계의 기초자료를 마련한다.

[3] 보건행정의 관리 원칙

관리(management)란 미리 정해진 목표를 달성하기 위하여, 인적 · 물적 자원을 활용하여 공식조직체 내에서 행해지는 과정의 상호작용의 집합으로 정의할 수 있다. 행정의 일반적인 관리과정의 원칙은 Gulick에 의한 POSDCoRB로 이는 다음과 같은 기능을 나타내는 첫 단어를 모은 것이다.

1) 기획

일반적인 행정의 **기획(planning)**과정은 미래의 전망 → 목표의 설정 → 방침과 절차의 설정 → 사업 수행의 순서와 체계를 정하는 사업계획 → 시행예정표의 설정 → 시행예산의 확보 등 6단계에 이르는 과정이다.

2) 조직

조직(organizing)의 중요한 기능은 관리이다. 그 순서는 기획 → 조직 → 실행 → 관리 등의 순환과정이라 할 수 있으며, 조직에는 다음과 같은 7가지 원칙이 있다.

① **분업의 원칙**: 조직의 목적을 성공적으로 실현하기 위해 조직원 개인 또는 하부조직에 업무를 적정하게 분담시키는 원칙으로, 전문화, 기능화, 동질화의 뜻을 지닌다.

② **목적의 원칙**: 모든 사업은 명확한 목적 아래 면밀한 계획이 필요하므로 그 조직이 갖는 장기적인 목적과 하부조직이 갖는 단기적인 목적이 명확히 설정되어야 한다는 원칙이다.

③ **조정의 원칙**: 조직원의 집단적 노력을 질서 있게 배정하여 공동의 목표를 성공적으로 달성하기 위한 행동통일의 수단이며 과정이다.

④ **명령 통일의 원칙**: 조직상의 모든 명령은 이중이 아닌, 한 명의 상위자에 의해 내려져야 한다는 원칙으로, 정확한 책임소재, 부하통솔의 용이, 지위에 대한 안정감을 위해 필요하다.

⑤ **계층화의 원칙**: 조직을 등급화하여 계급 간의 명령 및 복종관계를 명확히 함으로써 명령이 하부조직까지 정확히 전달될 수 있도록 하는 원칙이다.

⑥ **일치의 원칙**: 권한 남용을 막기 위해 권한과 책임이 일치되어야 한다는 원칙이다.

⑦ **통솔범위의 원칙**: 하부조직원의 능력, 업무의 성향, 근무장소의 분산도 등을 고려하여 통솔범위를 정하여야 한다는 원칙으로, 일반적으로 상부 관리층에서는 1명이 4~8명을, 하부 관리층에서는 8~15명의 통솔이 적당하다.

3) 인사

인사(staffing)행정은 관리의 중추적인 역할을 하는 것으로 직원의 신분보장과 징계의 공정한 관리가 중요하다.

4) 지휘

지휘(directing)는 명령체계의 일원성의 원칙이 중요하며, 책임의 범위를 넘어 명령하면 안 된다.

5) 조정

조정(coordinating)은 공동의 목표를 위해 토의 및 회의를 거쳐 통일을 이루도록 노력하는 활동이어야 한다.

6) 보고

성실하고 솔직한 **보고(reporting)**가 되도록 관리하여야 하며, 이를 통해 조직체에 효율적으로 전달하도록 해야 한다.

7) 예산

예산(budgeting)의 효율적 관리는 사업의 성패와 관계되므로 사업의 원동력이 된다.

[4] 행정의 계획과 평가

행정의 효율적 운영을 위해서는 계획과 그에 따른 평가가 중요한 요소가 된다. 계획은 설정된 사업목표를 달성하기 위하여 자원배정을 능률적으로 하기 위한 방법이며, 평가는 미국 공중보건협회에 의하면 이미 설정된 목적을 달성함에 있어 그 성공의 가치나 정도를 파악하는 수단이 된다.

1) 행정의 계획

(1) 계획–사업–예산 체계

계획–사업–예산 체계(planning, programming and budgeting system; PPBS)는 기획개발과 소요 자원에 대한 예산을 하나로 통합하여 동시에 고려하는 방법이다. 목표 달성에 보다 능률적인 자원배정을 위한 방법이다.

(2) 운영연구

운영연구(operation research; OR)는 어떤 환경조건하에서 체계, 사업, 봉사, 집행, 운영 등의 전부 또는 일부를 조사 연구하는 것이라 할 수 있는데, 그 주요 단계는 다음과 같다.

- 목적, 규정 등의 문제 파악
- 관련 문제의 수립
- 연구대상의 체계와 모형을 만들기 위한 자료의 분석
- 모형으로부터의 해결책 유도
- 적절한 해결 대책의 선택
- 대책의 적합성 여부 시험과 검토
- 해결책을 집행할 수 있는 건의사항 작성

(3) 사업평가 및 검열기술

사업평가 및 검열기술(performance evaluation review technique; PERT)은 사업의 집행계획을 체계적으로 실행시키기 위한 방법이다.

(4) 체계분석

체계분석(system analysis; SA)은 정책결정권자에게 각종 사업의 경비와 그 가치에 관한 정확한 정보를 제공하여 이용 가능한 대책을 알려주고 평가할 수 있도록 하는 방법이다.

2) 행정의 평가

평가는 설정된 목표를 달성함에 있어서 그 성공의 가치나 정도를 파악하는 수단이다. 평가는 특정시기가 아닌 전 과정에 걸쳐 이루어져야 한다. 즉 계획과정에서 계획에 대한 평가, 주요 단계 및 진행 과정의 중간평가, 결과나 실정에 대한 결과평가 등 3단계의 평가가 이루어져야 한다.

05 보건관련 국제기구

[1] 세계보건기구

WHO 헌장은 제19장 제82조로 구성되어 있으며, 제1조에서 **세계보건기구(world health organization)**의 목적은 '전 인류가 가능한 한 최고수준의 건강을 달성하도록 하는 데 있다'라고 규정하고 있다. 또한 그 전문에서 건강의 원리를 비롯한 인류의 건강유지 증진에 관한 원칙을 규정하고 있다.

1) 설립 원리

① 건강이란 질병이 없고 허약하지 않을 뿐만 아니라 육체적 · 정신적 · 사회적 안녕이 완전한 상태를 의미한다.

② 인간이 성취할 수 있는 최고 수준의 건강을 향하는 것은 종족, 종교, 정치적 신념 등과 관계없이 모든 인류의 기본권이다.

③ 전 인류의 건강은 평화와 안전보장을 성취하는 기초이다.

④ 어느 국가나 국민의 건강을 유지 · 증진시키는 일은 가장 가치있는 일이다.

⑤ 모든 국가는 국민의 건강 향상을 이룩하기 위하여 적절한 보건사회적 조치나 관리 등의 노력을 하여야 할 책임이 있다.

2) 세계보건기구의 주요 기능

① 국제적인 보건사업의 지휘 및 조정

② 회원국에 대한 기술지원 및 자료공급

③ 전문가 파견에 의한 기술 자문 활동 및 각국마다 자기 스스로 보건적 문제를 해결할 수 있는 능력을 갖도록 지원하는 노력

3) 세계보건기구의 조직

세계보건기구의 본부는 스위스의 제네바에 두고, 세계를 6개 지역으로 나누어 지역사무소를 두어 운영하고 있다. 6개 지역사무소는 다음과 같으며, 우리나라는 1949년 65번째 회원국으로

가입되어 서태평양 지역에, 북한은 1973년 138번째로 가입되어 동남아시아 지역에 소속되어 있다(표 4-6).

표 4-6 • **세계보건기구 지역사무소**

	지역	본부
1	동지중해(East Mediterranean)	이집트 알렉산드리아
2	동남아시아(South-East Asia)	인도 뉴델리
3	서태평양(Western Pacific)	필리핀 마닐라
4	범아메리카(Pan American)	워싱턴 D.C.
5	유럽(Europe)	덴마크 코펜하겐
6	아프리카(Africa)	콩고공화국 브라자빌

4) 세계보건기구의 기능수행

① 국제간의 감염병 검역대책
② 각종 보건문제에 대한 협의, 규제 및 권고안 제정
③ 식품, 약물 및 생물학적 제제에 대한 국제적 표준화
④ 과학자 및 전문가들의 협력에 의한 보건의료학의 발전사업
⑤ 보건통계 자료 수집 및 의학적 조사 연구사업
⑥ 공중보건과 의료 및 사회보장 향상 사업
⑦ 의료봉사(회원국 요청에 따라)
⑧ 모자보건의 향상
⑨ 감염병 관리
⑩ 진단검사 기준의 확립
⑪ 환경위생, 산업보건개선사업
⑫ 재해예방
⑬ 정신보건 향상
⑭ 보건요원의 훈련 및 기술협력사업

[2] 유엔환경계획기구

1972년 6월 5일 스웨덴의 스톡홀름에서 세계 최초로 개최된 유엔 인간환경회의의 권고에 따라 같은 해 유엔 총회를 거쳐 1973년 2월 1일 케냐에서 **유엔환경계획(united nations environment program; UNEP)**이 출범하게 되었다. 따라서 6월 5일을 '세계 환경의 날'로 정하고 있다. 1982년에는 '세계자연헌장'을 제정하여 '환경적으로 건전하고, **지속 가능한 개발(Environmentally**

Sound and Sustainable Development; ESSD)의 필요성'에 대한 공감대를 확산 발전시키게 되었고, 1992년에는 브라질의 리우에서 지구환경 정상회담으로 불리는 **유엔환경개발회의(United Nations Conference on Environment and Development; UNCED)**를 개최하여 '리우선언 및 그 행동강령'을 채택함으로써 국제 환경질서의 기틀을 마련하였다. UNEP은 국제 환경 분야에서 ① 유엔의 환경관련 정책 수립, ② 지구환경의 감시, ③ 환경관련 국제 협력 및 조정, ④ 환경관련 지식 발전 등을 목적으로 하는 활동 등의 역할을 담당하고 있다. 이러한 역할을 수행하기 위하여 UNEP은 지구환경 모니터링시스템 및 국제 유해 화학물질 등록제도 등을 운영하고 있다.

[3] 보건의료 및 사회보장 관련 국제기구

1) 국제공중보건처

감염병 예방을 위해, 1851년 파리에서 지중해 연안 12개 국가가 모여 국제적인 협력의 필요성을 논의하였다. 그 후 1907년 로마에서 40개 국가가 모여 **국제공중보건처(international office of public health)**를 설치하기로 함에 따라 1909년 파리에 설치하였으나, 1950년 WHO에 흡수되었다.

2) 범미보건기구

1889년 미주 국제회의가 워싱턴에서 개최되었고, 1902년 멕시코의 제2차 회의에서 범미위생국을 창설했다. **범미보건기구(panamerican health organization)**는 1924년 국제연합 보건부의 지역사무처로 되었다가 1948년에 WHO 발족의 기초가 되었다.

3) 국제연합 구호부흥행정처

제2차 세계대전 이후 경제는 물론 보건상의 문제가 심각해짐에 따라 1943년 미국을 비롯하여 44개 국가가 모여 **국제연합 구호부흥행정처(U.N relief and rehabilitation administration; UNRRA)**를 설립하였으며, 질병전파의 예방을 주로 한 국제간의 협력이 이루어져 오다가 1948년에 WHO 발족의 기초가 되었다.

4) 기타 보건관련 기구

유엔국제아동긴급기금(United Nations Internationl Children's Emergency Fund; UNICEF)은 1946년 UN 총회 직속기구로 설립되었으며, WHO와 긴밀한 관계를 유지하면서, 주로 아동의 보건 및 복지향상을 위한 원조사업, 아동의 권리 보호와 개발도상국에 대한 보건사업 지원 등에 기여해 오고 있다. 그 밖에 **식량 및 농업기구(FAO)**, **국제노동기구(ILO)**, **국제연합 교육과학문화기구(UNESCO)**, **유엔 개발계획(UNDP)**, **유엔 인구활동기금(UNFPA)**, **유엔 마약류 통제본부(UNDCP)**, **아시아 태평양 경제사회이사회(ESCAP)** 및 **유엔환경계획(UNEP)** 등이 보건관련 유관기관으로서 인류의 건강, 복지 등 보건에 관한 일부 기능을 하고 있다고 볼 수 있다.

질병관리본부→ 질병관리청 승격... 정부조직법 개정안 국회 통과

– 머니S, 2020.08.04

질병관리본부를 질병관리청으로 승격시키는 내용을 담은 정부조직법 개정안이 국회를 통과했다. 국회는 4일 본회의를 열고 정부조직법 개정안을 재석 282명에 찬성 275명, 반대 2명, 기권 5명으로 가결 처리했다. 개정안은 감염병 관리체계를 강화하기 위해 질병관리본부를 보건복지부 장관 소속의 질병관리청으로 승격하는 내용을 담았다.

복지부의 보건업무 전문성을 강화하기 위해 '복수 차관 제도'를 도입하는 내용도 포함됐다. 이에 따라 보건 담당 차관직이 신설될 예정이다. 또 지난달 28일 장관급 중앙행정기관 승격이 국무회의에서 의결된 개인정보보호위원회를 중앙행정기관 범위에 추가하는 내용도 담았다. 개정안에는 공무원과 공공 · 금융기관 임직원들이 금융지원 과정에서 적극적으로 행정을 펼치면 그 결과에 대해 면책해주는 내용도 있다.

제 2 절 사회보장제도

01 사회보장의 개념과 발달

[1] 사회보장의 정의

사회보장이란 모든 국민에게 건강하고 문화적인 생활을 보장해주기 위해 질병예방과 치료, 생활이 불가능할 때의 생활유지 및 사회활동 복귀를 목적으로 하는 제급여제도를 말한다. 사회보장을 뜻하는 영어 Social Security에서 Security의 어원은 Se(= Without, 해방) + Cura(= Car, 근심 또는 괴로워하는 것)에서 비롯된 것으로 '불안을 없게 하다'라는 뜻이다. 즉, 사회적 불안을 제거한다는 의미와 평온한 삶을 사회가 보장한다는 뜻으로, 질병이나 분만, 실업, 폐질, 직업상의 상해, 노령 및 사망으로 인한 소득의 상실이나 감소 등으로 인한 경제적 곤궁에서 유래하는 근심과 불안을 제거함으로써 사회 평화를 도모하는 데 목적이 있다.

1942년 **비버리지(W. Beveridge)**는 '사회보험과 관련 서비스(social insurance and allied service)'에서 '사회보장은 실업 · 질병 혹은 재해에 의하여 수입이 중단된 경우의 대처, 노령에 의한 퇴직이나 본인 이외의 사망에 의한 부양 상실의 대비, 그리고 출생 · 사망 · 결혼 등과 관련된 특별한 지출을 감당하기 위한 소득보장을 의미한다'라고 정의하였다.

우리나라의 사회보장기본법에서는 '사회보장이란 질병 · 장애 · 노령 · 실업 · 사망 등 각종 사회적 위험으로부터 모든 국민을 보호하고 빈곤을 해소하며 국민생활의 질을 향상시키기 위하여 제공되는 사회보험, 공공부조, 사회복지서비스 및 관련 복지제도를 말한다'라고 정의하고 있다(그림 4-2, 표 4-7).

[2] 사회보장제도의 발달

최초의 사회보장 실시는 독일의 **비스마르크(Bismark)**가 근로자를 대상으로 질병보험을 실시하였고, 이후 산업재해보상보험(1884), 연금보험(1889)을 실시하였다. 1935년 미국의 사회보장법(Social Security Act)과 1942년 영국의 비버리지 보고서(Beveridge Report)에서는 최저한도의 소득보장을 강조하였다.

우리나라는 1960년대에 들어와서 관계법령이 제정되기 시작하였다. 1960년에 공무원연금법, 1961년 생활보호법, 군사원호보상법, 아동복리법 등이 제정되었고, 1962년에는 선원보호법,

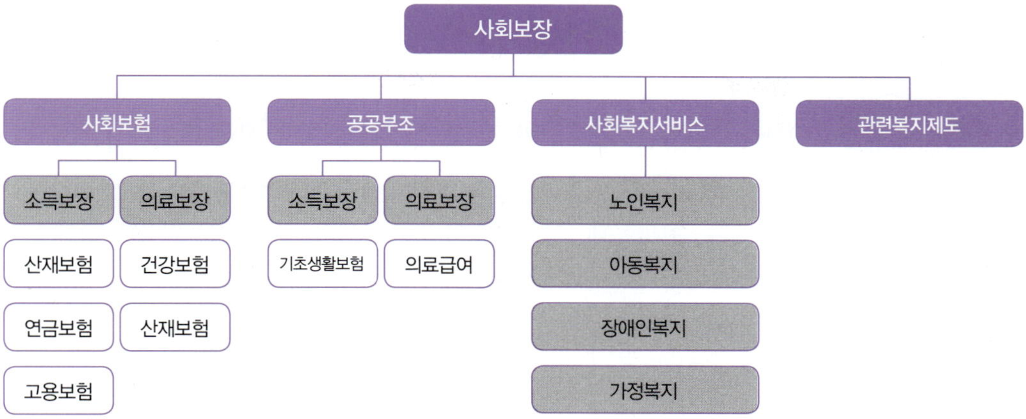

그림 4-2 • **사회보장 모식도**

표 4-7 • **사회보장의 종류와 내용**

구분	내용
사회보험	국민을 대상으로 질병 · 사망 · 노령 · 실업 기타 신체장애 등으로 인하여 활동 능력의 상실과 소득의 감소가 발생하였을 때 보험방식에 의하여 그것을 보장하는 제도 업무상의 재해에 대한 산업재해보상보험, 질병과 부상에 대한 건강보험 또는 질병보험, 폐질 · 사망 · 노령 등에 대한 연금보험, 실업에 대한 고용보험제도가 있으며 이를 4대 사회보험이라 함
공공부조제도	국가 또는 지방자치단체의 책임으로 국민의 최저 생활을 보장하고 자립을 지원하는 제도로 극빈자, 불구자, 실업자 또는 저소득계층과 같이 스스로 생계를 영위할 수 없는 계층의 생활을 그들이 자립할 수 있을 때까지 국가가 재정기금으로 보호하여 주는 일종의 구빈제도
사회복지서비스	국가, 지방자치단체 및 민간부문의 도움을 필요로 하는 모든 국민에게 상담, 자활, 직업소개 및 지도, 사회복지시설이용 등을 제공하여 정상적인 사회생활이 가능하도록 지원하는 제도로 사회복지사업법, 모자보건법, 심신장애자 · 아동 · 노인복지법에 의해 부녀자복지와 아동복지 및 심신장애자복지 증진을 도모
관련복지제도	보건, 주거, 교육, 고용 등의 분야에서 인간다운 생활이 보장될 수 있도록 지원하는 각종 복지제도

재해구호법, 국가유공자 및 월남귀순자 특별보호법 등이 제정되었다. 사회보장에 관한 법률이 1963년에 많이 제정되었는데, 사회보장에 관한 법률, 군인연금법, 산업재해보상보험법, 의료보험법 등이 있다. 그러나 당시의 의료보험법은 강제규정이 아닌 임의규정으로서 사회보험의 성격을 갖지 못하였으므로 실효성이 없었다.

02 사회안전망

사회안전망 구축을 위한 사회보장제도는 **사회보험**과 **공공(공적)부조** 및 **사회서비스** 등이 있다. 사회보험은 주로 **보험료**를 통해 자금을 충당하지만 공공부조 및 사회서비스는 **조세**를 중심으로 한 일반 재정수입에 의존하는 것이 가장 큰 차이이다.

[1] 사회보험

1) 보험

보험제도는 앞으로 일어날 수 있는 사고의 발생으로 인한 경제적 손실에 대처하기 위해 다수의 사람이 재원을 각출하여 위험부담을 분산시키는 상부공제의 방법이다. 목적과 성격에 따라 사회보험과 민간보험으로 나눌 수 있는데, 사회보험이 민간보험과 다른 점은 적용이 강제(당연)적용이고, 본인의 부담과 국가나 공공단체 등의 보조금이 있어 본인이 지출하는 것 이상으로 서비스를 받을 수 있다는 것이다(표 4-8).

표 4-8 • **사회보험과 민간보험의 주요 차이**

구분	사회보험	민간보험
제도의 목적	최저생계 또는 의료보장	개인적 필요에 따른 보장
보험가입	강제	임의
부양성	국가 또는 사회부양성	없음
수급권	법적 수급권	계약적 수급권
독점/경쟁	정부 및 공공기관의 독점	자유경쟁
공동부담여부	공동부담의 원칙	본인부담위주
재원부담	능력비례부담	개인의 선택
급여수준	균등급여	기여비례
성격	집단보험	개별보험

2) 사회보험

사회보험(social insurance)제도는 국민에게 발생한 사회적 위험을 보험방식에 의하여 대처함으로써 국민의 건강과 소득을 보장하는 제도이다. 사회적 위험이란 질병, 장애, 노령, 실업, 사망 등을 의미하며, 이러한 사회적 위험은 사회구성원 본인은 물론 부양가족의 경제생활을 불안하게 하는 요인이 된다. 따라서 사회보험제도는 사회적 위험을 예상하고 이에 대처함으로써 국민의 경제생활을 보장하려는 제도이다. 우리나라의 **4대 사회보험제도**는 업무상의 재해에 대한 **산업재해보상보험**, 질병과 부상에 대한 **건강보험 또는 질병보험**, 폐질[1] · 사망 · 노령 등에 대한 **연금보험**, 실업에 대한 **고용보험**제도이다(표 4-9).

1) 폐질: 고칠 수 없는 병

표 4-9 • **사회보험의 종류**

구분	국민연금	건강보험	고용보험	산재보험
시행년도	1988년	1977년 (노인장기요양보험: 2008년)	1995년	1964년
기본성격	소득보장 장기보험	의료보장단기보험	실업고용 중기보험	산재보상단기보험
급여방식	현금급여 소득비례	현물급여균등급여	현금급여 소득비례	현물-균등급여 현금-소득비례
재정 및 관리	수정적립방식 전체일괄관리	부과방식 이원화(직장.지역)관리	수정적립방식	순부과방식
관리단위	개인별관리	사업장 · 세대별 관리	사업장	사업장
보험료관장	보건복지부장관	보건복지부장관	고용노동부장관	고용노동부장관
자격관리방식	직장 · 지역통합관리	직장 · 지역통합관리	사업별관리 가입자관리	사업별관리 가입자관리
보험료 부과단위	사업장, 지역(개인별)	사업장, 지역(세대별)	사업장	사업장

[2] 공공부조

공공부조(public assistance)는 생계유지가 어려운 사람들의 생활을 그들이 스스로 생활할 수 있을 때까지 국가가 납세자의 부담에 의한 재정자금으로 보호하여 주는 구빈제도이다. 공공부조 제도로는 **기초생활보장(생활보호)**과 의료에 대한 보장을 하는 **의료급여(의료보호)**가 있으며, 이에 대한 적용대상자를 선정하기 위해 자산조사를 실시한다. 국민기초생활보장은 최저한의 수준에 그쳐야 하며 이를 **국가최저보장(national minimum)**의 원칙이라 한다(표 4-10).

표 4-10 • **공공부조와 사회보험의 비교**

구분	공공부조	사회보험
제도내용	저소득층의 최저생활 보장	사회위험에 대한 연대적 대응
지급대상	선별주의	보편주의
적용원리	무차별 평등주의	비례원리에 따른 형평주의
자격요건	소득 및 자산 조사	기여금의 납부
재원	일반조세	보험료 및 국고
급여수준	최저생활 보장	사회적 적정성
수급권의 성격	희박한 권리성	강한 권리성

[3] 사회복지서비스

사회복지서비스(social service)의 목적은 국가가 특별히 정한 범주에 있는 모든 사람에게 소득이나 사회보험의 적용여부를 구분하지 않고 인간다운 생활을 보장해주기 위한 것이며, 특히 정상적인 일반생활의 수준에서 탈락된 상태에 처하였을 때 이를 회복, 보전하도록 도와주는 제도로서 정부가 현금이나 서비스를 제공하기 위한 프로그램을 말한다. 즉 소득의 많고 적음에 관계없이 대상자에 대하여 국가나 지방자치단체에서 직접 서비스를 하는 것으로 사회복지서비스와 보건의료 서비스로 나누어진다.

사회복지서비스는 노령연금, 장애자 연금 등 해당 대상자에게 모두 서비스되며, 보건의료 서비스로는 환경위생사업, 위생적인 급수사업, 감염병관리사업 등 불특정 다수인에 대하여 실시한다.

표 4-11 • GDP[7] 대비 우리나라 공공사회복지 총지출 비중

구분	1990	2000	2010	2020	2030	2040	2050	2060
GDP 대비 %	2.7	4.5	8.2	12.9	17.9	22.6	26.6	29

표 4-12 • GDP 대비 OECD 주요국과 공공사회복지 총지출 비중 (단위: GDP 대비 %)

국가별	1980	1990	2000	2010	2018
프랑스	20.1	24.3	27.6	31.0	31.2
이탈리아	17.4	20.7	22.7	27.1	27.9
스웨덴	24.8	27.2	26.8	26.3	26.1
독일	21.8	21.4	25.4	25.9	25.1
영국	15.6	14.9	16.2	22.4	20.6
일본	10.0	10.9	15.4	21.3	–
미국	12.8	13.2	14.3	19.4	18.7
터키	2.2	3.8	7.5	12.3	–
한국	–	2.7	4.5	8.2	11.1
OECD평균	16.0	16.5	17.7	20.8	21.4

2) GDP(Gross Domestic Product, 국내총생산): 국민총생산(GNP)에서 해외로부터의 순소득을 뺀 것

표 4-13 • 국민기초생활 수급자 구분

구분	내용
일반수급자	국민기초생활 보장법에 따라 생계급여, 주거급여, 의료급여, 교육급여, 해산급여, 장제급여, 자활급여를 받는 사람
차상위자활	근로능력이 있고, 소득인정액이 기준 중위소득 50% 이하인 사람 중 비수급권자이면서 자활근로 참여를 신청한 자
특례수급자	일반수급자 조건에 해당되지 않더라도 생활이 어려운 사람으로서 일정 기간 동안 이 법에서 정하는 급여의 전부 또는 일부가 필요하다고 보건복지부장관 또는 소관 중앙행정기관의 장이 정하는 사람
조건부수급자	근로능력이 있는 수급자에게 자활에 필요한 사업에 참가할 것을 조건으로 하여 급여를 실시하는 수급자
시설수급자	보장시설(장애인 거주시설, 노인의료복지시설, 아동복지시설, 정신재활시설 등)의 수급자
기타	일반, 특례, 조건, 시설 수급자 이외에 생활이 어려운 사람으로서 일정 기간 동안 이 법에서 정하는 급여의 전부 또는 일부가 필요하다고 보건복지부장관 또는 소관 중앙행정기관의 장이 정한 수급자 등

* 국민기초생활 보장법에 따른 급여를 받는 사람의 특성에 따라 구분함

03 우리나라 사회보장 관련 법률

[1] 사회보장기본법

이 법은 **사회보장**에 관한 국민의 권리와 국가 및 지방자치단체의 책임을 정하고 사회보장정책의 수립·추진과 관련 제도에 관한 기본적인 사항을 규정함으로써 국민의 복지증진에 이바지하는 것을 목적으로 한다. 이 법에서 말하는 사회보장이란 출산, 양육, 실업, 노령, 장애, 질병, 빈곤 및 사망 등의 사회적 위험으로부터 모든 국민을 보호하고 국민 삶의 질을 향상시키는 데 필요한 소득·서비스를 보장하는 **사회보험**, **공공부조**, **사회서비스**를 말한다.

[2] 사회보험에 관한 법률

1) 국민건강보험법

(1) 우리나라의 국민건강보험의 역사

최초의 의료보험법은 1963년에 제정·공포되었으나 당시 우리나라 국민소득이 100달러 전후라 별 실효를 거두지 못하였다. 1977년 500인 이상의 사업장 근로자를 대상으로 사회보험 성격의 직장의료보험이 시작되었고, 1979년 공무원 및 사립학교교직원의료보험을 실시하였으며 사업장 근로자의 적용대상도 300명, 100명 등으로 점차 확대되었다. 1981년 12월 문화예술인 조합이 직종 의료보험(그 당시 3종 의료보험)을 실시하였고, 이후 직종 단위로 의료보험조합들이 설립되었으나 지역의료보험으로 흡수되었다. 1988년 1월 농어촌 주민을 대상으로 하는 지역의료보험을 실시하였고, 뒤이어 1989년 7월, 도시 자영자를 대상으로 도시 지역의료보험을 실시함

으로써 의료보험 실시 12년 만에 전 국민의료보험이 실현되었다.

그리고 의료보험의 통합에 대한 논의가 계속되어 오다가 통합의료보험의 첫 단계로서 지역의료보험과 공무원 및 사립학교교직원의료보험을 하나로 묶어 시행하도록 1997년 12월에 국민의료보험법이 제정되고 1998년 10월에 시행되었다. 국민의료보험이 1998년 실시된 후 얼마 되지 않아서 의료보험의 통합요구가 정치 쟁점화되면서 1999년 2월 국민건강보험법이 제정되어 조합주의에서 완전한 통합주의(일원화주의)가 되는 기틀을 만들었으나 많은 논란을 거쳐 그 해 12월에 국민건강보험법을 개정하였고, 그 결과 2000년 7월에 국민건강보험법을 시행하게 되었으며 2003년 7월에 각 보험의 재정적 통합도 이루어지면서 오늘날의 국민건강보험 공단이 되었다.

(2) 지불보상제도

보건의료 서비스에 대한 소비자 지불방법과 공급자에 대한 보상방법은 보건의료제도의 골격을 이루는 중요한 요소이다. 우리나라의 경우 행위별 수가제를 채택하고 있다.

① 굴신법

굴신법(屈伸法, sliding scale method)은 의료행위에 대하여 경제적으로 여유가 있는 환자에게는 넉넉히 받고 여유가 없는 환자에게는 저렴하게 받거나 무료로 진료를 해주는 방법이다.

② 행위별 수가제

행위별 수가제(free-for-service method)는 의사의 진료행위마다 일정한 값을 정하여 진료비를 결정하는 세계적으로 가장 흔한 진료비 지불방법으로써 치료의 종류와 기술의 난이도에 따라 의료비가 결정되는 형태이다. 의사는 제공된 서비스의 단위당 가격과 서비스의 양을 곱한 만큼 보상받으며, 수가[3]는 시장기능에 의해 결정된다. 과잉진료와 의료비를 상승시킬 수 있는 단점이 있다.

③ 인두제

인두제(capitation method)는 의료의 종류나 질에 관계없이 그 의사에게 등록된 환자 또는 사람 수에 따라서 진료비가 지불되는 방법이다. 등록된 사람에게 사용되는 진료비용이 적을수록 의사의 순소득이 증가하므로 의사들은 진료비용을 절감하기 위해 노력하게 되어 자원의 낭비가 적으며, 예방에 주력하게 된다. 그러나 업무량에 비해 보수가 불공평하거나 병원 대기시간이 늘어날 가능성이 커진다.

④ 봉급제

병원에 근무하는 의사들은 전통적으로 **봉급제(sallary method)**로 근무하는데, 이는 일정 근무시간에 대하여 정기적으로 같은 금액의 보수를 지불하는 것을 말한다. 장점은 의사들이 자기의 수입이 일정하므로 다른 일에는 신경을 쓰지 않고 진료에 전념할 수 있는 점이다.

---

3) 수가: 의료행위 따위의 보수로 주는 돈

⑤ 포괄수가제

포괄수가제(case payment method)는 의사에게 환자 1인당 또는 환자 요양일수별로 혹은 질병별로 보수단가를 설정하여 보상하는 방법이다. 우리나라의 건강보험에서도 전형적인 시술점수제에서 일부 질병에 대하여 DRG(diagnosis related groups)를 도입하였다. 장점으로는 진료의 표준화를 유도하거나 경제적 진료를 수행할 수 있고, 행정사무가 간편할 수 있으며 단점으로는 서비스의 최소화경향으로 의료의 질적인 저하를 초래할 수 있고 서비스가 규격화될 수 있다.

(3) 국민건강보험의 진료보수 지불방식

일반적으로 **진료보수비 지불방법**은 환자가 내는 진료비 지불방법과 피보험자(피부양자 포함), 보험자, 의료기관간 관계 설정유형에 따라 분류된다.

① 환불제

가입자가 의료보험에서 지정한 의료기관에 가서 진료 받을 때 미리 의료보험과 의료기관이 협정한 수가기준에 따라 환자가 일단 진료비를 지불한 후에 증빙서류를 첨부하여 의료 보험에 청구하면 심사한 뒤에 가입자에게 진료비를 환불해 주는 제도이다.

② 직접 진료제

의료보험가입자는 필요가 있을 때 의료보험에서 직영하거나 계약을 한 의료기관에 가서 진료를 받는다.

③ 제3자 지불제

의료보험과 의료기관이 미리 수가를 협정하고 가입자가 진료를 받으면 의료비는 의료기관에서 직접 의료보험에 청구하여 지급받는다. 즉 진료비는 환자와 관계없이 제3자가 직접 청구 받아 지급한다.

우리나라의 경우, 국민건강보험공단이 일원화된 보험자가 되고 의료급여수급자를 제외한 국내에 거주하는 모든 국민은 피보험자가 된다. 또한 피보험자가 보험료를 납부함으로써 건강보험 적용을 받는 자인 피부양자도 적용대상이 된다.

(4) 국민건강보험 요양급여절차

국민건강보험이 실시된 2000년 7월 1일부터 전국을 하나의 진료권으로 통합하였고, 요양급여는 1단계 요양급여(의료기관, 약국, 보건소 등)와 2단계 요양급여(종합전문 요양기관 등)로 구분하였으며, 가입자 또는 피부양자는 1단계 요양급여를 받은 후 2단계 요양급여를 받도록 하였다. 이때 2차 요양급여를 받고자 하는 때에는 요양급여의뢰서를 건강보험증과 함께 제출하여야 한다. 그러나 종합전문요양기관에서 1단계 요양급여를 받을 수 있는 경우는 다음과 같다.

- 응급환자의 경우
- 분만의 경우
- 치과에서 요양급여를 받는 경우

- 등록 장애인 또는 재활치료가 필요하다고 인정되는 자가 재활의학과에서 요양급여를 받는 경우
- 가정의학과에서 요양급여를 받는 경우
- 당해 요양기관에서 근무하는 가입자가 요양급여를 받는 경우
- 혈우병[4] 환자가 요양급여를 받는 경우

2) 공적연금제도

연금제도는 경제능력을 상실하는 시기를 대비한 소득을 보장하기 위해 만들어진 제도로, 18세 이상 60세 미만의 국민 및 국내 거주 외국인 **국민연금**과 특정 직업만 가입이 가능한 **직역연금**(군인연금, 사립학교교원연금, 공무원연금제도 등)으로 나눌 수 있다.

전 국민의 42%가 가입한 국민연금은 가입자의 성격에 따라, 사업장가입자(1인 이상 사업장의 근로자와 사용자), 지역가입자(사업장가입자가 아닌 자) 및 임의가입자(사업장가입자 및 지역가입자에 해당하지 않은 자로서 본인이 희망하여 가입한 자) 등으로 구분할 수 있다. 다음은 공적연금들에 대한 현황(표 4-14)과 국민연금의 급여 종류 및 내용(표 4-15)이다 .

표 4-14 ● **공적연금제도 현황** (2020년말 현재, 단위: 천 명)

구분	국민연금	직역연금			
		공무원연금	사학연금	별정우체국 직원 연금	군인연금
도입연도	1988년	1960년	1975년	1982년	1963년
관장기관 (집행기관)	보건복지부장관 (국민연금공단)	인사혁신처장 (공무원연금공단)	사립학교교직원 연금공단	별정우체국 연금관리공단	국방부 (국군재정관리단)
관련부처	보건복지부	인사혁신처	교육부	미래창조과학부 (우정사업본부)	국방부
적용대상	18세이상 60세 미만 국민	국가 및 지방공무원, 법관, 경찰	사립학교 교직원	별정우체국 직원	하사 이상 직업군인
가입자 수	22,343	1,195	353	4	184
연금수급자 수	4,336	589	77	1	75

4) 혈우병: 선천적으로 혈액응고인자(VIII, IX 및 XI)가 결핍되어 나타나는 선천성 출혈성 질환

표 4-15 • 국민연금 급여의 종류와 내용 ('15. 6월말 기준)

급여	수급요건
노령연금	• 가입기간이 10년 이상인 자로 지급개시 연령에 도달
장애연금	• 가입 중에 발생한 질병이나 부상으로 완치 후에도 장애가 남은 경우
유족연금	• 가입자, 10년 이상 가입자였던 자, 노령 또는 장애연금(2급 이상) 수급권자의 사망시
반환 일시금	• 가입기간이 10년 미만인 자가 61세에 도달한 때 • 가입자 또는 가입자였던 자가 사망한 때(유족 연금을 받을 수 없는 경우에 한함) • 국적상실 또는 국외이주한 때
사망 일시금	• 가입자 또는 가입자였던 자가 사망하였으나 유족연금 또는 반환일시금을 지급받을 유족이 없는 경우

3) 고용보험제도

고용보험제도는 직업안전망 구축을 위한 제도로서 우리나라 고용보험법은 실업의 예방, 고용촉진, 근로자의 직업능력 개발, 국가의 직업지도 및 직업소개 기능 강화, 실업 근로자의 급여실시 등을 목적으로 하는 법률이다. 이 법은 근로자를 고용하는 모든 사업에 적용하며, 사업주와 근로자가 당연히 보험 가입자가 되는 것으로 규정하고 있다.

4) 산업재해보상보험제도

산업재해보상보험(산재보험)법은 근로자의 업무상의 재해를 신속하고 공정하게 보상하며, 재해근로자의 재활 및 사회 복귀를 촉진하기 위하여 이에 필요한 보험시설을 설치 · 운영하고, 재해예방과 그 밖에 근로자의 복지 증진을 위한 사업을 시행하여 근로자 보호에 이바지하는 것을 목적으로 한다. 이 법은 모든 사업 또는 사업장에 적용한다.

[3] 공공부조에 관한 법률

1) 국민기초생활보장제도

국민기초생활보장법은 생활이 어려운 사람에게 필요한 급여를 실시하여 이들의 최저생활을 보장하고 자활을 돕는 것을 목적으로, 수급자가 자신의 생활의 유지 · 향상을 위하여 그의 소득, 재산, 근로능력 등을 활용하여 최대한 노력하는 것을 전제로 이를 보충 · 발전시키는 것을 기본원칙으로 한다. 급여의 종류에는 **생계급여, 의료급여, 주거급여, 교육급여, 해산급여**[5], **장제(장례)급여, 자활급여** 등이 있다.

5) 해산급여 : 생계, 의료, 주거급여의 복지 도움을 받는 자가 출산하였을 경우 해산비를 지급하는 복지제도

표 4-16 • 기초생활보장 수급자 현황

연도(12월 기준)	2006	2010	2015	2020
수급가구 수	831,692	878,799	1,106,056	1,547,032
수급자 수	1,534,950	1,549,820	1,646,363	2,134,186

2) 의료급여

의료보장은 개인의 능력으로 해결할 수 없는 건강문제를 사회적 연대책임으로 해결하여 사회 성원 누구나 건강한 삶을 향유할 수 있도록 하는 데 궁극적인 목적이 있다. 건강증진을 위한 보건의료 서비스 요구가 발생될 때 누구나 경제적 부담 없이 보건의료 서비스를 이용할 수 있도록 보장하는 것이다. 나라마다 사회체제나 이념적 지향, 사회보장정책이 성격에 따라 각기 다른 유형의 의료보장을 실시하고 있다.

(1) 의료급여 대상자

의료급여 수급권자는 다음과 같으며 일반적으로 보건복지부장관이 의료급여가 필요하다고 인정한 사람이다.

- 국민기초생활 보장법에 따른 의료급여 수급자
- 재해구호법에 따른 이재민[6]
- 의사상자 등 예우 및 지원에 관한 법률에 따라 의료급여를 받는 사람
- 국내에 입양된 18세 미만의 아동
- 독립유공자, 국가유공자, 보훈보상대상자 및 그 가족
- 중요무형문화재의 보유자와 그 가족
- 북한이탈주민과 그 가족
- 5 · 18민주화운동 보상금 수령자와 그 가족
- 노숙인 등의 복지 및 자립지원에 관한 법률에 따른 노숙인

의료급여 수급권자 중 국민기초생활보장법에 의한 수급자는 1종 및 2종 수급권자로 구분하여 본인부담금에 차등을 두고 있는데 1종과 2종을 구분하는 근거는 근로능력의 유무인데 기초생활 수급자 중 근로능력이 없는 자는 1종(이재민, 북한이탈주민 포함), 근로능력이 있는 자는 2종이 된다.

(2) 의료급여의 내용

의료급여의 내용은 수급권자의 질병 · 부상 · 출산에 대한 진찰 · 검사, 약제 · 치료, 재료의 지급, 처치 · 수술과 그 밖의 치료, 예방 · 재활, 입원, 간호, 이송과 그 밖의 의료목적의 달성을 위한

6) 이재민: 재해를 입은 사람

조치에 해당한다.

의료급여 진료체계는 3단계로 구분되어 있으며, 단계별로 의료이용을 하도록 되어있다. 제1차 의료급여기관은 의료법에 따라 시장 · 군수 · 구청장에게 개설 · 신고한 의료기관(의원 · 치과의원 · 한의원 · 조산원), 보건소 · 보건의료원 · 보건지소, 보건진료소, 약국을 말하고, 제2차 의료급여기관은 의료법에 따라 시 · 도지사가 개설 · 허가한 의료기관(병원 · 치과병원 · 한방병원 · 요양병원 · 종합병원)을 말하며, 제3차 의료급여기관은 제2차 의료급여기관 중에 보건복지부장관이 지정하는 의료기관을 말한다.

표 4-17 • **의료급여 수급자 현황** (단위: 천 명)

연도	2007	2008	2009	2010	2011	2012	2013	2014
수급자	1,853	1,841	1,677	1,675	1,609	1,507	1,459	1,441

3) 사회복지서비스 및 관련제도

사회복지서비스에는 노인복지, 아동복지, 장애인복지, 가정복지서비스 등 정상적인 사회생활이 가능하도록 도와주는 제도와 보건복지, 교육복지, 주거복지, 고용관련 복지서비스 등 국민이 인간다운 생활을 할 수 있도록 돕는 제도가 있다.

국민연금 2054년 고갈...적립금 다 써도 지급

– 아시아경제, 2021.01.06

국민연금은 '내가 낸 보험료를 내가 받는'개념이 아니다. 지금 내는 국민연금 보험료를 은퇴한 부모 세대를 위해 쓰고 우리 자녀 세대가 낼 보험료를 통해 우리가 부양받는 식으로 고안됐다. 주은선 경기대 사회복지학과 교수에 따르면 공적연금의 기본목표는 기여한 만큼 보상하는 게 아니라 경제 성장의 성과를 생산물의 1차적 분배 과정에서 물러난 은퇴 세대가 고루 누릴 수 있도록 하는 데 있다. 노후 대처의 책임을 오롯이 개인에게 맡기는 게 아니라 사회적 연대를 통해 해결하려는 접근법이다.

국민연금 보험료율은 9%로 가장 많은 직장가입자는 본인과 고용주가 각각 4.5%씩 부담한다. 월평균 소득이 245만원인 직장인이라면 월 11만원 정도 내며(회사가 11만원) 40년간 가입해 있었다면 은퇴 후 98만원(노령연금)을 받는다. 평균적으로 보험료 납입 기간이 25년 정도인 점을 감안하면 은퇴 후 62만원 정도로 준다. 최소 10년 이상 가입해 있어야 하며 2013년부터는 5년마다 1세씩 수급 개시 연령이 올라간다. 현 기준으로 1960년생까지는 62세, 1961~1964년생은 63세부터다. 1969년생 이후부터는 65세다.

(후략)

제3절 인구보건

01 인구이론

[1] 인구론의 정의

인구(population)란 일정한 기간에 일정 지역 내에 생존하는 인간의 집단을 말하며, 인구론이란 인구학 및 인구 분석학적인 연구를 의미하는 것으로, 인구학은 지역사회 인구의 정태적 특성이나 동태적 특성을 연구하는 학문이다.

[2] 인구론의 발전

1) 말더스의 이론

말더스(T. R. Malthus)는 인구론에서 인간의 생산력과 토지의 생산력을 비교할 때, 식량생산은 산술급수적으로 증가하는 데 반하여 인구는 기하급수적으로 증가한다고 하였다.

① 규제의 원리: 인구는 반드시 생존자료인 식량에 의하여 규제
② 증식의 원리: 매우 강력하고 효과적으로 방법으로 저지되지 않는 한 식량이 증가함에 따라 항상 증가
③ 파동의 원리: 인구는 증식과 규제의 상호작용에 의하여 균형에서 균형교란으로 다시 균형 회복의 주기를 반복

말더스는 사회의 빈곤과 악덕을 막기 위해 인구규제를 주장하였고, 이를 위해 만혼과 성적인 순결을 포함한 도덕적 억제를 주장하였다.

2) 신말더스주의

프란시스 플레이스(Francis Place)는 말더스의 이론 중 만혼, 금욕 등의 도덕적 억제는 실행하기가 어려우므로 피임을 통해 인구를 억제해야 한다고 주장하였다. 이러한 주장은 인구규제 방법만 다를 뿐 산아제한이라는 원칙은 같으므로 '**신말더스주의(Neo-Malthusism)**'라고 한다.

3) 적정인구론

말더스주의가 인구의 억제를 자국의 식량생산에만 국한한 것에 비해 영국의 경제학 교수 **캐넌**

(**E. Cannan**, 1861~1935)은 신말더스주의를 더욱 발전시켜 인구의 과잉억제를 생활수준에 둠으로써 주어진 여건 속에서 최대의 생산성을 유지하며, 최고의 생활수준이 주어질 때 실질소득을 최대로 할 수 있다는 적정인구론을 주장하였다. 즉 국민 1인당 실질 소득을 극대화할 수 있는 인구를 **적정인구**라고 한다.

[3] 인구의 분류

1) 폐쇄인구

사회적인 인구의 이동은 없이 오직 생물학적인 출생과 사망에 의해 형성되는 인구이다.

2) 안정인구

1925년 미국의 **롯카(A. J. Lotka)**가 발표한 현대 인구통계 이론으로 인구이동이 없는 폐쇄인구(closed population)에서 어느 지역의 인구의 성별, 각 연령별 사망률과 가임여성의 연령별 출생률이 변하지 않고 오랫동안 지속되면(보통 250~400년) 인구규모는 변하지만 인구구조는 변하지 않고 일정한 인구를 유지하는 **안정인구(stable population)**가 된다는 것이다.

3) 정지인구

인구규모가 변하지 않고 일정하게 유지되어 인구증가율이 0이 되는 인구상태로 출생률과 사망률이 같은 상태를 말한다.

02 인구구조

[1] 성별구조

인구 구성에 있어서 남녀별 구성비를 성비(sex ratio)라 하는데, 이는 여자 100명에 대한 남자 인구비를 표시하는 것으로 1차 성비, 2차 성비, 3차 성비로 나눈다.

$$\text{성비} = \frac{\text{남자수}}{\text{여자수}} \times 100$$

① 1차 성비(남>여): 태아의 성비

② 2차 성비(남>여): 출생 시의 성비로 보통 여아 100에 대하여 남아 105 전후이다.

③ 3차 성비(남=여): 현재 인구의 성비로 영아 사망률은 여아보다 남아가 많아서 15~20세 사이에 남녀 성비가 비슷하게 된다.

[2] 연령별 구조

① 영아 인구: 1세 미만의 인구로 초생아, 신생아, 영아 등

② 소년 인구: 1~14세의 인구로 유아 인구, 학령전기 인구, 학령기 인구 등

③ 생산연령 인구: 15~64세의 인구로 청년 인구, 중년 인구, 장년 인구로 구분

④ 노년 인구: 65세 이상의 인구

[3] 인구 피라미드

1) 피라미드형

피라미드형(pyramid form)은 발전형으로 0~14세의 인구가 65세 이상 인구의 2배를 초과하며, 출생률보다 사망률이 낮다.

2) 종형

종형(bell form)은 인구정지형으로 0~14세의 인구가 50세 이상 인구의 2배나 되며, 출생률과 사망률이 둘 다 낮다. 이상적인 인구형이다.

3) 항아리형

항아리형(pot form)은 인구감소형으로 0~14세의 인구가 50세 이상 인구의 2배 이하이며 출생률이 사망률보다 더 낮고, 선진국에서 볼 수 있다.

4) 별형

별형(star form)은 도시형, 유입형으로 15~49세의 인구가 50%를 초과하고 생산연령 인구가 도시로 유입되는 경우이다.

5) 기타형

기타형(guitar form)은 농촌형, 유출형으로 별형과 반대로 생산인구가 전체의 50% 미만이다. 생산연령 인구가 다수 유출되는 농촌에서 볼 수 있는 형이다.

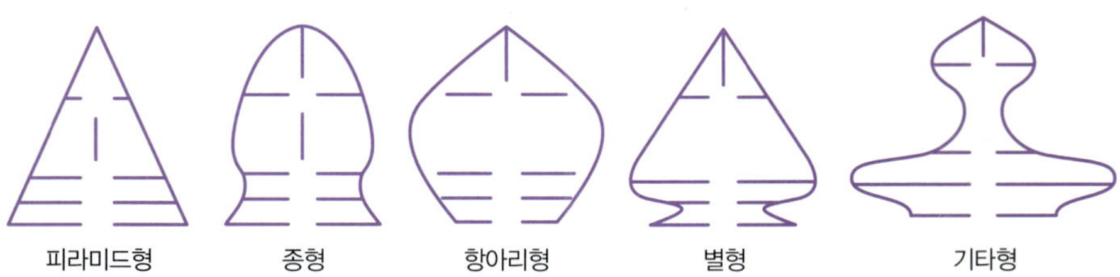

그림 4-3 • 인구 피라미드의 유형

03 인구성장

[1] 인구증가

1) 자연 증가

자연증가(natural increase)는 출생과 사망의 차이에서 오는 인구증가를 말한다.

① 조출생률(crude live-birth rate) $= \dfrac{\text{연간의 출생수}}{\text{인구}} \times 1{,}000$

② 조사망률(crude death rate) $= \dfrac{\text{연간의 사망수}}{\text{인구}} \times 1{,}000$

③ 조자연 증가율: 조출생률과 조사망률의 차

④ 인구증가지수(동태지수): $\dfrac{\text{출생수}}{\text{사망수}} \times 100$ 또는 조출생률과 조사망률의 비

⑤ 재생산율: 재생산이란 여자가 일생동안 낳는 여자 아이의 평균수이며, 어머니의 사망률을 무시하는 재생산율을 총재생산율이라 하고, 사망을 고려하는 경우에는 순재생산율이라 한다. 순재생산율이 1.0이라면 인구의 증감이 없고, 1.0 이하면 인구의 감소를, 1.0 이상이면 인구의 증가를 의미한다.

2) 사회증가

사회증가(social increase)는 전입과 전출의 차이에서 오는 인구증가를 말한다.

① 인구 증가율 $= \dfrac{\text{자연증가} + \text{사회증가}}{\text{연앙 인구}} \times 1{,}000$

② 연간 인구 증가율 $= \dfrac{\text{연말 인구} - \text{연초 인구}}{\text{연초 인구}} \times 1{,}000$

③ 사회증가= 유입 인구 − 유출 인구

④ 인구증가= 자연증가 + 사회증가

[2] 인구이행론

인구의 변화과정을 분석하는 것으로 다음의 3단계를 거친다.

1) 1단계(고 잠재적 성장기, stage of high potential growth; 다산다사형)

장기간 인구가 급속하게 증가하지만 정치적 불안, 빈곤상태가 해결되지 않은 상황에서는 높은 사망률이 발생하여 실질적으로 인구가 증가하지 않을 수도 있다. 현재 전 세계 인구의 약 20%가 이 시기에 있으며 높은 영아 사망률이 가장 뚜렷한 특징이다.

2) 2단계(과도기적 성장기, stage of transitional growth; 다산소사형)

인구의 높은 출생률과 낮은 사망률이 특징이며 특히 높은 자연증가율이 문제이다. 공업화의 초기단계에 출생률이 높지만 사망률이 낮아 인구가 급속하게 증가하게 된다. 현재 세계 인구의 약 60%가 이 시기에 있다고 추계된다.

3) 3단계(인구감소의 시작단계, stage of incipient decline; 소산소사형)

낮은 사망률과 매우 낮은 수준의 출생률로 인해 앞으로 몇십 년간 점차적으로 인구가 감소 현상을 유지할 것으로 예측된다. 현재 세계 인구의 약 20%가 이 시기에 있는 것으로 추정된다.

[3] Blacker의 인구변화 5단계

1) 제1단계(고위정지기)

고출생률과 고사망률을 보이는 인구정지형의 단계이다. 아프리카 등 후진국이 해당하며 인구 증가의 가능성이 있다.

2) 제2단계(초기확장기)

고출생률에 저사망률을 보이는 인구증가형의 단계이다. 개발도상국들에서 볼 수 있으며 인구 증가율이 높아지게 된다.

3) 제3단계(후기확장기)

저출생률과 저사망률을 보이는 인구성장둔화형 단계이다. 산업의 발달과 함께 가족형태의 변화가 일어나는 국가에서 볼 수 있는 인구형태이다.

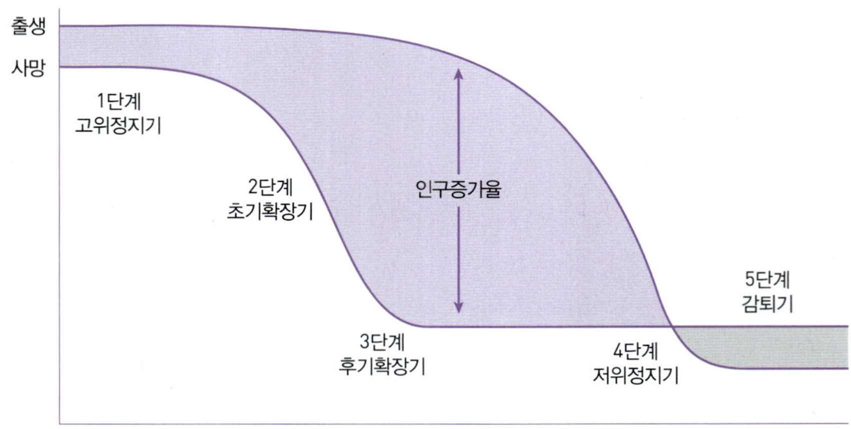

그림 4-4 • Blacker의 인구변화 5단계

4) 제4단계(저위정지기)

출생률과 사망률이 최저에 달해 인구증가가 정지하는 단계이다. 이탈리아, 중동 등이 해당한다.

5) 제5단계(감퇴기)

출생률이 사망률보다 낮아져 역전되는 단계이다. 인구가 감소하는 북유럽, 일본 등의 선진국이 해당한다.

04 인구조사

[1] 인구정태

인구정태(state of population)란 끊임없이 항상 변동하는 인구를 일정 시점에서 보았을 때 인구 상태, 즉 조사 시점에 있어서의 인구의 상태를 뜻한다. 일정 지역의 인구의 크기, 자연적(성별, 연령별, 인종별), 사회적(국적별, 학력별, 결혼 유무별), 경제적(직업별, 산업별, 경제수준별) 구조에 관한 것들이 있다. 대표적인 정태통계에는 국세조사[1](國勢調査, national census)가 있는데, 이는 말 그대로 한 나라의 국세를 나타내는 자료로서 정치, 경제, 문화, 보건 분야 등 국가 행정의 모든 분야의 활동에 기초자료를 마련하는 매우 중요한 조사이다.

우리나라에서는 1925년 간이국세조사가 처음이었고, 이후 5년 단위로 실시되어 2010년에도 인구주택총조사라는 명칭으로 실시되었다. 2015년에는 처음으로 인터넷조사가 적용되었으며 2020년에는 인터넷, 전화, 방문조사 등을 통해 실시되었다.

[2] 인구동태

일정 지역의 인구의 상태는 일정 기간 동안에 출생, 사망, 전입, 전출 등의 변동 요인으로 인하여 시시각각 변화하는데 이를 **인구동태(movement of population)**라고 한다. 이는 보건학적으로 중요한 의미가 있으며 주요 통계자료에는 출생, 사망, 혼인, 이혼 등에 관한 것들이 있다(표 4-18).

[3] 우리나라 인구 및 인구구조

1) 우리나라의 인구

우리나라의 인구는 근대적인 인구조사가 이루어진 1925년에 19,000,030명이었다. 이러한 인구는 여러 역사적인 사건을 거치며 변동을 보였지만 꾸준한 증가세를 이어왔다. 특히 1960년

---

1) 국세조사: 전국 인구와 주택의 총수와 기본적 특성을 파악하기 위해 정기적으로 실시하는 총조사. 센서스(census) 또는 인구주택총조사로도 불림

표 4-18 • 인구정태와 인구동태의 비교

구분	인구정태	인구동태
개념	시점의 개념	기간의 개념
활용분야	경제학 영역	보건학 영역
통계종류	인구의 크기, 성별, 연령별, 직업별 등	사망률, 출생률, 혼인률, 이혼률 등
비유	사진	동영상

대에는 6.25 전쟁 영향으로 인한 베이비붐 현상이 나타나 인구가 급증하였다. 우리나라 인구는 2012년 쯤 5천만 명을 넘어섰지만 현재 인구증가의 추세라면 2028년 쯤 5,194만 명을 정점으로 인구감소가 불가피하다. 이것은 출산률 감소가 가장 큰 원인이며 앞으로 유소년 인구와 생산가능 인구 및 고령 인구 등의 비율이 변동함으로써 인구의 숫자는 물론 구조까지도 매우 큰 변화를 겪게 될 것이다(표 4-19).

표 4-19 • 우리나라 연도별 인구 추이 및 인구구성 변화 (단위: 천 명)

연도(년)	1960	1970	1980	1990	2000	2010	2020	2030	2040	2050	2060
총인구	25,012	32,241	38,124	42,869	47,008	49,554	51,781	51,927	50,855	47,745	42,838
유소년인구	10,588	13,709	12,951	10,974	9,911	7,979	6,297	5,000	4,983	4,250	3,445
생산가능인구	13,698	17,540	23,717	29,700	33,702	36,209	37,358	33,947	28,649	24,487	20,578
고령인구	726	991	1,456	2,195	3,395	5,366	8,125	12,980	17,224	19,007	18,815

* 2025년부터는 추정치, 통계청

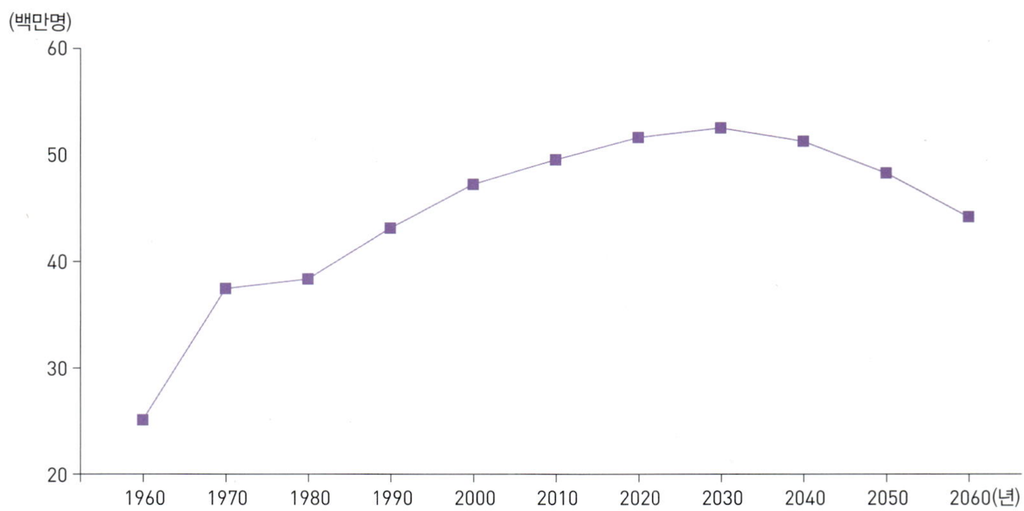

그림 4-5 • 우리나라 인구 증가 추이

표 4-20 • 우리나라 연도별 · 지역별 인구변화

행정구역	1992		2000			2010			2020		
	인구 (명)	비율 (%)	인구 (명)	비율 (%)	증감율 (%)	인구 (명)	비율 (%)	증감율 (%)	인구 (명)	비율 (%)	증감율 (%)
전국	44,503	100.0	47,732	100.0	6.8	50,516	100.0	5.5	51,829	100.0	2.5
서울특별시	10,935	24.6	10,311	21.6	−6.1	10,313	20.4	0.0	9,668	18.7	−6.7
부산광역시	3,882	8.7	3,797	8.0	−2.3	3,568	7.1	−6.4	3,392	6.5	−5.2
인천광역시	2,066	4.6	2,546	5.3	18.9	2,758	5.5	7.7	2,943	5.7	6.3
대구광역시	2,284	5.1	2,524	5.3	9.5	2,512	5.0	−0.5	2,418	4.7	−3.9
대전광역시	1,135	2.6	1,386	2.9	18.1	1,504	3.0	7.9	1,464	2.8	−2.7
광주광역시	1,224	2.7	1,372	2.9	10.8	1,455	2.9	5.7	1,450	2.8	−0.3
울산광역시	−	−	1,040	2.2	−	1,126	2.2	7.6	1,136	2.2	0.9
세종특별자치시	−	−	−	−	−	−	−	−	356	0.7	−
경기도	6,613	14.9	9,219	19.3	28.3	11,787	23.3	21.8	13,427	25.9	12.2
경상남도	3,847	8.6	3,094	6.5	−24.3	3,291	6.5	6.0	3,340	6.4	1.5
경상북도	2,872	6.5	2,797	5.9	−2.7	2,690	5.3	−4.0	2,639	5.1	−1.9
충청남도	1,871	4.2	1,922	4.0	2.6	2,076	4.1	7.4	2,121	4.1	2.1
전라남도	2,283	5.1	2,131	4.5	−7.2	1,918	3.8	−11.1	1,852	3.6	−3.6
전라북도	2,027	4.6	1,999	4.2	−1.4	1,869	3.7	−7.0	1,804	3.5	−3.6
충청북도	1,404	3.2	1,498	3.1	6.3	1,550	3.1	3.4	1,601	3.1	3.2
강원도	1,554	3.5	1,555	3.3	0.0	1,530	3.0	−1.6	1,543	3.0	0.8
제주특별자치도	506	1.1	542	1.1	6.7	571	1.1	5.1	675	1.3	15.3

* 울산광역시는 1997년 7월 15일에 출범, 기존에는 경남 소속
세종특별자치시는 2012년 7월 1일에 출범, 기존에는 충남 연기군, 공주시 일부 및 충북 청원군 일부 소속
제주특별자치도는 제주도에서 2006년 7월 1일 명칭변경

2) 우리나라 인구구조

한국의 연령별 성별 인구구조는 1960년대까지는 고사망, 고출산 구조인 '피라미드형'이었으나 최근에는 인구의 노령화와 저출산이 계속되고 있어 '항아리형' 인구구조가 되고 있다.

그러나 2050년에는 생산층 인구는 총인구의 약 54%, 노년인구는 유년인구의 약 4.2배가 되어 '역항아리형'에 가까울 것으로 예상된다. 또한 총인구 대비 생산층 인구는 2005년 71.3%이던 것이 2030년 64.6%, 2050년에는 53.7%로 감소하며, 노년인구 대비 생산층 인구는 2005년 7.7배이던 것이 2030년에는 2.7배, 2050년에는 1.4배에 불과하게 된다. 현재와 같이 저출산 고령화가 지속되면 2020년 이후에는 '역항아리형'이 될 수 있다. 즉 생산층 인구의 고령화와 근로자의 평균 연령의 상승으로 경제활력이 감소하고, 잠재성장률의 하락 및 부양비의 증가 등이 예견된다.

또한 다문화 가정이 꾸준히 늘면서 인구의 구성과 구조에 적지 않은 영향을 줄 전망이다.

[4] 세계 인구

서기 원년의 세계 인구는 2억 5천 만 명으로 추산되고, 1650년 인구도 약 5억 명에 불과했다. 이러한 세계 인구는 1930년에 20억을 돌파하였고, 1987년 7월 11일에는 50억을 돌파하여 이 날을 '**세계 인구의 날**'로 정하였다. 이로부터 불과 12년 뒤인 1999년 10월 12일에는 60억을 돌파하

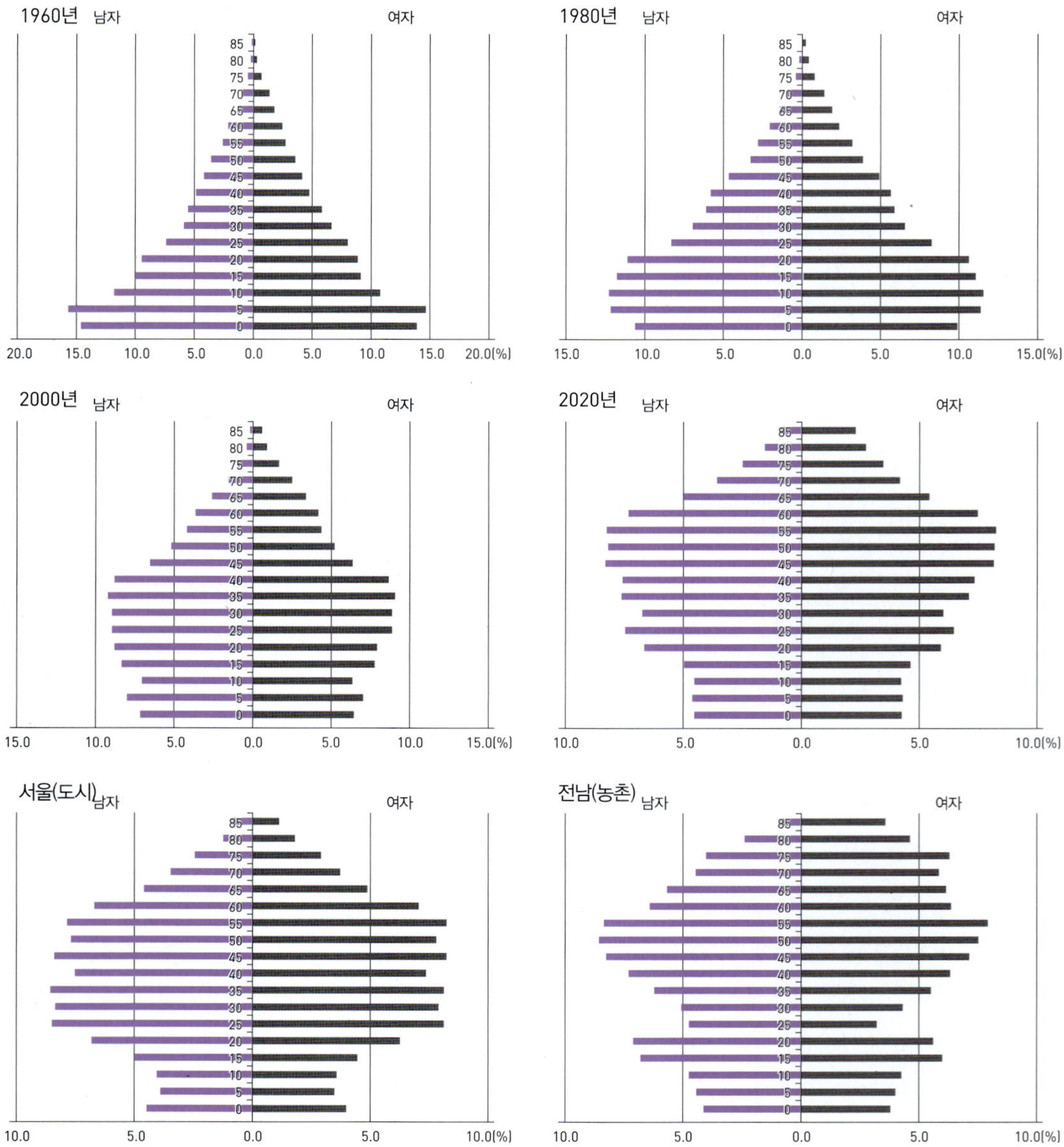

그림 4-6 ◦ **우리나라의 지역별 연도별, 인구구조**

여 이러한 현상을 '인구폭발'이라고 부르는 데까지 이르렀다. 그리고 최근인 2011년 10월 31일에는 70억의 인구를 돌파하였고, 2019년에는 77억 여명에 이른다. 이러한 세계 인구의 증가는 주로 개발도상국들이 이끌고 있으며 일부 선진국들은 오히려 인구가 줄어드는 추세이다. 그럼에도 불구하고 세계 인구는 꾸준히 늘어 2040년 경에는 90억 명을 돌파할 것으로 예상된다.

표 4-21 ◦ 주요 국가 인구변화 추이 (단위: 천 명)

국가별	1990	2015	2040	15'→ 40' 증가율
세계	5,320,817	7,324,782	9,038,687	23.4
중국	1,165,429	1,401,587	1,435,499	2.4
인도	868,891	1,282,390	1,565,509	22.1
미국	254,507	325,128	383,165	17.9
인도네시아	178,633	255,709	311,334	21.8
브라질	149,648	203,657	229,403	12.6
러시아	148,149	142,098	127,005	−10.6
일본	122,249	126,818	114,517	−9.7
멕시코	86,077	125,236	151,821	21.2
독일	80,487	82,562	76,354	−7.5
터키	53,995	76,691	91,778	19.7
프랑스	56,846	64,983	71,523	10.1
영국	57,214	63,844	71,001	11.2
이탈리아	56,832	61,142	60,812	−0.5
남아프리카공화국	36,793	53,491	60,938	13.9
대한민국	42,869	50,617	51,091	0.9
아르헨티나	32,625	42,155	49,275	16.9
캐나다	27,658	35,871	43,042	20.0
사우디아라비아	16,206	29,898	38,193	27.7
오스트레일리아	17,097	23,923	31,045	29.8

05 인구문제

앞서 살펴 본 바와 같이 우리나라의 인구는 아직 증가하고 있지만, 2028년을 기점으로 감소할 것으로 보인다. 이후 우리나라 인구는 2044년 5,000만 명, 2066년 4,000만 명의 인구선이 붕괴될 것으로 추정된다. 이러한 가장 큰 이유는 출산률의 급감이며, 이로 인해 인구의 노령화, 부양비 부담 등이 문제화 되고 있다.

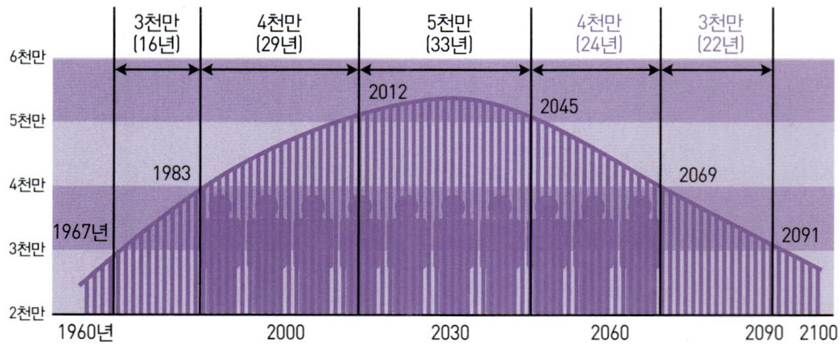

※ 자료: 저출산고령사회위원회, 통계청, 장래인구추계2011

그림 4-7 • 우리나라의 총인구 규모 전망

[1] 저출산 문제

우리나라는 한때 높은 출생률과 인구의 급증으로 인하여 '산아제한정책'까지 실시하였지만 현재는 세계에서 출산률이 가장 낮을 정도로 저출산문제가 심각하다. 출산율을 나타내는 대표적인 지표는 합계출산율(total fertility rate; TFR)로서, 한 여자가 가임기간(15~49세)동안 평균 몇 명의 자녀를 낳는가를 의미한다(표 4-22, 보건통계 참조).

우리나라의 2020년 합계출산률은 0.84명으로, 2010년 1.23명보다도 감소했으며 앞으로 더 감소할 것으로 예상되고있다.

표 4-22 • 우리나라 연도별 합계출산율

구분	1970	1980	1990	2000	2010	2020
출생아수(천명)	1,007	863	650	640	470	272
조출생률(천 명당)	31.2	22.6	15.2	13.5	9.4	5.3
합계출산율(명)	4.53	2.82	1.57	1.48	1.23	0.84

출처: 통계청 인구동향조사

[2] 인구의 노령화

우리나라의 65세 이상 노인 인구는 꾸준히 증가하고 있다. 2000년도에 노인 인구가 7%를 넘어서면서 현재까지 **고령화사회**의 상태이다. 2018년에 노인 인구가 14%를 넘어서 **고령사회**를 거쳐 2025년에는 노인 인구가 20%를 넘어 초고령사회가 될 것으로 보여진다. 주목할 점은 우리나라의 **초고령사회** 진입속도이다. 이미 초고령사회에 들어선 독일의 경우, 고령사회에서 초고령사회로 넘어가는 데 37년이 걸린 반면 우리나라의 경우 불과 7년이 소요될 것으로 예상된다(표 4-23).

표 4-23 • **주요 국가들의 초고령사회 진입 속도 비교**

구분	도달연도(년)			소요연수(년간)	
	고령화사회	고령사회	초고령사회	고령사회	초고령사회
일본	1970	1994	2006	24	12
독일	1932	1972	2009	40	37
프랑스	1864	1979	2018	115	39
대한민국	2000	2018	2025	18	7
미국	1942	2015	2036	73	21

[3] 부양비

노인 인구비율의 증가는 부양비의 증가로 이어진다. 부양비(총부양비)는 유년인구 부양비와 노년인구 부양비의 합계를 말하며, 부양비 문제는 생산층 및 노령인구의 증감과 출산율의 높고 낮음에 따라 결정된다. 즉 유년인구 부양비는 고출산 국가의 단기적 문제, 노년인구 부양비는 고령화사회의 문제로, 저출산 국가는 유년인구 부양비가 감소하는 반면 장래에는 생산층 인구(경제활동인구)의 감소로 부양비 부담이 커지게 된다. 우리나라는 저출산에 고령화사회로 진입되어 있기 때문에 노년부양비가 급속하게 증가될 것으로 예상된다. 우리나라에서의 노인부양비는 농촌보다 도시에서 낮은데, 이는 도시 인구에 생산층 연령 인구가 많기 때문이다.

① 부양비 $= \frac{\text{비생산층 인구}}{\text{생산층 인구}} \times 100 = \frac{\text{0～14세 인구 + 65세 이상 인구}}{\text{15～64세 인구}} \times 100$

② 노년부양비 $= \frac{\text{노년인구}}{\text{경제활동 인구}} \times 100 = \frac{\text{65세 이상 인구}}{\text{15～64세 인구}} \times 100$

③ 유년부양비 $= \frac{\text{유년인구}}{\text{경제활동 인구}} \times 100 = \frac{\text{0～14세 인구}}{\text{15～64세 인구}} \times 100$

④ 노령화 지수 $= \frac{\text{노년인구}}{\text{유년인구}} \times 100 = \frac{\text{65세 이상 인구}}{\text{0～14세 인구}} \times 100$

표 4-24 • 우리나라 연도별 부양비 및 노령화지수 변화

항목/연도		1960	1970	1980	1990	2000	2010	2020	2030	2040	2050	2060
구성비 (%)	유소년인구	42.3	42.5	34.0	25.6	21.1	16.1	12.2	9.6	9.8	8.9	8.0
	생산가능인구	54.8	54.4	62.2	69.3	71.7	73.1	72.1	65.4	56.3	51.3	48.0
	고령인구	2.9	3.1	3.8	5.1	7.2	10.8	15.7	25.0	33.9	39.8	43.9
부양비	총부양비	83	84	61	44	40	37	39	53	78	95	108
	유년부양비	77	78	55	37	29	22	17	15	17	17	17
	노년부양비	5	6	6	7	10	15	22	38	60	78	91
노령화지수		7	7	11	20	34	67	129	260	346	447	546

출처: 통계청 인구동향조사

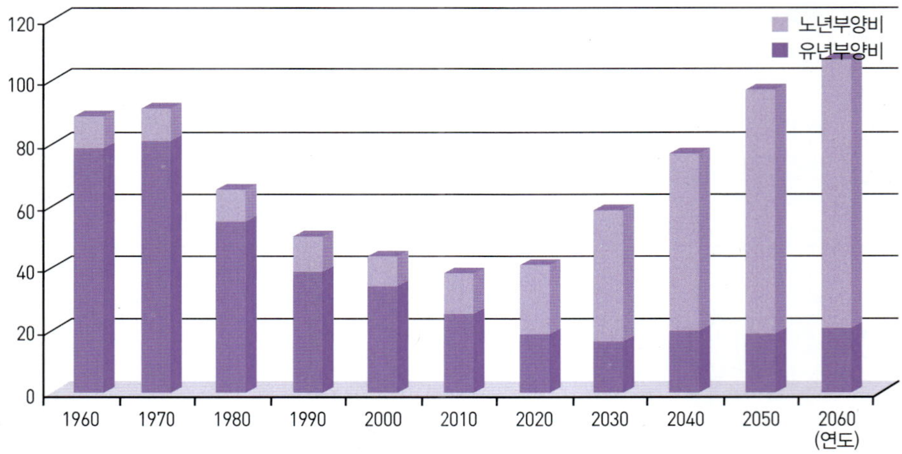

그림 4-8 • 연도별 노년 및 유년부양비 추세

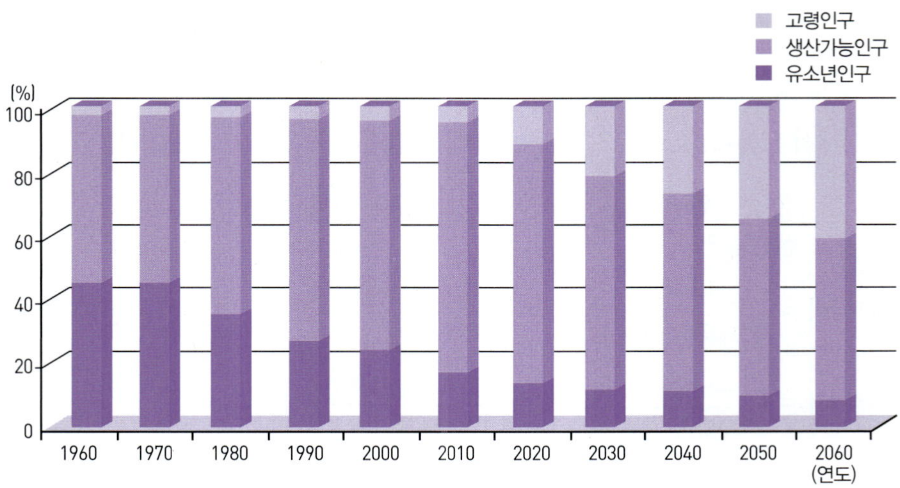

그림 4-9 • 연도별 인구구성 비율 추세

표 4-25 • 국가별 인구구성 및 부양비

국가	인구 (만명)	연간 인구 증가율(%)	인구구성비(%)			부양비			노령화 지수
			0~14세	15~64세	65세이상	총부양비	유년	노인	
세계	767,353	1.08	26	65	9	53	39	14	35
한국	5,171	0.2	13	72	15	39	18	21	118
중국	139,772	0.35	18	71	11	41	25	16	64
인도	136,642	1.02	27	67	6	49	40	10	24
미국	32,824	0.47	19	65	16	53	28	25	87
인도네시아	27,063	1.1	26	68	6	48	39	9	23
브라질	21,105	0.75	21	70	9	43	30	13	44
러시아	14,437	-0.07	18	67	15	50	27	23	83
일본	12,626	-0.21	13	59	28	68	21	47	223
이집트	10,038	1.98	34	61	5	64	56	9	16
독일	8,313	0.27	14	65	22	55	21	33	156
프랑스	6,706	0.14	18	62	20	62	29	33	115
영국	6,683	0.56	18	64	19	57	28	29	105
이탈리아	6,030	-0.21	13	64	23	57	21	36	175
아르헨티나	4,494	0.99	25	64	11	56	38	18	46
캐나다	3,759	1.42	16	67	18	50	24	27	111
오스트레일리아	2,536	1.52	19	65	16	54	30	25	83

※ 자료: 통계청, 2019년

표 4-26 • 주요국가 연도별 인구구성 및 부양비 향후추세

국가명	연도	인구(%)			부양비		노령화지수
		0~14세	15~64세	65세 이상	총부양비	노인부양비	
대한민국	2015	13.9	73.0	13.1	37	18	94
	2030	12.6	63.1	24.3	59	39	193
	2045	10.4	54.6	35.1	83	64	338
중국	2015	18.2	72.4	9.5	38	13	52
	2030	15.9	68.0	16.2	47	24	102
	2045	14.7	62.6	22.8	60	36	155
일본	2015	12.9	60.7	26.4	65	43	205
	2030	12.2	57.1	30.7	75	54	251
	2045	12.4	51.8	35.8	93	69	290

표 4-26 • 주요국가 연도별 인구구성 및 부양비 향후추세(계속)

국가명	연도	인구(%)			부양비		노령화지수
		0~14세	15~64세	65세 이상	총부양비	노인부양비	
미국	2015	19.4	65.9	14.7	52	22	76
	2030	18.8	61.0	20.2	64	33	107
	2045	18.2	60.6	21.2	65	35	117
영국	2015	17.6	64.3	18.1	56	28	103
	2030	17.2	61.1	21.7	64	36	127
	2045	16.5	59.3	24.2	69	41	146

※ 자료: 통계청, 2015년

[4] 저출산 및 고령화에 따른 우리나라의 문제와 해결방안

1) 우리나라의 문제

(1) 노동력의 문제

저출산과 고령화가 동시에 이루어지면서 생산가능인구는 급감하게 된다. 2010년 72.8%에서 2050년에는 52.7%까지 감소할 것으로 보인다. 현재의 추세가 계속 이어진다면 인구의 감소와 함께 생산가능인구의 감소는 더욱 가속화 될 전망이다.

(2) 국가와 국민부담 증가

생산가능인구의 감소로 인해 국가적인 생산력과 세수가 감소하게 된다. 또한 노인 인구의 증가 및 평균 수명의 연장으로 국민연금과 같은 직접적인 사회보장비용은 물론, 의료비용의 증가와 같은 간접적인 부담도 증가하게 된다.

(3) 개인과 가족의 삶의 질 저하

노후대책이 마련되지 않은 상태에서의 노인 인구 급증은 노인과 부양계층 모두에게 큰 부담이며, 곧 삶의 질 저하로 이어진다.

2) 저출산 및 고령화 대책

(1) 저출산 대책

현재 여성들이 출산을 힘들어하는 가장 큰 이유는 자녀양육과 그로 인한 경제활동의 중단이다. 즉 자녀를 안심하고 양육하면서도 경제활동에 안정적으로 참여할 수 있는 시스템이 필요하다. 출산율 감소, 나아가 인구감소를 막기 위해서는 양육을 개인의 문제가 아닌, 국가와 사회적 공동체 문제라는 인식과 함께 안정적인 양육비 지원 및 교육비 경감대책 등이 필요하다.

(2) 고령화 대책

기대수명이 늘어난 만큼 노후생활안정이 매우 중요하다. 이를 위해 노령연금제도의 확립, 노인일자리 창출 및 정년연장 등 안정된 삶의 질을 위한 기반이 필요하다. 또한 노인여가생활을 위한 프로그램의 개발도 요구된다.

(3) 저출산 고령사회기본계획

이러한 문제들을 해결하고자 2005년도에 '저출산 · 고령사회기본법'이 제정되었다. 이 법은 저출산 및 인구의 고령화에 따른 변화에 대응하는 저출산 · 고령사회정책의 기본방향과 그 수립 및 추진 체계에 관한 사항을 규정함으로써 국가의 경쟁력을 높이고 국민의 삶의 질 향상과 국가의 지속적인 발전에 이바지함을 목적으로 제정되었다. 특히 이 법에서는 저출산 · 고령사회정책에 관한 중요 사항을 심의하기 위하여 대통령 소속하에 '저출산 · 고령사회위원회'를 두도록 하였다. 이 위원회는 2006년 '제1차 저출산 · 고령사회기본계획'수립을 시작으로 2011년 2차 계획, 2016년 3차 계획, 2021년 4차 계획까지 수립했다. 다음은 각 차수 별 계획의 목표와 '제4차 저출산 · 고령사회기본계획'의 추진전략이다(표 4-27, 표 4-28).

표 4-27 • 저출산 · 고령사회기본계획 목표

차수	시기(년)	목표
제1차 계획	2006~2010	출산, 양육에 유리한 환경 조성 및 고령사회 대응기반 구축
제2차 계획	2011~2015	점진적 출산율 회복 및 고령사회 대응체계 확립
제3차 계획	2016~2020	출산율 회복(2020년까지 1.5명) 및 고령사회 성공적 적응
제4차 계획	2021~2025	개인의 삶의 질 향상, 성평등하고 공정한 사회, 인구변화 대응 사회 혁신

표 4-28 • 4차 기본계획의 추진전략

전략명	세부전략
함께 일하고 함께 돌보는 사회 조성	모두가 누리는 워라밸, 성평등하게 일할 수 있는 사회, 아동돌봄의 사회적 책임 강화, 아동기본권의 보편적 보장, 생애 전반 성 · 재생산권 보장
건강하고 능동적인 고령사회 구축	소득공백 없는 노후생활보장체계, 예방적 보건 · 의료서비스 확충, 지역사회 계속 거주를 위한 통합적 돌봄, 고령친화적 주거환경 조성, 존엄한 삶의 마무리 지원
모두의 역량이 고루 발휘되는 사회	미래 역량을 갖춘 창의적 인재 육성, 평생교육 및 직업훈련 강화, 청년기 삶의 기반 강화, 여성의 경력유지 및 성장기반 강화, 신중년의 품격있고 활기찬 일 · 사회참여
인구구조 변화에 대한 적응	다양한 가족의 제도적 수용, 연령통합적 사회 준비, 전 국민 사회안전망 강화, 지역상생 기반 구축, 고령친화경제로의 도약

06 인구문제와 대책

[1] 인류 생존의 3대 방해요소(3P)

1) 인구(Population) 문제

인간이 생존할 수 있는 땅은 좁은데 인구가 계속 증가하기 때문에 환경이 크게 오염되고, 이로 인한 토지 감소와 식량생산의 저하로 인간은 기아상태에 허덕이게 된다.

2) 공해(Pollution) 문제

환경오염으로 귀중한 생명이 죽어가고 인류가 살아가는 데 절대로 필요한 식량생산을 크게 저하시킨다.

3) 가난(Poverty; 식량) 문제

인구의 증가와 환경오염, 현대과학의 발달에 따라 현대산업의 발달로 농토가 잠식당하여 더욱 식량생산이 감소된다.

[2] 인구 증가로 인한 사회적 문제

우리나라의 경우, 인구감소가 예상되지만 전 세계적으로는 인구증가의 문제가 지속됨으로써 식량과 자원의 부족, 부양비 증가, 주거환경의 악화, 경제발전 둔화, 사회적 불안 및 환경오염 등의 문제가 발생할 것으로 보인다.

[3] 대비책

인구의 양적 조절, 즉 가족계획의 적극적 보급과 이민사업 등을 이용한다. 생산층 연령의 도시 집중화를 막기 위하여 산업구조를 변화시킴과 아울러 도시와 농촌간의 균등 발전, 실업문제 등을 고려한 효과적인 인구분산책이 이루어져야 할 것이며, 이와 함께 새로운 자원개발과 식량증산을 준비해야 한다. 특히 공기 · 물 · 토양오염, 온난화, 사막화, 산성비, 지구의 허파라는 열대우림의 파괴 등 지구환경의 자정능력을 초과하는 현상이 계속되고 있어 경제적으로나 환경적으로 지속 가능한 개발로 전환해 가는 노력이 강화되어야만 한다. 노령화에 따른 노인의 소득보장의 문제, 노인성 질병문제, 노인의 소외문제 등을 해결해가기 위한 노인복지제도의 개발향상이 절실해지고 있다.

[4] 생명표

생명표(life table)란 보통 생물통계집단의 생명현상을 시계열[2]적으로 관찰하는 방법을 제시한 것으로서, 어떤 한 인구집단이 연령증가에 따라 어떻게 소멸되어 가는가를 나타내는 표이다. 즉 인구의 연령별 사망률을 근거로 한 시점에서 동시에 출생하는 100,000명의 가상인구에 대해 연령별로 생존율과 사망률을 나타낸 것이다. 생명표에 속하는 항목에는 **생존수**, **사망수**, **생존률**, **사망률**, **사력**, **평균여명** 등 6종이 있다.

1) 생존수(l_x)

동시에 출생한 남녀 10만 명에 대하여 현재 인구에서의 연령별 사망률이 변치 않을 때 x세에 있어서의 살아남는 수를 말한다. 예를 들어 어느 해에 1만 명이 태어났다면 0세 인구의 생존수는 1만에 가까울 것이며 100세 인구의 생존수는 0에 가까울 것이다.

2) 사망수(d_x)

x세로부터 x+1세에 도달하지 못하고 사망한 수를 x세에 있어서의 사망수라 한다. 동시에 출생한 자가 절반으로 되는 때를 반감기라 하는데, 선진국의 경우 60~70세이고 후진국의 경우 40~50세에 해당한다. 사망수는 생존수의 반대 개념으로 식은 다음과 같다.

$$d_x = l_x - l_{x+1}$$

3) 생존율(P_x)

x세의 사람 중 x+1세에 도달할 수 있는 사람의 비율을 x세에서의 생존율이라 한다. 수식은 다음과 같다.

$$P_x = \frac{l_{x+1}}{l_x}$$

4) 사망률(q_x)

x세의 사람 중 x + 1세에 도달하지 못하고 사망하는 비율을 x세에서의 사망률이라 한다. 생존률의 반대 개념으로 식은 다음과 같다.

$$q_x = \frac{d_x}{l_x} = \frac{l_x - l_{x+1}}{l_x}$$

---

2) 시계열 : 시간의 흐름에 따라 관측된 통계량을 벌여 놓은 것

5) 사력(μ_x)

x에 도달한 사람이 그 순간에 사망할 수 있는 확률이 1년간 계속된다고 가정한 것이다. 일반적으로 생명표에서 사용되지 않는다.

6) 평균여명(기대 여명)

x세에 달한 자가 그 후 평균 몇 년을 살 수 있는가의 연수를 말한다. 이때 0세의 기대 여명은 곧 평균수명이 된다.

표 4-29 • **우리나라의 생명표**

연령	기대여명(년)			사망확률	생존자	정지인구	사망자
	전체	남자	여자				
0세	83.3	80.3	86.3	0.0027	100,000	99,779	268
10세	73.6	70.6	76.6	0.0001	99,635	99,632	5
20세	63.7	60.7	66.7	0.0003	99,483	99,469	30
30세	53.9	51.0	56.9	0.0005	99,113	99,090	46
40세	44.2	41.3	47.1	0.0010	98,446	98,399	94
50세	34.8	32.0	37.5	0.0022	97,079	96,973	213
60세	25.7	23.3	28.1	0.0046	94,048	93,833	431
70세	17.1	15.2	18.9	0.0111	87,798	87,312	972
80세	9.7	8.4	10.7	0.0394	71,388	69,981	2,813
90세	4.8	4.2	5.1	0.1325	32,896	30,717	4,357
100세이상	2.3	2.1	2.4	1.0000	3,057	7,057	3,057

- 기대여명: 특정연령 x세의 생존자가 앞으로 생존할 것으로 기대되는 평균생존년수(※기대수명: 0세 출생자가 향후 생존할 것으로 기대되는 평균생존년수로 '0세의 기대여명'를 말함)
- 사망확률: 특정연령 x세인 사람이 x+n세에 도달하지 못하고 사망할 확률
- 생존자: 특정연령 x세에서의 생존한 사람수로, 동시에 출생한 100,000명이 사망확률에 따라 사망으로 감소할 경우만 명x세에 도달할 때까지 살아 있을 것으로 기대되는 사람수
- 정지인구: 특정연령 x세에서의 생존자들이 각각 x세에서 x+n세에 도달하는 기간동안에 생존할 것으로 기대되는 생존자수의 합계

출처: 통계청, 2019년

표 4-30 • **우리나라 연도별 기대수명** (단위: 세)

성별	1970	1980	1990	2000	2010	2020	2030	2040	2050	2060
계	61.9	65.7	71.3	76.0	80.8	82.6	84.3	86.0	87.4	88.6
남자	58.7	61.8	67.3	72.3	77.2	79.3	81.4	83.4	85.1	86.6
여자	65.6	70.0	75.5	79.6	84.1	85.7	87.0	88.2	89.3	90.3

출처: 통계청

표 4-31 • 주요국가별 기대여명 및 추이 (단위: 세)

국가별	1960	1980	2000	2020	2040	2060
일본	66.4	75.4	80.5	84.4	86.8	89.1
이탈리아	68.4	73.5	78.8	83.3	85.9	88.2
오스트레일리아	70.4	73.6	78.8	83.2	85.8	88.1
한국	52.9	65.7	76.0	82.6	86.0	88.4
프랑스	69.4	73.7	78.4	82.5	85.1	87.4
캐나다	70.3	74.3	78.6	82.2	85.0	87.3
영국	70.6	73.0	77.2	81.2	84.0	86.4
독일	68.9	72.3	77.3	81.1	84.1	86.4
미국	69.7	73.3	76.5	78.8	81.7	84.4
터키	43.7	57.0	68.5	77.3	81.6	84.8
태국	53.3	63.3	70.3	76.8	80.4	83.5
중국	44.5	65.5	70.6	76.6	79.9	83.0
브라질	53.0	61.8	69.3	75.6	79.4	82.9
세계	49.4	60.3	65.6	72.3	75.5	77.9
이집트	46.3	56.8	68.0	71.7	74.8	77.6
남아프리카공화국	47.4	56.9	59.0	63.6	67.8	70.8

출처: 통계청

지난해 사상 첫 인구 감소…'인구 절벽' 위기 현실로

– 한국경제, 2021.01.04

대한민국의 저출산 고령화, 인구 절벽의 위기가 현실화되고 있다.

행정안전부가 지난 3일 발표한 '2020년 주민등록 인구통계'에 따르면 출생자가 사망자 수를 밑돌아 인구가 자연 감소하는 '데드크로스'가 처음으로 나타났다. 최근 10년간 계속 떨어져 온 인구 증가율이 결국 감소세로 뒤집힌 것이다. 이에 따라 지난해 12월 31일 기준 우리나라 주민등록 인구는 5182만9023명으로 1년 전에 비해 약 2만여명이 줄어들어 사상 처음으로 감소했다. 사망자 수가 증가한 영향도 있지만 주원인은 출생자 급감이다.

(중략)

저출산 고령화의 심화로 40년 후인 오는 2060년엔 국내 인구가 절반 이후가 줄어들 것이라는 관측도 나온다. 한경연이 지난해 7월 발표한 보고서에 따르면 2060년 인구는 2500만명으로, 생산가능인구는 48.1%, 현역병 입영대상자는 38.7%, 학령인구(6~21세)는 42.8% 수준으로 감소할 것으로 내다봤다. 생산가능인구 수가 줄고 있는 상황에서, 노인들을 부양해야 하는 부담은 커지는 등 이같은 '인구 절벽'은 국내 경제에 부정적 영향을 끼칠 것이라는 우려가 나온다. 한은에 따르면 저출산 · 고령화로 인해 오는 2026년~2035년 경제성장률이 0.4% 수준으로 하락할 것으로 전망됐다.

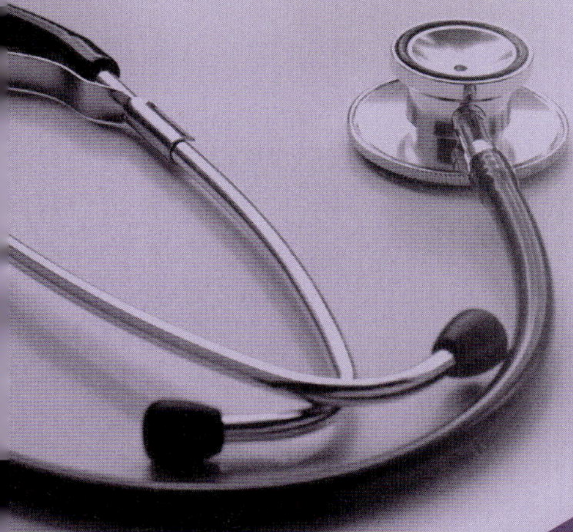

제 5 장

보건관리

제 1 절 보건교육 및 학교보건

01 보건교육

[1] 보건교육의 일반사항

1) 보건교육의 정의

① 그라우트(R. Grout): 보건교육이란 '건강에 관한 지식을 교육 과정을 통하여 개인 또는 집단의 건강한 행동양상으로 바꾸어 놓는 것'이다.

② 미국 보건교육용어 제정위원회(Joint Committee on Health Education Terminology, 1991): 보건교육이란 '개인 또는 집단의 건강에 관여하는 지식 · 태도 및 행위에 영향을 미칠 목적으로 학습경험을 베풀어 주는 과정'이다.

③ 그린(Green) & 크로이터(Kreuter): 보건교육이란 '건강수준을 향상시키는 데 이로운 행동을 자발적으로 할 수 있도록 의도한 모든 학습경험의 조합'이다.

④ 교육이란 학습자의 올바른 발달을 위한 조성작용이다. 즉 학습자의 현재의 생활에 대한 인정과 이를 토대로 한 미래 생활의 설계를 이루는 과정을 말한다.

⑤ 교육은 사회기능인 동시에 사회과정이다. 개인의 사회화가 가장 잘 이루어지도록 하는 것이 교육이며, 이러한 교육적 작용에 의해서 사회는 유지되고 발전할 수 있다.

2) 보건교육의 목적(WHO 공중보건교육 전문위원회)

보건교육은 건강에 유해한 영향을 미치는 위험한 건강 지식, 태도, 행동을 올바른 방향으로 수정하고자 하는 것으로서 궁극적으로는 자신의 건강을 스스로 지킬 수 있는 적극적인 태도를 형성하는데 그 목적이 있다. 이에 대하여 세계보건기구(WHO)가 주최한 제1차 공중보건교육 전문위원회에서는 보건교육의 기본 목적을 다음의 세 가지로 규정하고 있다.

① 건강은 지역사회의 귀중한 자산임을 인식시키는 데 있다.

② 보건사업의 발전을 이룩하고 이것을 활용하도록 하는 데 있다.

③ 세계보건기구 헌장에 규정된 건강을 완전히 구현하기 위하여 개인이나 작은 집단의 구성원으로서 자기 스스로 해야 할 일을 수행하도록 그리고 그와 같은 능력을 가지도록 돕는 데 있다.

3) 보건교육의 중요성

(1) 인구구조의 변화와 노인 인구의 증가

경제적 성장과 의료기술의 발달로 인하여 우리나라 국민의 평균수명이 증가하고 있으며, 이에 따라 노인 인구의 비율도 급격히 상승하고 있는 추세이다(인구보건 표 4-30). 통계적 발표에 의하면, 2017년 65세 이상 고령인구는 고령인구로 진입하는 코호트(65세)의 규모와 기대수명 향상 속도에 따라 변화하여 2017년 707만명, 2025년에 1,000만명이 넘고, 2050년에 1,901만명까지 증가 후 감소할 전망하고 있다. 고령인구 구성비는 2017년 13.8%에서 빠르게 증가하여 2025년 20%, 2036년 30%, 2051년 40%를 초과할 전망하며, 85세 이상 초고령인구는 2017년 60만명에서 2024년에 100만명이 넘고, 2067년 512만명으로 2017년 대비 8.6배 수준으로 증가하여 85세 이상 인구 구성비는 2017년 1.2% 수준에서 2067년 13.0%로 증가할 전망하고 있다. 이로 인해 노년부양비는 고령인구의 빠른 증가로 인해 2017년 18.8명에서 2036년 50명을 넘고, 2067년 102.4명 수준으로 2017년 대비 5.5배로 증가할 전망하며, 유소년인구 1백명당 고령인구수인 노령화지수는 2017년 105.1명에서, 2026년 206명, 2056년 502.2명으로 높아져, 2056년부터는 고령인구가 유소년인구보다 5배 이상 많아질 전망이다(표 5-2, 그림 5-1, 인구보건 표 4-24).

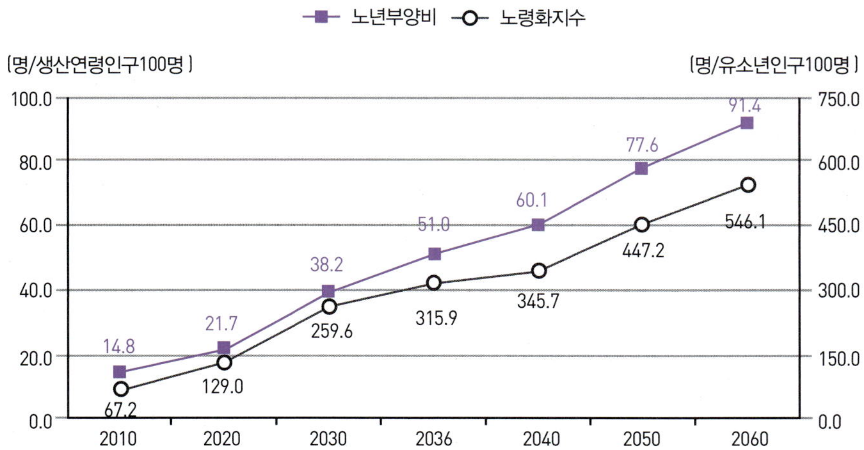

그림 5-1 • **노년부양비 및 노령화 지수 (통계청, 2020, 2020 고령자 통계)**

노인성 질환은 일반적으로 성인기 이후에 다발하는 만성 질환인 뇌혈관 질환, 악성종양, 간 질환, 당뇨병, 심장병 등이 대표적이며, 이들의 이환과 진행에 평소 건강습관과 관리가 막대한 영향을 미치므로 개개인의 건강습관과 보건행동을 바르게 유지할 수 있도록 교육적 측면의 접근이 우선적으로 고려된다.

(2) 질병양상의 변화

인구구조가 변화하여 노령화가 가중되는 것과 함께, 다른 연령층에서도 암이나 뇌혈관 질환을 중심으로 하는 만성 질환의 발생이 주요한 사인이 되고 있다. 2019년도 우리나라 사망원인을 살펴볼 때, 2위가 악성 신생물(암), 2위가 심장 질환, 3위가 폐렴, 4위가 뇌혈관 질환으로 모두 만성 질환으로 모두 구성 되어 있는데(통계청, 2020, 2019년 사망원인 통계 결과), 만성 질환의 발생에 기여하는 우선적인 요인이 평소의 건강습관임을 고려할 때, 바람직한 보건행동 형성을 위한 보건교육의 필요성이 점점 더 중요해지고 있다.

4) 보건교육 교수-학습의 원리

(1) 자발적 참여의 원리

모든 교수–학습은 교사의 일방적인 지식전달이 되어서는 안 되며, 학습자가 학습내용에 대하여 능동적으로 이해하고 자발적으로 질문이나 의견발표 등을 통하여 학습내용을 자기화해야 한다.

(2) 개별화의 원리

학습자는 저마다 개성, 능력, 동기, 준비도, 흥미 등이 다르므로 학습활동과 반응 및 이해에 대한 개인차를 최대한 수용하고 배려해야 한다.

(3) 체험의 원리

학습은 배운 내용들을 학습자가 스스로 경험하고 의견을 이야기할 때 오래 기억된다. 즉 보고, 느끼고, 맛보는 등의 체험 및 감각행동이 학습효과를 높이는 데는 중요한 역할을 한다.

(4) 사회적용의 원리

학습내용은 지식 자체로 남아 있어서는 안 되며 학습자가 경험하는 실생활에 적용되고 현실을 이해하는 데 도움이 되어야 한다. 따라서 각 단원별 학습의 마지막 단계는 학습내용의 실과의 연계 및 적용으로 이루어질 수 있다.

[2] 보건교육의 방법

1) 개인접촉 방법

① 방법: 개인적 접촉(individual contact)을 통해서 보건교육을 하는 것으로 가정방문, 건강상담, 진찰, 전화, 예방접종, 편지 등이 있다.

② 특징: 가장 효과적인 방법으로 특히 저소득층이나 노인층에 적합하며 개인적 지도를 할 수 있지만 많은 시간과 인원이 필요하다.

2) 집단접촉 방법

집단접촉(group contact)은 동시에 2명 이상의 집단을 대상으로 교육하는 방법이다. 전달방법이 매우 다양하므로 전달내용에 적절한 방식을 찾는 것이 중요하다. 개인접촉 방법만큼의 효과는 기대하기 어렵다.

① 브레인스토밍(Brainstorming)

특별한 문제를 해결하기 위한 단체의 협동적 논의 방법이다. 어떤 문제를 중심으로 가능한 모든 면의 검토를 하여 광범위하게 해결책을 강구한다. 재미있고 어떤 문제든지 토론의 주제가 될 수 있다는 장점이 있으나, 시간적 낭비로 끝날 수 있다는 단점이 있기 진행이 중요하다.

② 협의회 운영(committee work)

협의회의 운영은 보통 4–12명으로 조직되며, 각 위원이 자주 모여서 특별한 문제나 어떤 제목을 가지고 문제해결의 접근방법으로 회의를 진행하는 것이다.

③ 집단토의(group discussion)

집단내의 참가자들이 어떤 특정 주제에 대하여 자유로운 입장에서 상호의견을 교환하고 결론을 내리는 방법이다. 효율적인 토론을 위해서는 토론의 목적을 이해하고 참가자의 수가 클수록 참여 기회가 적으므로 5~10명이 적당하다. 사회자는 전체의 의견을 종합할 수 있다.

④ 패널토의(panel discussion, 패널 디스커션)

대표토의 또는 단상토의라고도 부른다. 몇 사람의 전문가가 청중 앞에서 자유롭게 토론하는 형식으로 사회자가 있어서 이야기를 진행, 정리해 나간다. 또한 청중들에게 질문과 발언권을 주어지기 때문에 질의와 응답을 통해 청중의 참여를 촉진할 수 있다.

⑤ 분단토의(buzz session, 버즈세션)

많은 사람들이 모인 집회에서 의견을 다 들을 수 없으므로 몇 개의 분단으로 나누어서 토의시키고, 다시 전체 회의에서 종합하는 방법이다. 이 방법은 6명으로 구성된 6개의 분단이 각각의 목표를 가지고 6분 정도 토의하는 6–6방법이다.

⑥ 심포지엄(symposium)

어떤 문제의 여러 면을 다루기 위하여 의장이 지적하는 부분에 따라 여러 명의 전문가가 자기의 의견을 발표하고 난 후에 청중을 공개토론의 형식으로 참여시키는 방법이다. 청중의 참여가 제한적이며 청중은 어느 정도 그 문제에 대한 지식이 필요하다.

⑦ 세미나(seminar)

세미나는 토의내용, 연구 또는 선정된 문제를 효과적으로 분석하기 위한 집회로 어떤 주제에 권위 있는 전문가나 연구자들이 사전에 준비한 의견을 가지고 질의응답과 토론을 통하여 새로운 결론을 창출한다. 새로운 사실이나 정보를 전달하기 때문에 전문적인 연수나 훈련을 목적으로 한다.

⑧ 워크숍(work shop)

세미나와 비슷하지만 규모가 작은 전문가적 소집단 활동이다. 기본적인 정보에 대해 이해한 상태에서 심층 분석과 대응방안을 토론한다.

⑨ 공개토론회(forum, 포럼)

서로 반대적 입장에 있는 전문가 2~4명이 각자의 입장에서 견해를 발표하고, 발언이 끝나면 사회자가 요약하여 청중에게 발표하고 청중으로부터 질의를 받는 방법이다. 대표적인 예시로 '100분 토론'과 같은 프로그램이 있다.

⑩ 역할극(role playing, 롤플레잉)

교육자들이 실제상황을 극중의 한 인물로 등장하여 연기하면서 입장이나 처지를 이해하고 건강문제나 상황을 분석하여 해결방안을 모색하면서 이를 통해 학습목표에 흥미 있게 도달할 수 있도록 연극이라는 수단을 통해 실현해 가는 방법이다.

⑪ 사회극(Sociodrama)

어떤 주제에 대해 참가자들이 자발적으로 행위화하여 사고와 감정을 표현하고 문제를 해결하여 가치를 명료화하는 방법이다. 역할극이 각 개인이 의해서 연출되는 반면에 사회극은 단체에 의해서 표현되는 방법이다.

⑫ 강연회

강의식 전달 방법으로 일방적인 의사전달 방식이다.

3) 대중접촉 방법

넓은 지역의 대중(mass)을 상대로 조직적, 계속적 작용을 함으로써 보건교육을 하고, 나아가서 교육효과를 통하여 강력한 여론형성을 목적으로 하며 보조수단, 즉 슬라이드 · 전시 · 팜플렛(pamphlet) · 리플렛(leaflet) · 포스터 · 녹음기 · 벽보 · 신문 · 라디오 · 텔레비젼 등을 이용하는 교육방법이다.

[3] 보건교육의 대상

1) 학생에 대한 보건교육

① 초등학교: 저학년(1, 2, 3학년)에서는 건강습관의 형성, 고학년(4, 5, 6학년)에서는 건강 습관의 실천에 중점

② 중학교: 건강 습관의 양성과 실천에 목표를 두고 질병예방, 사회생활에 있어서 위생적인 생활습관에 중점

③ 고등학교: 정신보건, 사회보건, 성교육에 중점

④ 대학교: 학교보건 · 국민보건 · 국민영양 · 산업위생 · 후생문제 · 인구문제 · 정신보건 · 사회보장 · 공중보건 시설 · 보건통계 등에 관한 교육 실시에 중점

2) 일반주민에 대한 보건교육의 권장사항(WHO)

① 대상주민의 실정에 알맞는 보건교육을 한다.

② 실제로 보건교육을 실시하기 전에 대상보다 작은 범위에서 연습을 해보아야 한다.
③ 보건교육 관계직원과 그 밖의 보건관계 직원 사이에 팀워크가 이루어져야 한다.
④ 보건관계 모든 직원이 교육의 방법, 매체의 사용법을 충분히 습득해야 한다.
⑤ 보건교육 전문가의 지도를 받아야 한다.
⑥ 필요한 경비는 재정사정을 감안하여 우선순위를 정하여 쓰도록 한다.
⑦ 보건교육 후에는 반드시 평가를 해야 한다.
⑧ 보건교육 계획은 전체 보건사업의 일부분으로 이루어져야 한다.
⑨ 대상 지역사회나 대상 주민에 대한 예비조사가 필요하며 주민의 희망, 자원의 파악 등이 중요하다.
⑩ 대상 주민의 문화적 배경, 즉 신앙, 전통, 행동, 규범, 미신 등에 관한 조사가 필요하다.
⑪ 대상 주민의 대표와 함께 계획을 수립함으로써 자신들의 일이라는 느낌과 확신을 갖게 한다.
⑫ 필요한 인적, 물적 자원을 조사함으로써 그들의 성의 있는 기여를 바랄 수 있다.

3) 환자들에 대한 보건교육

① 사회 환경적인 질병발생의 요인에 대해서 인식시켜 준다.
② 의료인의 역할에 대해서 명백하게 설명하며, 치료의학뿐만 아니라 예방의학의 중요성도 강조하여 교육시킨다.
③ 환자가 질병에 대해 혼동하거나 잘못 인식하고 있을 때에는 바로 가르쳐 준다.
④ 건강증진과 질병예방에 필요한 지식을 전달한다.

[4] 보건교육의 평가

1) 평가원칙

① 평가자료는 누구나 잘 알 수 있게 정리해야 하며, 장차의 보건교육 자료로 활용될 수 있도록 해야 한다.
② 평가는 계획 평가 · 진행 평가 · 결과 평가가 수행되어야 한다.
③ 평가는 다음 계획에 반영(feed back)되어야 한다.
④ 평가는 명확한 목표하에 명확한 기준이 명시되어서 계속적으로 실시해야 한다.
⑤ 평가는 객관적으로 평가해야 하며, 명확히 장점과 단점을 지적해야 한다.
⑥ 평가는 계획에 관계된 사람, 사업에 참여한 사람, 기타 평가에 영향을 받을 사람에 의해서 행해져야 한다.

2) 평가방법

시찰이나 관찰, 면접, 회합, 문제의 토의, 대조표, 질의서, 기록서, 보고서, 통계자료, 감정표 등과 비교하고, 능력 있는 관찰자의 의견 등을 종합하여 평가방법을 세운다.

3) 평가내용

① 보건교육활동에 대한 평가: 활동범위, 교육방법, 보건교육의 문제설정, 보건교육 참여자의 협조 등에 대해 평가한다.

② 보건교육 자재에 대한 평가: 교육 자재의 질, 효과, 비용 등에 대해 평가한다.

③ 보건교육 결과에 대한 평가: 참여자의 수, 보건문제에 대한 태도, 지식, 습관 등의 변화 정도, 전체적 보건 수준의 변화 등에 대해 평가한다.

[5] 보건교육의 계획과 추진(W.H.O의 보건교육 전문위원회)

① 보건교육은 전체 보건사업계획의 일부로서 처음부터 함께 계획되어야 한다.

② 사전 지역사회 진단이 필요하다. 즉 사전조사를 할 필요가 있으며 주민에 대한 연구도 한다.

③ 보건교육 계획에 주민들이 참여해야 한다. 즉 기획은 주민과 더불어 한다.

④ 지역사회의 인재와 자원에 관한 실태 파악을 한다. 또 지도자를 발견한다.

⑤ 지역 개업의의 협력을 얻어야 한다. 또 다른 기관(공공기관, 행정관청, 교회, 클럽 등)의 협조도 얻도록 한다.

⑥ 보건교육은 뚜렷한 목표가 있어야 하며 그 목표달성을 위한 구체적인 계획이 있어야 한다.

⑦ 시범사업으로부터 시작하여 점차 확대하는 방법이 필요하다.

⑧ 모든 보건요원은 보건교육을 위한 팀웍의 일원으로서 역할을 해야 한다. 따라서 모든 보건요원은 훌륭한 보건교육의 실천자가 되어야 한다.

⑨ 보건교육 전문가는 보건교육사업의 보다 효율적인 수행을 위한 역할을 할 수 있다.

⑩ 보건교육에도 예산의 뒷받침이 요구된다. 그리고 이 예산은 사업의 우선순위에 따라 세워져야 한다.

⑪ 효과적인 보건교육사업을 위해서는 적절한 평가가 이루어져야 한다.

[6] 학습의 원칙

① 습득은 기억함이 아니라 실천함으로 배우게 된다.

② 습득은 어떤 동기로 인해서 시작된다.

③ 습득의 능력은 연령에 관계없이 누구나 가지고 있다.

④ 습득은 각 개인의 목표, 경험, 사물을 보는 관점에 따라서 달라진다.

⑤ 습득은 각 개인의 의욕과 노력에 의해서 이루어진다.

⑥ 습득은 특정시간이나 장소에 국한되어 이루어지는 것이 아니다.

⑦ 습득은 대인관계의 영향을 많이 받게 된다.

⑧ 교육자는 가르치면서 피교육자로부터 배우게 된다.

[7] 보건교육 실시를 위한 사전준비

① 청중에 관한 예비지식: 구성원의 유형, 인원수, 교육 및 생활수준, 흥미와 욕구 등
② 교육장소에 관한 사전조사: 장소의 규모, 좌석, 전기시설, 시청각 기재 사용가능 여부 등
③ 매체의 선정과 사용연습: 교육자가 능숙하게 사용할 수 있어야 하고 대상자가 선호하는 것으로 선정
④ 교육내용의 순서결정
⑤ 교육내용을 실제생활과 관련시킨다.
⑥ 교육내용은 교육자 자신이 잘 알아야 한다.
⑦ 교육시간을 엄수한다.

[8] 보건교육 실시상의 유의점

① 피교육자의 주의를 집중시킨다.
② 피교육자의 이해와 수용능력은 제한되어 있다는 것을 알아야 한다.
③ 교육은 말로만 그치지 않도록 한다.
④ 피교육자의 의욕을 북돋워준다.
⑤ 배우면 유익하게 된다는 확신을 갖도록 가르친다.
⑥ 대상자가 만족을 느끼게 한다.

02 학교보건

[1] 학교보건의 일반사항

1) 학교보건의 정의

학교보건은 공중보건의 가장 중요한 영역 중의 하나로서 학교에서의 학생 및 교직원의 건강을 유지 · 증진함과 더불어 건강생활의 실천능력을 발전시키기 위하여 행하는 교육활동을 말한다.

2) 학교보건의 중요성

① 학교인구는 전 인구의 약 1/4이나 되는 큰 집단이다.
② 학교는 지역사회의 중심체로서, 학생들을 통한 지역사회 및 가족에게 건강지식이나 정보를 전달할 수 있다.
③ 학생들은 배우려는 의욕이 있으므로 보건교육적 효과를 높일 수 있는 호적기이다.
④ 학생들은 보건교육의 대상으로서 가장 능률적이다.

[2] 학교환경과 학교보건의 운영

1) 학교환경

① 교사: 남향 또는 동남향으로 하여 채광, 환기, 방음, 방서, 방한에 유의하며, 현관을 넓게 하고 복도의 폭을 2m 이상, 계단을 넓게, 경사를 40° 이하로 하는 것이 좋다. 교실의 채광은 될 수 있으면 자연채광이 될 수 있도록 채광창을 직접 바깥으로 직면하게 하고 교실면적의 1/5 이상으로 한다.

② 교지: 학생의 분포와 밀도를 고려해서 통학에 편리하고, 한적하고, 일조가 좋고, 통풍이 잘 되며, 배수가 좋은 건조지로서 양질의 음료수를 얻을 수 있는 장소가 좋다.

③ 교구: 학습능률과 보건의 관계가 크므로 신체 교육에 적합하도록 해야 하는데, 의자는 앉는 면의 높이가 학생 하퇴의 길이에서 1.5cm를 감한 높이가 적당하며, 책상의 높이는 학생 좌고의 1/3에 의자의 높이를 더한 높이가 좋다.

④ 교실의 환경: 교실의 적당한 온도는 18±2℃, 습도는 50~60%, 채광은 가능한 자연 채광에 의존하도록 하고 보조적으로 인공조명을 이용한다.

⑤ 보건실: 건강진단, 건강상담, 구급 처치 및 질병예방의 처치에 필요한 기계기구를 비치하고 또한 휴양을 위한 침대나 침구를 비치해야 한다.

⑥ 학교 안전계획의 세부사항

- 건물이나 교구의 뾰족한 모서리, 미끄러운 마루(또는 바닥), 어두컴컴한 장소, 불쑥 내민 층층대, 좁은 복도, 급한 층층대, 다치기 쉬운 못과 옷걸이, 좁고 구부러진 출입구, 회전식 출입문은 고치거나 없앤다.
- 학생들이 넘어지기 쉬운 땅에 묻힌 돌, 쇠붙이, 유리조각, 돌 등을 제거한다.
- 교사 내 특히 복도에서 달리는 것을 금하며 출입 시에는 질서를 유지하도록 가르친다.
- 교사의 요소에 방화벽, 방화문(비상구)을 설치한다.

2) 학교보건조직

(1) 공공조직

학교보건 관련기관 중학교는 학교보건을 실천하는 기관이며, 학교보건을 정책적, 행정적으로 지원하고 관장하는 교육부와 시 · 도 교육청이 있다.

이외 학교보건관련기구로 학교 보건에 따른 문제를 검토하여 그 실시를 위한 연구 협의와 연락 조정을 하는 기관으로서, 우리나라에서는 학교보건의 중요 시책을 심사하기 위하여 경험이 많은 자 15인 이내로 구성하여 교육부에 두고 있다.

(2) 민간조직

대한간호협회 산하 보건교사회가 있으며, 1986년 전국적인 조직으로 결성된 보건교사회는 학생 및 교직원의 건강관리 능력개발을 위한 학교보건교육의 연구개발을 목적으로 하고 있다.

이 밖에 학생들의 건강관리에 관련된 보건단체로서 대한결핵협회, 한국학교보건학회, 건강관리협회 등이 있다.

[3] 학교환경 위생

학교의 장은 교육부령이 정하는 바에 따라 학사 안에서의 환기 · 채광 · 조명 · 온습도의 조절, 상 · 하수도 · 화장실의 설치 및 관리, 오염공기, 폐기물 · 경음 · 분진의 예방 및 처리 등 환경위생과 식기 · 식품 · 음료수의 관리 등 식품위생을 철저히 유지 · 관리해야 한다.

1) 학교환경 위생정화구역의 설정

① 학교의 보건 · 위생 및 학습환경을 보호하기 위하여 교육감은 대통령령이 정하는 바에 따라 학교환경 위생정화구역을 설정해야 한다. 이 경우 학교환경 위생정화구역은 200m를 초과할 수 없다.

② 정화구역 안에서의 금지행위(특별시, 광역시, 도의 교육위원회의 교육감이 당해 자치 단체의 학교환경 정화위원회의 심의를 거쳐 학습 또는 학교보건위생에 나쁜 영향을 끼치지 아니한다고 인정하는 것을 제외한다.)

- 대기환경 보전법 및 수질환경 보전법에 의한 배출허용기준 또는 경음, 진동규제법에 의한 규제기준
- 극장, 총포화약류의 제조장 및 저장소, 고압가스 · 천연가스 · 액화석유 가스제조소 및 저장소
- 도축장, 화장장
- 폐기물 수집장소
- 폐기물 처리시설, 폐수종말 처리시설, 축산폐수 배출시설, 분뇨 처리시설
- 가축의 시체처리장 및 동물의 가죽을 가공, 처리하는 시설
- 감염병원, 감염병 격리병사, 격리소
- 감염병 요양소, 진료소
- 가축시장
- 주로 주류를 판매하면서 손님이 노래를 부르는 행위가 허용되는 영업 및 위와 같은 행위 이외에 유흥종사자를 두거나 유흥시설을 설치할 수 있고 손님이 춤을 추는 행위가 허용되는 영업
- 호텔, 여관, 여인숙
- 당구장
- 사행행위장 및 경마장
- 기타 미풍양속을 해하는 행위 및 시설로서 대통령령으로 정하는 행위 및 시설

2) 신체검사

① 학교의 장은 매년 학생과 교직원에 대하여 신체검사를 실시해야 한다. 다만, 교직원에 대한 신체검사는 건강진단으로 대신할 수 있다.

② 신체검사 결과 감염병에 감염되었거나, 되었다는 혐의가 있거나 감염될 우려가 있는 학생 및 교직원에 대하여 등교를 중지시킬 수 있다.

③ 신체검사 결과의 처리

- 감염병의 예방조치(감염병 환자의 통학 중지 및 격리)
- 건강진단을 통해서 요청되는 제검사, 즉 혈액, 변검사, X선 촬영, 심전도 검사 등도 한다.
- 교의의 진찰로는 미흡한 경우 전문의에게 위촉하여 정밀 진찰을 받도록 한다.
- 요양을 요하는 학생은 필요한 기간 동안 휴교하도록 조치한다.
- 특수교육을 요하는 학생에게는 특수학교 편입을 주선한다.
- 수업, 운동, 작업의 경감 또는 변경을 시킨다.
- 운동경기, 학교행사 참가에 부적당할 경우 이를 권고한다.
- 학교장은 건강평가 결과를 본인 또는 보호자에게 통보하도록 한다.
- 건강진단 결과는 본교 재학 중 교육지도에 활용한다.

3) 학생의 보건관리

① 학교의 장은 체위향상, 영양관리, 질병의 치료 및 예방, 약물남용의 예방 등을 위하여 필요한 지도를 해야 한다.

② 초등학교의 장은 학생이 새로 입학한 날로부터 90일 이내에 예방접종 완료 여부를 검사해야 한다.

③ 학교의 장은 질병에 감염되었거나 될 우려가 있는 학생 및 교직원에 대하여 질병의 치료 및 예방에 필요한 조치를 해야 한다.

④ 감독청의 장은 감염병 예방과 학교보건에 필요한 때에는 당해 학교의 휴업을 명할 수 있으며, 학교의 장은 필요한 때에 휴업할 수 있다.

⑤ 전반적인 보건사업과 더불어 구강보건관리도 정기적으로 이루어져야 한다.

4) 학교보건 인력의 배치(학교보건법 시행령)

① 18학급 이상의 초등학교에는 학교의사 1인, 학교약사 1인 및 보건교사 1인을 두고, 18 학급 미만의 초등학교에는 학교의사 또는 학교약사 중 1인을 두고 보건교사 1인을 둘 수 있다.

② 9학급 이상인 중학교와 고등학교에는 학교의사 1인, 학교약사 1인 및 보건교사 1인을 두고, 9학급 미만인 중학교와 고등학교에는 학교의사 또는 학교약사 중 1인과 보건교사 1인을 둔다.

③ 단과대학 · 사범대학 · 교육대학 · 전문대학에서는 학교의사 1인 및 학교약사 1인을 둔다.

④ 고등기술학교 · 공민학교 · 고등공민학교 · 특수학교 · 유치원 및 각종 학교에는 학교의사 · 학교약사

및 보건교사를 둔다.

5) 보건교사의 직무

① 학교보건계획의 수립

② 학교 환경위생의 유지관리 및 개선에 관한 사항

③ 학생 및 교직원에 대한 건강진단 실시의 준비와 실시에 관한 협조

④ 각종 질병의 예방처치 및 보건지도

⑤ 학생 및 교직원의 건강관찰과 학교의사 건강상담 · 건강평가 등의 실시에 관한 협조

⑥ 신체허약 학생에 대한 보건지도

⑦ 보건지도를 위한 학생 가정의 방문

⑧ 교사의 보건교육에 관한 협조와 필요시의 보건교육

⑨ 보건실의 시설 · 설비 및 약품 등의 관리

⑩ 보건교육 자료의 수집, 관리

⑪ 학생건강기록부의 관리

⑫ 다음의 의료행위(간호사 면허를 가진 자에 한한다.)

- 외상 등 흔히 볼 수 있는 환자의 치료
- 응급을 요하는 자에 대한 응급처리
- 상병의 악화방지를 위한 처치

6) 학교의사의 직무

① 학교보건계획의 수립에 관한 자문

② 학교환경위생의 유지관리 및 개선에 관한 자문

③ 학생 및 교직원의 건강진단과 건강평가

④ 각종 질병의 예방처치 및 보건지도

⑤ 학생 및 교직원의 건강상담

⑥ 기타 학교보건관리에 관한 지도

7) 학교약사의 직무

① 학교보건계획의 수립에 관한 자문

② 학교환경위생의 유지관리 및 개선에 관한 자문

③ 학교에서 사용하는 의약품 및 독극물의 관리에 관한 자문

④ 학교에서 사용하는 의약품 및 독극물의 실험 · 검사

⑤ 기타 학교보건관리에 관한 지도

[4] 학교보건 관련법

우리나라의 학교보건에 관한 상위법은 헌법 아래 학교보건법이다. 그 밖에도 학교급식법, 감염병 예방법 등 학교보건의 직 · 간접으로 관련이 있는 법령이 있다. 특히 교육법과 보건의료 관계법령이 상당수가 직접, 간접으로 학교보건에 연관이 있다. 이들 중 학교보건법을 중심으로 학교보건의 관련이 깊은 법령들을 살펴보면 다음과 같다.

1) 학교보건법

① 학교의 설립 경영자는 학교보건에 필요한 시설 및 기구를 갖추어야 한다(법 제3조).

② 학교의 장은 교사 내의 공기오염, 환기, 채광, 조명, 온 · 습도, 식단, 식품, 음료수, 상하수도, 변소, 오물처리 기타 환경위생 및 식품위생을 적절히 유지하여야 한다(법 제4조).

③ 학교환경위생정화구역을 설정, 운영하여야 한다(법 제5조, 제6조, 시행령 제3조 내지 제4조의 2).

- 절대 정화구역: 학교 출입문으로부터 직선거리 50m 이내 지역으로 유해시설 설치를 일체 금지
- 상대 정화구역: 학교 경계선으로부터 직선거리 200m 이내 지역 중 절대정화구역을 제외한 지역으로서 유해시설 설치를 원칙적으로 금지. 단, 일부 업종은 학교환경위생정화위원회의 심의를 거쳐서 해체된 경우 설치 가능
- 교육장의 설정: 공고한 정화구역은 당해 학교장이 관리

④ 학교환경위생정화위원회 설치 및 운영(시행령 제4조의 3 및 제5조)

- 교육감 및 지역 교육청 교육장 소속하에 각각 설치, 운영
- 교육감 소속 위원회는 학교환경위생정화에 관한 기본계획을 심의하고 지역 교육청 위원회는 정화구역 내 금지행위 및 시설이 학습과 학교보건위생의 지장이 있는지의 여부를 심의(자치단체별 학교환경단체위생정화위원회 설치 조례)

⑤ 등교중지(제8조 및 시행령 제13조)

- 감염병예방법 제2조에 규정된 감염병 환자, 다만 제3종 감염병 환자로서 의사의 진단에 의하여 타인에게 감염될 우려가 없다고 인정되는 자는 제외
- 위 이외의 환자로서 의사 진단에 의하여 감염성이 강한 질환에 감염되었다고 인정되는 자
- 학교의 장이 등교 중지를 명할 때에는 그 사유와 기간을 명시한다. 다만, 질환증세 또는 질병유행의 양상에 따라 필요한 경우 그 기간의 단축 또는 연장 가능

신종코로나에 학교 보건교사들 '동분서주'...인력확충 목소리

– 연합뉴스, 2020.02.01.

(서울=연합뉴스) 이효석 이재영 기자 = 국내에서 신종 코로나바이러스(신종코로나) 감염증 확진자가 잇달아 나오면서 개학해 학교에서 단체생활을 해야 하는 학생들의 불안감도 커지고 있다.

학교에서 감염증 확산방지 '1차 컨트롤타워' 역할을 하는 보건교사들도 정신없이 바빠졌다. 신종 감염병이 늘어나는 상황인 만큼 만성적인 보건교사 부족 문제를 시급히 해결해야 한다는 목소리가 나온다.

◇ 하루 새 '교직원 교육→외국여행 학생 조사→학생 교육→가정통신문 발송'

보건교사들은 신종코로나 사태로 말 그대로 동분서주하고 있다.

열이 나는 학생이 있는지 점검하고 학생과 교직원을 대상으로 예방 교육을 실시하는 등의 감염병 예방 업무에 더해 불안해하는 학부모들을 상담하고 가정통신문을 통해 상황을 안내하는 일도 맡고 있다.

또 당국에 하루 두 차례 현황보고를 보내는 일 등 행정업무까지 보건교사 한 명이 도맡는 경우가 부지기수라는 것이 교사들의 설명이다.

익명을 요구한 한 보건교사는 1일 연합뉴스와 통화에서 "최근 개학일에는 학교에 오자마자 교직원을 대상으로 신종 코로나 감염증 교육을 진행한 뒤 바로 방학 중 외국 여행을 한 학생을 조사했다"며 "그 직후 개학식에서 학생들 대상으로 계기교육을 실시하고 가정통신문을 만들어 발송하느라 정신없이 보냈다"고 소개했다.

이 교사는 또 "마스크와 손 세정제 재고를 관리하고 소진되면 예산을 끌어와 새로 사는 일도 내가 담당하고 있다"고 덧붙였다.

보건교사들은 전문성 때문에 감염병 대응과 관련한 모든 업무에 보건교사가 개입할 수밖에 없다고 설명한다. 체온측정을 예로 들면 학생들 체온측정을 담임교사들에게 나눠 맡긴다 해도 교사들에게 정확한 체온측정법을 교육하는 일이나 발열이 있는 학생에 대해 2차 측정을 진행한 뒤 해당 학생을 어떻게 할지 의사결정을 하는 일 등은 다시 보건교사가 주도해야 하므로 업무부담은 크게 줄지 않는다.

2018년 지역사회간호학회지에 발표된 '초중고 보건교사들의 메르스 발생 시 대응' 논문을 보면 경기지역 보건교사 1천267명을 설문 조사한 결과 92.4%가 "2015년 중동호흡기증후군(MERS · 메르스) 발생 시 학교 내 대응을 주도했다"고 밝혔다.

메르스 사태 이후 2016년 '학생 감염병 예방 · 위기대응 매뉴얼'이 개정되면서 감염병 발생 시 학교 내 '대응주체'가 '보건 · 담임교사 중심'에서 '모든 구성원'으로 바뀌긴 했지만, 여전히 감염병 대응 업무에 보건교사 의존도는 높다.

우옥영 보건교육포럼 이사장은 "감염병 발생 시 어떻게 대응하고 누가 어떤 일을 맡을지 정하는 학교 감염병협의회도 대체로 보건교사가 주도한다"면서 "역할을 나눈 뒤에도 보건교사 일은 늘어나는 경우가 대부분"이라고 설명했다.

(후략)

제2절 모자보건 및 가족계획

01 모자보건

[1] 모자보건의 개념

1) 모자보건의 정의

모자보건이란 생식기로부터 폐경기에 이르는 여성(15~49세)과 미성년자에 대한 건강관리라 할 수 있으며, 특히 여성이 임신, 분만, 수유를 하는 기간과 학령기 전인 6세까지의 영 · 유아의 보건관리를 모자보건이라 한다.

우리나라 모자보건법(1999)에서 모자보건사업이란 모성의 생명과 건강을 보호하고 건전한 자녀의 출산과 양육을 도모함으로써 국민보건 향상에 이바지함을 목적으로 임산부 또는 영 · 유아에게 전문적인 의료봉사를 함으로써 신체적 정신적 건강을 유지하게 하는 것으로 정의되어 있다.

2) 모자보건의 목적

모성의 건강을 보호하고 증진하여 건강한 자녀를 낳게 하고, 태어난 어린이를 건강하게 성장 · 발육케 하여 타고난 잠재력(genetic potential)을 최대로 발휘할 수 있게 하는 것을 목적으로 한다.

3) 모자보건의 대상

모자보건은 크게 모성보건과 영 · 유아보건으로 나누어지는데, 모성보건은 협의의 의미로 볼 때 임신, 분만, 수유하는 기간의 여성을 대상으로 하며, 영 · 유아보건은 학교에 입학하기 전인 6세까지의 영 · 유아를 대상으로 한다.

[2] 모자보건의 중요성

모자보건은 작게는 각 개개인의 건강에서부터 크게는 국가의 발전에 이르기까지 영향을 미치므로 바람직한 상태로 발전되어야 한다. 모자보건의 중요성을 구체적으로 살펴보면 다음과 같다.

(1) 모자보건사업의 대상 인구(15~49세)는 전체 인구의 60~70%를 차지할 정도로 크다.
(2) 어린이는 미래의 주인공이다.
(3) 다른 연령층에 비해 쉽게 질병에 이환되며, 영구적인 장애를 가져올 수도 있다.
(4) 영 · 유아기는 대부분의 지능 발달이 이루어지는 시기이다.
(5) 조직적인 노력으로 쉽게 예방할 수 있다.
(6) 임산부와 영 · 유아들은 건강 취약상태이므로 포괄적 보건사업이 잘 받아들여진다.

[3] 모자보건의 지표

모자보건의 지표에는 영아 사망률, 신생아 사망률, α-index, 모성 사망률, 주산기 사망률 등이 있다(보건통계 참조).

02 모성보건관리

[1] 모성보건의 내용

1) 산전 관리

임신의 시작과 함께 분만 전까지 산모의 정기적 진찰을 통한 이상 임신 및 임신 합병증의 조기 진단, 임신 시 영양 등을 관리한다. 정기진찰은 일반적으로 임신초기부터 28주까지는 월 1회, 29~36주까지는 월 2회, 37주부터는 매주 1회 수검하여 산전 관리를 받도록 한다.

2) 분만 관리

모체와 태아의 안전 분만 및 건강을 위한 관리가 필요하다. 분만 시 산모의 공포감을 없애주고, 신체의 위험성이나 정신적 부담감을 경감시켜 주고, 의료적 보호하에 분만을 할 수 있도록 입원분만을 지도한다. 또한 임신중절이 모체에 크게 악영향을 주고, 불임증의 원인이 될 수 있다는 것을 인지하도록 한다.

3) 산욕 관리(산후 관리)

산욕기는 임신과 분만에 의해 생긴 모체의 변화가 이전 상태로 회복되는 기간으로 분만 후 약 6주간이 소요된다. 산욕기의 모체 건강유지에 대한 건강관리 지도와 일생생활지도, 영양 관리, 신생아 관리, 수유 관리 등이 필요하다.

4) 수유 관리

분만 2~3일부터 모유가 분비되기 시작하는데 이때 처음 분비되는 모유를 초유라고 한다. 초유는 영양가가 높고 면역체가 함유되어 아기에게 먹이도록 한다.

모유수유의 장점으로 ① 모유에는 림프구, 대식세포 등의 백혈구가 있어 각종 감염으로부터 장을 보호하고 설사를 예방하고, ② 배란을 억제하며 임신을 예방하고(5~8개월간), ③ 아기에게 정서적 안정감을 주고, ④ 완전 무균상태이므로 각종 감염이나 부패 변질의 우려가 없으며, ⑤ 소화가 용이하고 온도가 알맞고, ⑥ 경제적이고 시간이 절약되며 산모의 산후 비만증을 억제시킨다.

[2] 모성 사망

임신, 분만, 산욕에 관계되는 특수한 질병 또는 이상으로 일어나는 사망에 국한되며 임신 중 각종 감염병, 만성 질병 또는 사고 등에 의한 사망은 포함되지 않는다. 모성 사망의 주요 발생요인은 ① 임신중독증, ② 출산 전후의 출혈, ③ 감염에 의한 산욕열, ④ 자궁외 임신 등이 있다.

[3] 모성의 주요 질병과 이상

1) 임신중독증

임신중독증(toxemia of pregnancy)은 단백질 부족, 티아민(thiamin) 부족, 빈혈 등에 의해 임신 중(주로 임신 8개월 이후)에 생기는 독소가 체내에 역류되어 중독증상을 나타내는 것으로 모성 사망의 주요 원인일 뿐 아니라 유산 · 사산 · 조산의 주요 원인이 된다. 증상으로는 **부종, 단백뇨, 고혈압**의 3대 증세가 나타난다. 임신중독증을 예방하기 위해 단백질 · 비타민의 충분한 공급, 식염 · 당질 · 지방질의 과다섭취 금지, 정기적인 건강진단 등이 있다.

2) 출혈

임신 전반기 출혈(hemorrhage)과 임신 후반기 출혈, 산욕기 출혈 등으로 나눌 수가 있는데, 임신 전반기 출혈은 자궁외 임신, 포상기태 등에 의하는 경우이며, 후반기 출혈은 전치태반, 태반조기박리, 회음열상 등에 의한 출혈이 있다.

3) 자궁외 임신

임균성 및 결핵성 난관염, 인공 유산 후 세균 감염으로 발생되며, 자궁외 임신(ectopic pregnancy)의 대부분은 난관 임신으로 발생하지만 때로 난소 및 복강내 임신인 경우도 있다.

4) 산욕열 및 감염

산욕기간 중 감염에 의한 심한 발열(38℃ 이상) 현상으로 자궁 내의 염증, 산도의 국소적 염증과 전신적인 균의 침입으로 발생한다. 산욕열은 근래에 위생적 분만 등으로 감소되고 있으며, 의학적 보호를 받는 선진국에서는 발생률이 극히 낮다.

5) 유산, 조산, 사산

유산은 임신초기부터 7개월(28주)까지의 분만이고, 조산은 임신 8개월 초부터 9개월 반(38주)까지의 분만이며, 만기산은 9개월부터 10개월(42주)까지의 분만을 말한다. 사산은 죽은 태아를 분만하는 경우를 말한다. 유산, 조산, 사산의 원인은 모체측 원인과 태아측 원인으로 나누어 볼 수 있다.

(1) 모체측 원인

임신중독증이나 매독, 결핵, 비타민결핍증, 심장병, 신우염 등의 만성 질환 또는 급성 감염병의 이환 시 발생된다.

(2) 태아측 원인

난자 · 정자 이상, 기형, 발육이상 등의 태아이상과 전치태반, 양수과다증, 제대강락, 결절, 염전 등의 태아 부속물의 이상이 있다.

[4] 임신 중의 보건관리

1) 신체 관리

① 정기적 검진이 필요하다. 통상 매월 1회 검사를 받으며, 이상이 있으면 더욱 자주해야 하나 대개 28주까지는 매월 1회, 29~36주에는 2주만에 1회, 그 후에는 매주 1회 검진이 이상적이다.

② 임신, 산욕, 수유기의 위생에 대한 지도를 한다. 특히 농촌 또는 사업장 등의 노동 모성에 대해서는 임신 중의 과로 방지, 산후의 휴양, 충분한 영양섭취 등에 대한 생활지도 및 임신과 관련된 구강보건을 실시한다.

③ 임부의 집단 검진에 의한 지도가 가장 능률적이다.

④ 보건교육을 철저히 하여 조기 검진 또는 정기 검진을 이행하게끔 한다.

2) 영양 관리

임신 후반기와 수유기는 영양 소모량이 증가하기 때문에 양 뿐 아니라 질을 고려하여 태아 발육, 모유 분비에 필요한 영양소를 공급하도록 한다. 특히 칼슘, 철분, 인, 비타민 등이 많이 함유되어 있는 음식을 먹고, 맵고 짠 음식을 피해야 한다. 칼슘 부족인 임산부의 치아와 뼈에 이상을 초래할 수 있다. 일반적으로 임산부에는 300kcal, 수유부에는 700kcal 정도의 열량을 더 공급해야 한다.

3) 일상생활 관리

목욕을 자주 하여 신체를 청결하게 하지만 열탕이나 해수욕은 삼가는 것이 좋다. 의복은 복부가 냉하지 않도록 하며, 끼는 옷을 피하고 신발은 편하고 안전한 것을 착용한다. 임신 3개월 전과 8개월 이후에는 여행을 금하고 모체의 건강관리에 필요한 가벼운 운동을 한다.

밤에 8시간 이상 수면을 취하고 낮에도 자주 휴식을 취하는 것이 좋다. 임신 초 6주와 8개월 이후 산욕기까지는 성생활을 금한다.

03 영·유아 보건관리

[1] 영·유아기의 특성

생후 1주 미만은 초생아, 초생아를 포함하여 4주 미만은 신생아, 신생아를 포함하여 생후 1년 미만은 영아라 하는데 이 시기는 모성의 영향을 크게 받는 시기이다. 생후 만 1년 이상으로부터 학교에 입학하기 전 6세 이하를 유아라고 하는데 이 시기는 사고사가 가장 많은 시기로서 사고관리가 중요하다.

영 · 유아의 성장발육은 출생 후 신체적, 정신적 및 정서적으로 급격하게 이루어진다. 영 · 유아기는 선천적 면역만 작용하기 때문에 질병에 대한 저항력이 매우 취약하고, 체중은 생후 6개월에 출생 시의 두 배가 되며 12개월에는 약 3배가 된다. 치아발달은 출생 시에 아직 잇몸을 뚫고 나오지 못했을 뿐 모태에 있을 때부터 발달을 시작하고 생후 6~8개월 정도가 되면 유치(젖니)가 처음 보이기 시작하여 생후 2년 6개월 정도까지 계속 발달한다.

[2] 영·유아의 사망

1) 영아사망의 원인

영아 사망은 일반적으로 출생아의 고유 질환, 분만 시 손상, 폐렴, 기관지염, 장염, 조산 등이 원인이 되는데, 특히 신생아 기간의 영아 사망이 대부분이다. 신생아 사망은 대부분 선천적 기형, 조산아, 분만 시 손상 등이 원인이며, 예방 불능의 경우가 많다.

2) 유아 사망의 원인

유아 사망은 과거에는 소화기관, 호흡기계 질환 등에 의한 경우가 많았으나 현대에는 불의의 사고인 낙상, 화상, 익사 등에 의한 사망수가 증가하고 있다.

[3] 영·유아의 주요 질병과 이상

1) 발육 이상

WHO에 의하면 조산아(미숙아, immature infant)란 출생체중이 2.5kg 미만이거나 재태기간 37주 미만으로 출생한 아기, 정상 출생아(mature infant)는 체중이 2.5kg에서 4.5kg 미만이고 재태기간 38~42주 이내에 출생한 아기, 과숙아(exceptionally large infant)는 체중이 4.5kg 이상이거나 재태기간 43주 이상으로 출생한 아기를 말한다. 영 · 유아의 발육이상으로 임신기간이나 태아의 체중에 따라 조산아와 과숙아를 들 수 있는데 이들의 원인과 예방들을 살펴보면 다음과 같다.

(1) 조산아

조산아는 주로 임신중독, 다태임신, 선천기형, 성병, 모체의 질병이나 과로 등의 원인에 의해 발생된다. 조산아의 결함으로 체온의 조절불능, 호흡장애, 소화장애, 조혈능력 부족, 질병 발생률 및 독성에 대한 감수성이 높다. 조산아의 보호를 위해 조산아의 4대 관리인 **체온 보호, 감염병 감염방지, 영양보급, 호흡관리** 등이 중요하다.

(2) 과숙아 및 비만아

과숙아는 태아에 있는 기간(재태기간)이 길어져서 산소부족증이나 난산을 초래할 수 있고 중추신경장애가 있을 수 있다. 비만의 원인은 일반적으로 유전적 요인과 초과열량 섭취, 운동부족, 호르몬 분비 이상 등에 기인하는데, 유전적 요인에 의한 경우는 성인이 되어서 비만증을 초래할 수 있다.

2) 선천이상

(1) 선천기형

임신 중 방사능에 과다 노출, 화학 약품의 복용 등에 의해 기형아를 출산할 수 있는데, 임신 초기의 풍진 감염은 백내장아, 심기형아, 농아를 출산하는 경우가 많다.

(2) 선천성 대사이상

근친 결혼, 악성 유전인자 소지자와의 결혼 등 주로 유전적인 요인에 의해 발생되며, 그 밖의 비유전적인 요인으로는 바이러스성 질병의 감염, 약제 및 방사선의 사용 등에 의해 주로 임신 3개월 이전에 잘 발생된다.

[4] 영·유아 보건대책

1) 신생아 보건대책

신생아기는 영양 관리(모유, 인공영양)가 중요하며 선천성 대사이상의 유무 확인, 질병 감염방지를 위한 위생관리, 예방접종 실시, 조산아와 기형아 등에 대한 의학적 관리대책이 필요하다.

이 시기에 모유수유를 확대해 가는 노력이 필요하다. 모유수유 단절의 문제로 면역력의 저하, 비위생적 수유용기로 인한 소화기계 질병의 발생의 증가, 소아당뇨 및 치아우식의 발병률 증가, 영 · 유아의 정서적 발달에 나쁜 영양을 들 수 있다. 이런 현상으로 볼 때 모유 수유를 확대하는 노력이 강화될 필요가 있다.

2) 영아 보건대책

영아기는 예방접종과 감염병 감염예방이 가장 중요하며 사고예방, 영양 및 이유 관리, 위생관리가 필요하다.

3) 유아 보건대책

유아기는 불의의 사고나 중독사 등이 많으므로 이에 대한 주의와 폐렴, 기관지염, 소화기 관계 질병 등에 대한 예방적 관리가 필요하다. 3세 전후에는 생활 · 습관이 확립되고 장래 성격의 방향이 결정되는 시기이므로 이에 대한 관심과 관리가 필요하다.

4) 예방접종

어린이는 출생 시에 모체로부터 일정한 정도의 항체, 즉 병에 대한 저항력을 받아서 태어난다. 그러나 생후 약 6개월이 지나면 대부분 소실하게 되어 여러 가지 질병에 걸리기 쉽다. 따라서 이러한 시기에 면역력을 키워주기 위해 예방접종을 한다. 감염병의 예방 및 관리에 관한 법률에 규정되어 있는 정기예방접종은 디프테리아, 폴리오(소아마비), 홍역, 백일해, 파상풍, 결핵, 홍역, B형간염, 유행성 이하선염(볼거리), 풍진, 수두, 일본뇌염 및 보건복지부장관이 감염병 예방을 위하여 필요하다고 인정하여 지정하는 감염병을 말한다.

안성시보건소, 드라이브 스루 모자보건사업

– 경기도민일보, 2021.01.25

안성시보건소는 코로나19로 보건소 방문이 어려운 임산부들을 위해 모자보건사업 드라이브 스루를 운영한다고 25일 밝혔다.

지원 대상은 안성시 거주 임산부 및 모유수유 중인 출산부이며 안성시보건소 또는 공도건강생활지원센터에 전화 예약 접수 후 방문하면 드라이브 스루로 서비스를 제공받을 수 있다.

대상자는 방문 시 신분증과 임신확인증을 지참해야 하며 의료기관에서 임신 확인 후 임신 12주 이전까지 임산부는 엽산제를 지급받고 임신 16주 이후~분만 후 1개월까지는 철분제를 지급받게 된다.

또한 모유수유 중인 출산부는 보건소 홈페이지에서 유축기 대여서식을 다운받아 작성하고 출생증명서 또는 주민등록등본을 지참하여 방문하면 유축기를 대여 받을 수 있다.

보건소 관계자는 "코로나19로 보건소 방문이 어려운 많은 임산부들이 드라이브 스루를 통해 안전하게 서비스를 제공받길 바라며 모두가 건강한 아이를 출산하길 기대한다"고 말했다

기타 궁금한 사항은 안성시보건소 모자보건실(031–678–5912~3) 또는 공도건강생활지원센터(031–678–6804)로 문의하면 된다.

제 3 절 정신보건

01 정신보건의 개념

[1] 정신보건의 개념 변천

정신 질환은 고대 그리스 시대에는 뇌 질환의 하나로 인정되던 것이 중세기에는 악령에 의한 것이나 죄에 대한 벌로 인식되어 인권이 무시되었다. 르네상스 시대 이후 정신 질환은 인권이 존중되는 입장에서 이루어지기 시작하였고 발생 원인이 신체적 · 유전적 · 심인적 또는 사회 · 환경적 원인 등이라는 것이 밝혀져 질병의 한 종류로 인정되고 있다.

[2] 정신건강의 개념

정신건강은 심리적 안녕과 정신 질환의 개념을 모두 포함한 광의적 개념이다. Glover에 의하면 정신건강이란 정신 질환이 없고, 정신적 · 육체적으로 자기 자신의 일에 만족할 만한 근로능력을 갖고 있고, 자기의 행동에 정신적 갈등을 갖지 않고, 타인을 사랑할 수 있는 능력을 갖춘 상태이다.

미국 정신위생위원회(National Committee for Mental Hygiene)의 보고에서는 '정신건강이란, 다만 정신적 질병에 걸려 있지 않은 상태만이 아니고 만족스러운 인간관계와 그것을 유지해 나갈 수 있는 능력을 의미한다. 이것은 모든 종류의 개인적 · 사회적 적응을 포함하며 어떠한 환경에도 대처해 나갈 수 있는 건전하고, 균형 있고, 통일된 성격의 발달을 의미한다'라고 하였다.

[3] 정신보건의 목적

정신보건의 목적은 정신장애를 예방하고, 건전한 정신기능의 유지 및 증진시키고, 정신 질환자를 조기 발견하여 치료하고, 치료 후에 사회복귀를 돕는 것이라 할 수 있다.

[4] 정신장애의 분류

1) 넓은 의미의 정신장애

정신장애의 분류는 엄격하게 구분되는 것은 아니지만, 증상, 징후 및 질환의 자연적 경과에 대한 관찰에 의거하여 다음과 같이 분류할 수 있다.

- 정신장애
  - 정신지체 또는 정신결함
  - 정신 질환
    - 신경증 또는 정신신경증
    - 정신병
      - 기질적 정신병
      - 기능적 정신병

① 정신지체(mental retardation): 출생 또는 어려서부터 지적능력의 결손을 보인다.

② 정신 질환(mental illness): 건강하였다가 나중에 병에 의해 질환이 나타난다.

③ 신경증(neurosis): 불안이나 우울을 증세로 기질적 병변 없이 외적 원인 또는 심인적 원인에 의해 신경증적 정신기제들이 작용하여 발현된다. 신경쇠약, 히스테리, 강박신경증 등이 있다.

④ 기질적 정신병: 뇌암, 혈관성 질환, 감염증, 독성, 외상성 또는 선천성 요인과 같이 신체적 병리가 증명되는 정신병

⑤ 기능적 정신병: 기능의 손상은 있으나 현재는 기질성 병리를 증명해 낼 수 없는 경우로 정신분열증, 기분장애, 편집장애 등이 있다.

2) 좁은 의미의 정신 질환

정신병은 내적 원인과 외적 원인에 의해서도 나눌 수 있다. 내적 원인의 정신병은 조현증, 조울병, 정신전간 등이 있고, 외적 원인의 정신병은 신체적 원인이 되는 마비성 치매, 뇌매독, 중독성 감염병과 심인성 원인이 되는 반응성 조울병, 조현증 반응, 구금성 정신병 등이 있다.

02 정신장애의 원인 및 종류

[1] 정신장애의 원인

정신장애의 원인은 정확하게 밝혀지지 않고 있지만 크게 유전적, 신체적, 심리적, 사회문화적 요인으로 분류할 수 있다. 정신장애는 특정한 하나의 원인보다는 다양한 원인이 복합적으로 상호작용하여 발병하게 된다.

1) 유전적 요인

정신분열증, 조울증, 정신박약, 진성간질 등이 유전적 경향이 있다고 알려져 있다. 그러나 유전적 요인만으로 정신장애가 발생된다는 데는 많은 의문을 가지고 있다. 쌍둥이에 대한 연구에서 쌍둥이의 정신장애 발생일치율이 높았지만 이들이 출생 후부터 다른 부모에 의해서 양육을

받았을 경우는 더욱 일치율이 줄어드는 것을 보아 순전한 유전병이라고는 볼 수 없다.

2) 신체적 요인

뇌조직의 손상, 독극물에 의한 중독, 머리외상, 종양, 노인성 정신병과 임신중독 등에 의해 정신장애가 유발될 수 있다.

3) 심리적 요인

개인의 본능적 충동과 그와 관련된 감정은 정신장애의 원인이 된다. 어린 시절에 부모와의 관계를 포함한 대인관계, 특히 어머니와의 관계는 장래의 정신건강에 큰 영향을 미친다. 또한 심리적 위축감, 갈등, 욕구불만, 정신적 압력, 열등의식, 적응력의 부족 등도 정신장애의 원인이 될 수 있다.

4) 사회 · 문화 · 환경적 요인

가정의 파탄, 사회적 불안전이 정신 질환과 연관성이 있는 것으로 알려져 있다. 사회계층에 따라 정신 질환의 차이가 있는데 정신 질환, 정신분열증, 히스테리는 사회계층이 낮을수록 많고, 신경증, 강박장애, 공포불안장애, 성격장애는 사회계층이 높을수록 많다.

5) 복합적 요인

다양화되고 복잡한 현대사회에서 정신건강의 장애요인은 사회 · 문화 · 환경적 요인에 의한 심리적 갈등이나 스트레스 등이 원인이 되는 경우와 같이 복합적이다. 따라서 이런 요인들을 극복하기 위한 공중보건학적 노력이 필요하다. 지나친 갈등, 지나친 열등감이나 우월감, 실현할 가능성 없는 몽상 및 지나친 자기성취욕구, 복잡한 개인생활과 가족관계의 갈등, 부모의 엄한 권위에 대한 갈등 등 수많은 요인들이 있다.

[2] 정신 질환의 종류

1) 조현병

조형병(schizophrenia)은 현실에 대한 왜곡된 지각, 비정상적인 정서체험, 사고 · 동기 · 행동의 총체적인 손상과 괴리 등을 수반하는 정신병의 일종이다. 정신분열증의 증상으로 망상, 환각, 비조직적 언어와 행동을 보인다. 조현병은 정신병 환자들 중에서 가장 많으며 대개 청년기에 발생하여 만성적으로 진행되는데 20~40세 인구에 다발한다. 부모 모두 이 질환에 이환되었을 때 자녀의 50% 이상에서 발병하고 30% 정도는 병적 인격자로 된다. 그리고 부모 중 한 사람만 이환되었을 경우 자녀의 9~10%에서 발병하고, 약 30~40%는 병적 인격자로 발현된다.

2) 조울병

조울병(manic depressive psychosis)은 감정의 장애를 주요 증상으로 하는 내인성 감정 정신병이다. 상쾌한 감정을 주 조로하여 흥분상태를 나타내는 조증상태와 비애, 불안의 감정을 주조로 하여 우울증 상태를 나타내는 병상기가 계속해서 교대로 또는 완전히 정상적인 정신상태를 보이는 간헐기를 두고 나타내는 것이 특징이다. 부모 모두 이 질환에 이환되었을 경우 자손의 60% 가까이 발병하고, 부모 중 한 사람만 이환되었을 때는 30% 전후에서 발병이 된다.

3) 진성뇌전증

진성뇌전증(genuine epilepsy)은 원인이 명확하지 않으며 증상으로 경련발작, 정신발작, 불쾌증을 나타내는 발작성 증상을 보이는 정신 질환이다. 뇌전증은 알코올 중동, 뇌막염, 매독 등에 의한 외적 원인인 경우가 많다.

4) 지적장애

지적장애(mental retardation)은 부모의 알코올 중독, 매독감염, 임신중의 장애나 출산시 손상, 뇌염감염 등의 외적 요인과 유전적 요인이 중요 발생원인이 된다. 부모 모두 정신박약이면 자녀에게서 나타날 확률은 70%이고, 한 쪽만 정신박약일 경우는 50% 발병한다.

지적장애의 정도는 3등급으로 구분하는데 지능연령이 6세 또는 IQ가 25 이하인 상태는 백치(idiocy), 7~12세 또는 IQ가 25~49인 상태는 중간백치증(치우, imbecility), 13~14세 이상인 상태는 노둔(debility)이라 한다.

5) 신경증

신경증(neurosis)이란 흔히 노이로제라고도 하며 신경쇠약(neurastheria), 히스테리, 강박신경증 등을 총칭하는 증후군을 말한다. 신경증은 욕구불만 · 갈등 · 억압 · 불안 등이 원인이 되어 나타나는 심한 정신적 긴장 때문에 생기는 행동장애이다. 신경증에서 흔히 볼 수 있는 증상으로는 불안장애가 있으며 그 외 불면증, 두통, 심인성 위장장애, 화병과 비현실적인 행동을 보일 수 있다. 신경증 환자는 제한된 범위 내에서 어느 정도 적응할 수 있는 능력이 있으며 성격붕괴나 현실과의 접촉상실은 없다.

6) 인격장애

인격장애(personality disorder)란 한 개인이 지닌 지속적인 행동양상과 성격이 현실에서 자신에게나 사회적으로 주요한 기능의 장애를 일으키게 되는 성격이상이라 할 수 있다. 인격장애는 인격의 경향이 보통 사람보다 수준을 벗어나는 편향된 상태로 보여서 사회생활이나 가족생활에 지장을 주거나, 자기자신의 생활에 피해를 주게 된다. 인격장애를 가지고 있는 사람은 융통성이 없고, 자신과 주변 환경에 대해 지각하거나 관계를 맺는 데 비적응적인 양상을 보인다. 타인에 대한 배려나 이해심이 없어 다른 사람을 화나게 하여 결국 관계가 악화되는 일이 반복이 되고 일에 열중하거나 건강하게 타인과 사랑을 나눌 수 있는 능력이 매우 부족하게 된다.

03 발육단계별 정신보건관리

[1] 영·유아기의 정신보건관리

영 · 유아기는 정신보건에서 중요한 시기로서 모친의 영향을 많이 받아 장래의 인격형성에 기초가 성립되는 시기이다.

영 · 유아기는 자신의 욕구불만을 스스로 해결할 수 없는 시기이기 때문에 생리적 욕구나 신체적 활동의 제한 등을 사전에 제거해주는 것이 필요하다. 특히 수유하는 일, 배설의 훈련, 식습관 양성, 친구들과의 장난 등에 세심한 관찰을 통해 생활 전반에 욕구불만이 없도록 해야 한다.

[2] 학령기의 정신보건관리

학령기는 아동이 초등학교 입학과 동시에 가정과 다른 환경 속에서 새로운 영향을 받는 시기로 6~7세부터 12세까지 시기를 말한다. 학교생활은 장애의 인격형성에 크게 영향을 미치므로 담임 선생의 역할이 중요하다. 아동은 초등학교 입학과 함께 생활공간이 확장되고, 교육을 받음으로써 지식이 증가하고, 친구를 사귐으로써 인생의 경험이 축적되고, 경쟁이나 협력을 통하여 사회적 적응의 능력도 획득한다.

이 시기에 친구나 교사와의 원만한 대인관계, 교과과정의 적응, 적절한 경쟁의식, 규범에 대한 갈등해소, 그리고 학교생활 분위기와 수업 분위기의 적응이 잘 이루어지도록 하고 부모의 학업에 대한 지나친 간섭은 피하도록 한다.

[3] 청소년기의 정신보건관리

청소년기는 13~22세 사이의 시기로 일생에서 가장 변동이 큰 시기로서 정신적 격동기 또는 질풍노도의 시기로 불린다. 이성보다는 감성이 앞서며, 가치기준이 변화되고, 자신의 태도나 생활의 변화, 내분비계의 기능이 활발해지므로 2차 성징과 더불어 성적인 면에서 정신건강 장애를 유발하기 쉬우므로 억압보다는 이해를 도와주고, 논리적인 것과 정확한 비판과 판단을 할 수 있도록 지도해야 한다.

[4] 성인기의 정신보건관리

심신의 기능이 안정되고 활동력이 인생에서 가장 왕성하며 사회적으로도 독립적이며, 결혼과 가정을 이루고 자녀의 양육에도 책임을 져야 할 시기이다. 사회적 기능의 수행과 추구, 개인적인 가정의 형성, 여가선용을 적절히 추구하여 행복한 삶을 영위하도록 한다.

[5] 중년기 및 노년기의 정신보건관리

중년기는 사회적으로 원숙해지고 지도력을 발휘하고 결실을 거두는 시기이다. 그러나 한 편으로는 인생의 왕성기가 지나고 직장과 가정에서 자신의 위치가 점점 미약해져 가는 시기이다. 따라서 신체적 · 정신적으로 변화가 많은 시기로 우울증, 신경증, 불안감이 생길 수 있으므로 가족들의 이해와 위로가 필요하다.

노년기는 심신의 기능이 약화하고 사회적으로도 서서히 집단에서 떨어지며 적응력도 상실되어 가는 시기이다. 흔히 상실의 시대라 불린다. 신체 · 정신 · 사회적인 퇴행으로 소외감을 느낄 수 있고, 노인질환의 발생 등 현대의 핵가족화로 자학적 · 도피적 행위의 유발이 쉽다. 따라서 노년기에는 일거리 및 가족 대화의 참여 등의 기회를 갖도록 관심과 배려가 필요하다.

04 지역사회정신보건관리

지역사회정신보건이란 지역 내에 인구집단을 대상으로 정신장애의 예방과 정기 건강증진을 위하여 가능한 모든 방법을 동원하여 행해지는 모든 활동을 말한다.

[1] 지역사회정신보건관리

지역사회보건관리를 위해서는 무엇보다 정신 질환자의 실태를 파악하는 것이 우선되어야 하고, 정신의학 교육에 대한 정부의 다각적인 지원, 지역사회의 정신 질환자를 위한 시설(정신병원의 정신과, 진료소, 정신보건 상담소 등)을 확충 및 전문 인력의 확보, 정신보건법, 아동복지법, 우생관계법 등 법률의 정비는 물론 법적 · 제도적 · 행정적 관리 및 보건교육이 강화활동이 중요하다.

[2] 정신보건관리 활동

공중보건이 지향하는 정신보건사업의 가장 중요한 목표는 지역사회 전체 주민의 정신건강 증진과 유지, 정신 질환의 예방활동과 정신 질환자의 조기발견 · 조기치료 및 정신 질환 치료 후 사회복귀를 돕는 것이다. 그러나 가장 중요한 것은 정신장애 발생의 예방사업이라 할 수 있다.

[3] 정신장애의 예방활동

정신보건에서의 예방이란 정신 질환자의 발병률과 유병률의 감소에 목표를 둔다.

(1) 1차 예방: 정신병이 발병하지 않도록 미연에 예방하는 활동

(2) 2차 예방: 발병했을 때 조기발견, 조기치료하여 악화나 만성화를 막는 예방활동

(3) 3차 예방: 치료된 사람이 사회 복귀 후 재발을 막는 예방활동

WHO "코로나 대유행에 정신보건·가정폭력 위기 맞았다"

– 2020.08.19

신종 코로나바이러스 감염증(코로나19) 대유행에 정신보건과 가정폭력 위기가 커졌다는 우려의 목소리가 나왔다.

세계보건기구(WHO) 미주 본부인 범미보건기구(PAHO) 카리사 에티엔 사무국장은 18일(현지시간) 화상 회견에서 미주 지역의 정신보건 위기를 우려하며 대응을 촉구했다.

에티엔 국장은 "코로나19 대유행이 미주에 이전에 볼 수 없었던 규모의 정신보건 위기를 일으키고 있다. 모든 국가에서 '초대형 악재'가 됐다"고 지적했다.

그는 "코로나19 양성 판정을 받으면 불면증, 섬망증(환각, 초조, 과잉행동을 동반한 정신질환), 우울증 등을 겪게 된다"면서 "코로나19 대유행에 많은 이가 감염을 두려워하고 아플까봐 불안해하는 상태"라고 설명했다.

이어 "바이러스에 사랑하는 이를 잃은 슬픔과 불확실한 미래, 우리를 압도하는 뉴스와 오정보, 몇 주 또는 몇 달이나 이어진 사회적 거리 두기 탓 외로움과 고립감 때문에 우리 모두가 고통스럽다"고 덧붙였다.

특히 방역 최전선에서 목숨 걸고 장시간 일하는 의료진이 특히 큰 타격을 받고 있다고 언급하며 "몇 달간 비상근무로 의료진이 탈진(번아웃)한 상태로 우울증과 불안증을 보이기도 한다"고 전했다.

에티엔 국장은 코로나19 대유행에 가정폭력이 증가할 수 있다는 점도 지적했다.

그는 "코로나19로 인한 사회 · 경제적 충격과 자택대기 조처로 가정폭력이 증가할 수 있다"면서 "가정폭력 피해자가 집에 갇혀 외부도움을 받을 수 없는 상황으로 대유행 기간 가정폭력 실상이 축소될 수 있다"고 설명했다.

그러면서 "정신보건과 가정폭력 (피해자 지원) 서비스는 (사회의) 필수적인 사업"이라면서 "정신건상에 문제가 있는 사람과 가정폭력 피해자가 필요한 지원을 받도록 노력하고 정신건강 지원사업을 코로나19 대유행 대응의 핵심요소로 고려하는 것이 시급하다"고 강조했다.

제 4 절 노인보건

01 노인보건

[1] 노인보건의 개념

1) 노인보건의 의의 및 중요성

노인이란 일반적으로 생리적 · 신체적 기능의 쇠퇴와 더불어 심리적인 변화가 일어나서 자기 유지기능과 사회적 역할 기능이 약화되고 있는 사람이라고 정의되고 있다. 이러한 추상적 정의에 비해 구체적인 관점에서 보면, 국제연합(UN)에서 65세 이상을 노인으로 정의하고 있고, 우리나라의 노인복지법에서도 65세를 노인의 기준 연령으로 삼고 있다.

국제연합(UN)은 고령화 사회에 대해서도 분류하고 있는데, 전체 인구 중 65세 이상 인구가 차지 하는 비중이 7% 이상~14% 미만인 사회는 고령화 사회(aging society), 14% 이상~20% 미만인 사회는 고령사회(aged society), 20% 이상인 사회는 초고령사회(super-aged society)로 정의하고 있다. 우리나라에서 노인문제의 중요성은 노인 인구의 증가로 인한 것이다. 통계청(2020)의 발표에 의하면 우리나라에서 총 인구 중 65세 이상 인구가 차지하는 비율은 2020년 현재 65세 이상 고령 인구는 812만 5천명(인구의 15.7%)으로 고령인구 비중은 계속 증가하여 2025년에는 20.3%에 이르러 우리나라가 초고령사회에 진입할 것으로 전망되며, 이후에도 계속 증가하여 2036년에는 30%를 넘어서고, 2060년에는 43.9%에 이를 것으로 보인다. 생산연령인구 100명이 부양하는 고령인구를 뜻하는 노년부양비는 2020년 21.7명이나 2036년에는 50명을 넘고, 2060년에는 91.4명이 될 것으로 전망된다(통계청, 2020, 2020 고령자통계). 국제적인 비교를 하면, 향후 30년간 주요국 모두 고령 인구는 2~3배 정도 증가될 것으로 전망된다. 2040년의 고령 인구가 2010년 대비 3배 이상 증가하는 나라는 브라질(368.0), 중국(347.8), 인도(335.3), 한국(302.6)이다. 서방선진국과 일본도 고령 인구 규모가 2040년에는 2010년의 약 2배 정도 더 늘어날 전망이다(표 5-1).

표 5-1 • 주요 국가별 고령 인구, 1980~2040

고령 인구 (천 명)	한국	미국	프랑스	영국	독일	일본	인도	브라질	중국	러시아
1980년	1,456	25,926	7,503	8,405	12,211	10,485	24,893	4,897	50,677	14,154
1990년	2,195	31,640	7,955	8,984	11,780	14,607	33,080	6,667	68,050	15,122
2000년	3,395	34,974	9,481	9,308	13,428	21,602	44,581	9,682	88,912	18,208
2010년	5,452	40,534	10,544	10,290	16,775	28,707	60,278	13,652	109,845	18,297
2020년	8,084	67,641	17,283	15,651	24,570	46,890	100,074	24,690	192,711	26,744
2030년	12,691	90,829	20,808	19,049	28,612	51,649	144,284	36,783	268,519	31,067
2040년	16,501	107,567	23,985	21,705	31,784	54,113	202,085	50,236	381,994	33,865
2010년 = 100										
1980년	26.7	64.0	71.2	81.7	72.8	36.5	41.3	35.9	46.1	77.4
1990년	40.3	78.1	75.4	87.3	70.2	50.9	54.9	48.8	62.0	82.6
2000년	62.3	86.3	89.9	90.5	80.0	75.2	74.0	70.9	80.9	99.5
2010년	100.0	100.0	100.0	100.0	100.0	100.0	100.0	100.0	100.0	100.0
2020년	148.3	166.9	163.9	152.1	146.5	163.3	166.6	180.8	175.4	146.2
2030년	232.8	224.1	197.3	185.1	170.6	179.9	239.4	269.4	244.5	169.8
2040년	302.6	265.4	227.5	210.9	189.5	188.5	335.3	368.0	347.8	185.1

※ 자료: 통계청, 「대한민국 인구 5천만 명」 2012

노인 인구의 증가와 더불어 저출산이 지속되어 생산가능 인구(노동인구)가 감소되고 있어 노년부양비가 증가되고 있다. 2020년 생산가능인구(15~64세) 100명에 대한 65세 이상 인구의 비인 노년 부양비는 15.7로서 생산가능인구 4.6명이 노인 1명을 부양하고, 2030년에는 생산가능인구 2.6명이 1명을, 2060년에는 1.1명이 1명을 부양해야 할 것으로 전망된다(표 5-2). 선진국과 비교할 때 한국의 노년부양비는 2010년 낮은 수준이나, 2020년 이후 급속히 증가하여, 2040년 일본(64.7명) 다음으로 독일과 비슷한 수준으로 높아질 전망이다.

표 5-2 • 노년부양비 및 노령화지수 (단위: 해당 인구 100명당 명, 명)

	1990	2000	2013	2017	2020	2030	2040	2050	2060	2067
노년부양비[1]	7.4	10.1	16.7	13.8	15.7	25.0	33.9	39.8	43.9	46.5
노령화지수[2]	20.0	34.3	83.3	105.1	129.0	259.6	345.7	447.2	546.1	574.5
고령화 1명당 생산가능인구(명)[3]	13.5	9.9	6.0	5.3	4.6	2.6	1.7	1.3	1.1	1.0

주: 1) 노년부양비 = (65세 이상 인구/15~64세 인구)×100
2) 노령화지수 = (65세 이상 인구/0~14세 인구)×100
3) 고령자 1명당 생산가능인구 = 15~64세 인구/65세 이상 인구
※ 자료: 통계청, 「장래인구특별추계:2017~2067년」 2019

노인 인구의 증가로 인한 문제로 노인의료비를 들 수 있다. 노인의 질병 이환수준은 다른 인구 집단에 비해 높고, 또한 노인성 질환은 만성적이고 장기 관리를 필요로 하기 때문에 노인의료비가 증가하고 다른 연령층에 비해 높을 수밖에 없다. 그러나 노인의 의료 충족률은 비교적 낮은 수준에 머물러 있다.

표 5-3 • 65세 이상 건강보험 노인의료비 현황 (단위: 억원, 천원, %)

	전체					65세 이상				
	진료비[1] (A)	1인당 진료비[2]	본인 부담금 (B)	1인당 본인 부담금[3]	본인 부담금 비중[4]	진료비[1] (A)	1인당 진료비[2]	본인 부담금 (B)	1인당 본인 부담금[3]	본인 부담금 비중[4]
2010	436,283	892	111,315	228	25.5	141,350	2,839	32,945	662	23.3
2011	462,379	938	116,727	237	25.2	153,893	2,968	35,805	691	23.3
2012	478,392	963	121,246	244	25.3	164,494	3,008	38,553	705	23.4
2013	509,262	1,019	128,458	257	25.2	180,852	3,151	42,578	742	23.5
2014	549,639	1,092	137,534	273	25.0	199,687	3,326	47,074	784	23.6
2015	587,869	1,164	148,147	293	25.2	222,361	3,573	53,426	859	24.0
2016	651,844	1,284	164,532	324	25.2	252,692	3,921	61,583	955	24.4
2017	707,525	1,389	177,772	349	25.1	283,247	4,162	69,074	1,015	24.4
2018	779,104	1,526	191,614	375	24.6	318,235	4,487	74,183	1,046	23.3

주: 1) 요양기관에서 건강보험환자 진료에 소요된 비용으로 공단부담금 및 환자 본인부담금을 합한 금액임
2) 1인당 진료비 = 진료비 ÷건강보험 적용인구(연도 말 기준)
3) 1인당 본인부담금 = 본인부담금 ÷ 건강보험 적용인구(연도 말 기준)
4) 본인부담금 비중 = 본인부담금(B) ÷ 진료비(A) × 100
※ 자료: 국민건강보험공단 · 건강보험심사평가원, 「건강보험통계」

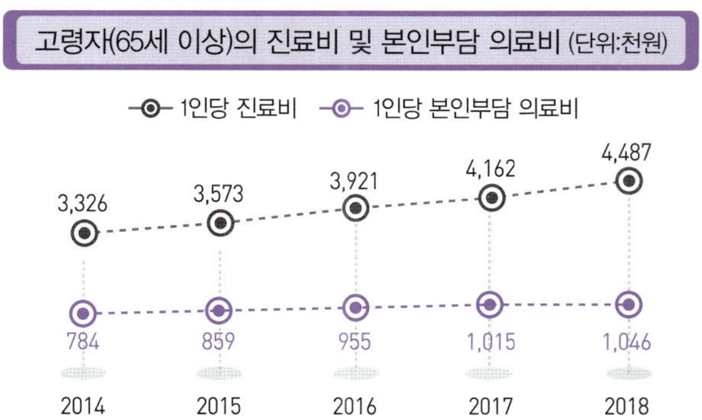

그림 5-2 • 65세 이상 건강보험 노인의료비(통계청, 2020 고령자통계, 2020)

2018년 65세 이상 고령자의 건강보험상 1인당 진료비는 448만 7천 원, 본인부담 의료비는 104만 6천 원으로 각각 전년보다 32만 5천 원, 3만 1천 원 증가하였고, 고령자의 1인당 진료비 및 본인부담 의료비는 전체 인구와 비교했을 때, 각각 2.9배, 2.8배 높았다(통계청, 2020, 2020 고령자통계). 또한, 2018년 진료비 중 본인부담금이 차지하는 비중은 전년 대비 감소하였으며, 고령자(23.3%)가 전체 인구(24.6%)보다 1.3%p 낮게 나타났다.

이와 같이 노년부양비의 증가는 사회적으로도 많은 문제를 야기하게 된다. 생산가능인구의 조세, 사회보장비 부담 증가로 세대 간의 갈등이 유발되고, 연금수급권자 증가에 따른 연금재정 위기, 노인의료비 증가에 따른 건강보험 재정 불안 등 젊은 세대의 경제적 부담 증가가 초래되고, 전통적 가족문화 약화에 따른 노인의 사회적 부양책임 문제 또한 대두될 것으로 보인다. 따라서 고령화 사회에 대한 대책이 필요하다. 연금, 의료비, 노후생활 안정대책, 젊은 세대의 부담 완화 방안 등과 같은 고령화와 관련된 지출로 인한 정부의 공공지출이 증가하게 된다.

2) 노인의 문제

현대 사회에 이르러서 노인 인구의 상대적 구성비가 증가하고 있는 반면 가족구성이나 생활방식이 변함에 따라 노인의 문제는 개인과 가정의 문제가 아니라 사회 전체의 문제가 되고 있다. 특히 노인 인구는 급증한 반면 우리나라 노인들은 교육수준이 낮고, 독신노인이 많고, 경제적 빈곤 및 경제활동 능력이나 기회를 갖지 못하고 있기 때문에 노인문제는 심각한 사회문제로 대두되었다. 경인지방통계청(2015)에 의하면 노인이 겪는 가장 어려운 문제는 건강문제, 경제적인 어려움, 소일거리 없음, 직업이 없거나 고용 불안정 순으로 나타났다. 통계청(2020)에 의하면, 2019년 기준 65세 이상 고령자의 고용률은 32.9%, 실업률은 3.2%로 전년(각각 31.3%, 2.9%)보다 각각 1.6%p, 0.3%p 상승하였고, 65세 이상 고령자 중 일(구직활동 포함)한 사람 비율은 33.8%로 5년 전보다 1.0%p 증가하였으며, 하루 평균 일한 시간도 1시간 28분으로 5년 전보다 2분 증가하였다(통계청, 2020 고령자통계, 2020). 또한 2018년 65세 이상 고령자의 건강보험 상 1인당 진료비는 448만 7천 원, 본인부담 의료비는 104만 6천 원으로 각각 전년보다 32만 5천 원, 3만 1천 원 증가하였고, 2019년 노인 복지시설 수는 7만 9,382개소로 매년 증가하는 추세지만, 전년 대비 시설별 증감사항을 보면, 재가노인 복지시설은 가장 큰 폭으로 증가(1,327개소)한 반면, 노인주거 복지시설은 유일하게 감소(8개소)하였다(통계청, 2020 고령자통계, 2020). 평생교육에 참여한 65~79세 고령층은 32.5%로 전년보다 0.2%p 감소하였으며, 13세 이상 인구 10명 중 약 4명이 현재 삶에 만족하는데 반하여, 65세 이상 고령자의 경우 4명 중 1명만이 자신의 현재 삶에 만족하고 있는 것으로 나타났다(통계청, 2020 고령자통계, 2020)(그림 5-3). 결국 노인문제를 해결하기 위해서는 노후의 소득보장과 의료보장 및 관계복지시설의 확충, 사회활동 기회의 제공 등의 방안이 마련되어야 하며, 이를 통해 삶에 만족도를 높여야 한다.

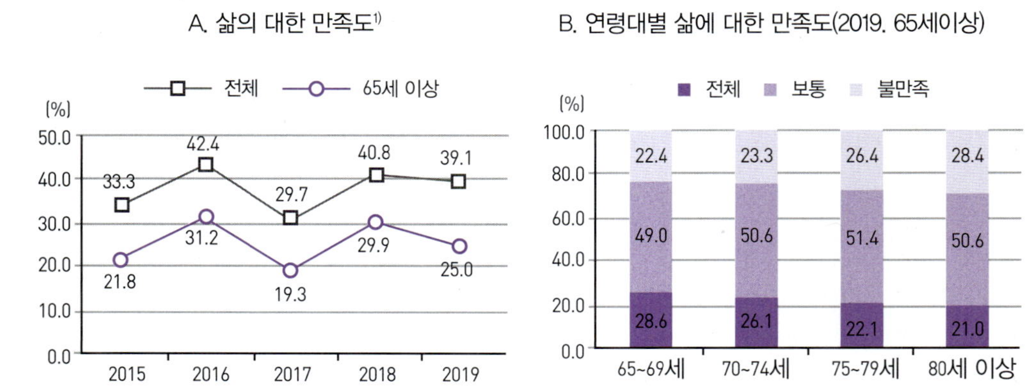

주: 1) 자신의 생활을 전반적으로 고려할 때 현재 삶에 어느 정도 만족하는지에 대해 '매우 만족한다'와 '약간 만족한다'로 응답한 사람의 비중임.

※ 자료: 통계청, 「사회조사」

그림 5-3 • **65세 이상 노인의 삶에 대한 만족도**

[2] 인구의 노령화와 평균여명

1) 인구 노령화의 지표

0~14세를 유소년 인구, 15~64세를 생산연령 인구, 65세 이상을 노년 인구로 분류할 수 있다.

(1) 유소년 인구 지수

$$\text{유소년 인구 지수} = \frac{\text{유소년 인구}}{\text{생산연령 인구}} \times 100$$

(2) 노년 인구 지수

$$\text{노인 인구 지수} = \frac{\text{노년 인구}}{\text{생산연령 인구}} \times 100$$

(3) 부양 인구 지수(총부양비: total dependency ratio)

$$\text{부양 인구 지수} = \frac{\text{유소년 인구+ 노년 인구}}{\text{생산연령 인구}} \times 100$$

(4) 노령화 지수(index of aging)

$$\text{노령화 지수} = \frac{\text{노년 인구}}{\text{유소년 인구}} \times 100$$

2) 평균여명

① 평균수명: 출생 시의 평균여명

② 평균여명: X세의 인구가 앞으로 몇 년이나 더 살 수 있는가 하는 확률적 기대생존 연수이며, 0세의 평균여명은 평균수명과 같은 의미를 갖는다.

[3] 노화 현상

노화란 생물학적 기능과 신진대사의 스트레스에 대한 적응능력이 감소하는 현상을 말한다.

1) 근골격계의 변화

근육이 줄어들며 따라서 운동성의 저하가 나타난다. 뼈의 밀도가 감소되어 뼈가 얇아지고 관절의 탄력성이 감소하며 연골 관절인대의 기능이 저하된다. 이런 골밀도 감소에 따라 골다공증(osteoporosis), 골절이 증가하게 된다.

2) 순환기능의 변화

심장은 특별한 변화가 없지만 혈관벽의 비후와 경화성 변화가 있으며, 혈관의 탄력성이 저하되고, 혈압은 나이 증가와 함께 상승되는 경우가 많다. 혈액순환은 청소년기 때는 11초이지만, 노년기 때는 17~21초 정도로 혈액순환이 느려진다.

3) 호흡기능의 변화

호흡근의 근력저하와 최대환기량(maximal breathing capacity), 심흡기량(inspiratory capacity) 등의 감소와 잔기용량(residual volume)과 총용량비(잔기량/총폐용량) 등의 현저한 증가가 나타난다.

4) 소화기능의 변화

소화효소의 분비 저하로 소화기능도 전반적으로 저하된다. 소화효소인 pepsin, trypsin 등의 분비는 40세 이후부터 저하되기 시작하여 70세 이후 현저히 감소된다. 이하선, 설하선, 악하선 등의 타액선(침샘)도 위축되어 60세 이후에는 프티알린(ptyalin)의 분비량도 급속히 감소된다. 그리고 위의 운동능력이 저하되고 위산 분비량도 감소된다.

5) 신경 및 정신기능의 변화

60세 이후에는 학습능력과 기억력이 급격히 감소되고, 사고, 인식력, 시각적 파악이 저하되며, 특히 비판력과 모순의 발견 능력이 현저히 저하된다. 노인들이 자기 역할 및 취미 생활이 없을 경우 삶의 가치관의 상실 등으로 정신적 갈등이 일어나기도 한다.

6) 감각기능의 변화

눈, 귀 등의 감각기관에 현저한 변화가 나타난다. 시력의 저하와 눈의 조절작용이 상실되고, 명암에 대한 반응력과 색의 식별능력이 저하된다. 또한 음의 전달력과 감지력이 저하된다. 피부 감각이나 후각 등도 퇴화한다.

02 노인의 질병예방 및 건강증진

[1] 노인성 질환과 사망원인

노인 인구의 증가와 인구구조의 노령화와 더불어 평균여명이 연장되고, 노인성 질환의 증가로 인한 사망률의 증가가 현저하게 발생하게 된다. 통계청의 사망원인 통계에 따르면 지난 10년 동안 65세 이상 인구의 사망원인 1위는 악성신생물(암)이었고, 다음의 원인은 심장 질환, 폐질환, 뇌혈관 질환, 당뇨병 순서였다(표 5-4).

표 5-4 • 65세 이상 인구의 사망원인 및 사망률 (단위: 인구 10만 명당 명)

		2000	2010	2015	2018	2019
전체인구	1순위	악성신생물(암) (122.4)	악성신생물(암) (144.4)	악성신생물(암) (150.8)	악성신생물(암) (154.3)	악성신생물(암) (158.2)
	2순위	뇌혈관질환 (73.6)	뇌혈관질환 (53.2)	심장질환 (55.6)	심장질환 (62.4)	심장질환 (60.4)
	3순위	심장질환 (38.7)	심장질환 (46.9)	뇌혈관질환 (48.0)	폐렴 (45.4)	폐렴 (45.1)
	4순위	간질환 (23.0)	고의적 자해(자살) (31.2)	폐렴 (28.9)	뇌혈관질환 (44.7)	뇌혈관질환 (42.0)
	5순위	당뇨병 (22.7)	당뇨병 (20.7)	고의적 자해(자살) (26.5)	고의적 자해(자살) (26.6)	고의적 자해(자살) (26.9)
고령인구 (65세 이상)	1순위	악성신생물(암) (929.7)	악성신생물(암) (882.4)	악성신생물(암) (803.0)	악성신생물(암) (763.0)	악성신생물(암) (750.5)
	2순위	뇌혈관질환 (785.3)	뇌혈관질환 (409.4)	심장질환 (351.0)	심장질환 (360.8)	심장질환 (335.7)
	3순위	심장질환 (358.9)	심장질환 (344.0)	뇌혈관질환 (311.1)	폐렴 (295.3)	폐렴 (283.1)
	4순위	당뇨병 (218.4)	당뇨병 (153.1)	폐렴 (209.1)	뇌혈관질환 (260.1)	뇌혈관질환 (232.0)
	5순위	만성하기도질환 (209.1)	폐렴 (127.6)	당뇨병 (133.2)	당뇨병 (98.5)	당뇨병 (87.1)

주: 1) 심장질환은 허혈성 심장질환과 기타 심장질환을 포함
2) 만성하기도 질환은 기관지염, 천식, 폐기종 등 만성적으로 호흡에 장애를 주는 폐질환의 총칭

※ 자료: 통계청 「사망원인통계」

[2] 노인의 건강관리

노년기를 건강하게 보내기 위해 노화현상이 나타나는 40대 이전에 환경조건을 일정하게 유지하고 식사, 배설, 수면, 운동 등의 일상생활활동을 통해 올바른 생활습관을 갖는 것이 중요하다. 또한 정기적인 건강진단과 상담, 감정적 자극의 감소, 취미생활, 여행, 휴식 등으로 보람 있는 생활유지와 정신건강이 필요하다.

1) 식사

노인은 대사기능이 저하하고 운동량이 감소하기 때문에 필요로 하는 총 칼로리는 젊은 사람보다 적다. 하루 1,800 칼로리 정도면 충분하다. 적절한 단백질과 칼슘의 섭취가 필요하며, 과식은 비만을 초래하며 당뇨병 등 성인병의 요인이 되므로 피하게 한다. 노년기에 저작이나 소화능력이 약하므로 부드러운 질감의 음식이 좋다.

2) 배설

장의 기능이 저하되고 소화가 잘 되는 음식을 먹기 때문에 분변량이 줄어 변비를 일으키는 원인이 된다. 변비를 예방하기 위해 섬유질이 많은 음식을 섭취하도록 하고 낮 동안 적절한 움직임을 통해 장의 연동운동을 촉진한다. 규칙적인 배설을 위해 정해진 시간에 화장실에 가는 습관을 갖게 한다.

3) 수면

노년기의 수면은 얇고 짧은 경향이 있다. 낮 동안의 활동량이 적고 낮잠 등으로 인해 밤에 숙면이 안 된다. 또한 야간에 빈뇨가 있는 경우 수면이 중단되기 쉽다. 낮 시간의 활동과 수면은 하나의 리듬을 가지므로 낮 시간은 되도록 자지 않도록 하고 몸을 움직여 가볍게 피로를 느끼는 것이 밤에 깊은 수면을 취하게 한다.

4) 운동

노년기의 운동은 피로하지 않을 정도로 매일 규칙적으로 행하는 것이 좋다. 개인차가 크므로 개인에게 알맞은 운동을 하도록 하며 운동 동안이나 후에 충분한 휴식을 취하게 한다.

[3] 질병예방 및 건강증진

일반적으로 질병예방의 목적은 질병이환률과 사망률의 감소에 있지만 노인의 경우 이에 더하여 생활의 질적 저하를 예방하고 가족지지체계의 붕괴를 예방하는 데도 목적을 둔다.

질병예방에는 1차 예방, 2차 예방, 3차 예방이 있다.

1) 1차 예방

상담, 예방접종 및 화학적 예방이 있다. 상담은 행동의 변화를 얻기 위한 것으로 흡연, 신체적 비활동, 영양 등에 대해 실시한다.

2) 2차 예방

선별과 치료가 주요 요소이다, 선별은 문진에 의한 확인, 이학적 검사에 의한 학인, 선별검사에 의한 확인이 있다.

3) 3차 예방

잔여기능의 회복 및 재활활동 등으로 잃었던 일상생활활동의 독립성을 재획득하는 것이다.

"노인일자리사업, 소득보충뿐 아니라 노인자살율·빈곤율 저하에도 기여" – 쿠키뉴스, 2021.02.08

"노인일자리 사업은 어르신들에게 소득보충이 기회를 제공할 뿐만 아니라 사회적 역할을 부여해 우울 · 고독 · 상실감 등 노인 문제를 해소하기도 합니다. 이를 통해 OECD 국가 중 가장 높은 노인빈곤율, 자살률 저하에도 도움을 줄 수 있을 것입니다."강익구(사진) 한국노인인력개발원 원장은 저출생 · 고령화 사회가 가속화되는 한국 사회에 노인일자리 사업은 절실히 필요한 과제라고 주장했다.

그는 "지난해부터 베이비붐 세대가 노인연령으로 넘어오면서 노인 인구가 급증하는 추세"라며 "노인 일자리 사업의 양적인 확대도 필요하지만, 질적 상승도 고민할 과제다. 노동시장도 상단과 하단의 진행 방향이 알파벳 K자처럼 벌어지는 'K자 그래프'를 보이는데 이러한 형태가 노인의 영역에도 넘어왔다. 그래프 상단의 노인에게는 국가에서 소중한 인적자원으로 활용할 필요가 있고, 그래프 하단의 노인에게는 재정지원 일자리를 통해 소득을 보충해줘야 한다"고 밝혔다.

이어 "경제적인 효과나 재정적인 보존도 있지만, 사회적으로 소외되거나 역할상실에 따른 고독, 경제적인 문제를 해결하는 사회관계망 구축도 긍정적으로 볼 수 있다"며 "각 수행기관에서 수기를 받으면 생활의 활력을 얻고 희망과 꿈을 가졌다는 참가자들도 많다"고 밝혔다. 실제 노인 일자리사업 참여자들은 높은 만족감을 보이고 있다.

조사에 따르면 지난해 노인일자리사업 참여 만족도는 5점 척도에 4.1점을 기록했다. 특히 '일을 할 수 있고, 할 일이 있다는 것을 깨달았다', '스스로 발전하는 계기가 됐다'는 응답이 많았다. 뿐만 이나라 참여한 어르신들의 건강상태도 비참여자보다 54만원의 건강보험재정 절감효과가 나왔다는 연구결과도 있다.

한국노인인력개발원은 포스트 코로나시대에 맞춘 비대면 노인 일자리도 창출하고 있다. 방송을 청취하고 나서 프로그램의 내용이나 진행과정 등을 분석 및 평가하는 '시니어 방송모니터요원', 비대면 도서관 서비스인 '시니어 북 딜리버리', 보이스피싱 등 예방을 위해 '고령자 소비피해 예방 상담원'등을 새롭게 만들었다. 이렇듯 긍정적인 효과가 있는 노인일자리사업이지만, 정부의 재정 지원만으로 일자리를 창출하는 데에는 무리가 있다.

강 원장은 "기업과의 협력 강화도 필수"라며 "양질의 일자리는 노동시장에서 만들어진다. 고령자들이 현장에서 일을 잘 할 수 있게끔 작업환경을 개선해 일자리를 창출하면 지원해주는 '고령자친화기업 인증형 사업', 어르신들을 고용하면 기업에 인건비를 지원하는 '시니어인턴십 사업'을 진행 중이다. 경영에 어려움이 있는 기업에 인건비를 보조해주면서 기업의 비용부담도 덜 수 있는 좋은 기회"라고 설명했다.

이어 "노인일자리가 단순한 일자리들로 정부의 재정만 축내고 고용지표만 늘리는 수단으로 활용한다는 부정적 인식도 개선해야 한다"며 "양질의 일자리를 지속적으로 만들어 나갈 것이다.

기관이나 기업에서 적은 비용으로 최대의 효율을 올릴 수 있도록 노력하겠다"고 밝혔다.

(후략)

제 5 절 생활습관병(성인보건)

01 생활습관병의 개념

[1] 생활습관병의 정의

감염병의 일차적인 원인인 미생물의 발견과 더불어 현재까지 감염병의 관리는 많은 성과를 올렸다. 그 후 인간생명의 연장과 건강한 삶을 영위하기 위하여 감염성이 아닌 질병에 관심을 가지게 되었다. 생활습관병은 장기간의 의료처치 또는 보호를 요하는 상태나 질병을 한 데 묶어서 표현한 것이다. 이런 의미를 가지고 구체적으로 처음 만성 질환을 정의한 것이 미국의 **만성 질환위원회(National Commission on Chronic Illness)**이다. 그 정의를 보면 '만성 질환은 정상이 아닌 모든 손상(impairment)과 이상(deviation)을 포함한다. 즉 영구적인 불구상태, 회복 불가능한 병변, 재활을 위한 특별한 훈련의 필요성이나 장기간의 보호와 감시의 필요성 중에서 최소한 한 가지 이상을 갖고 있는 상태'라고 하였다.

보통 만성 질환은 성인에게 많이 걸린다고 하여 '성인병'이라고 하였으나 소아 당뇨병 등 만성 질환이 반드시 성인에게만 이환되는 질병이 아니라는 점에서 현재는 **'생활습관병'**이라고 한다.

[2] 생활습관병의 중요성

1) 사망의 주요 원인

우리나라 사망의 주요 사인으로 1950년대에는 결핵, 폐렴, 기생충 질환 등이 많은 부분을 차지하였으나, 현재는 2019년을 기준으로 악성신생물(27.5%), 심장 질환(10.5%), 폐렴(7.9%), 뇌혈관 질환(7.3%)이 4대 사인으로 총사망자의 53.2%를 차지하고 있다. 그 뒤를 이어 고의적 자해(자살, 4.7%), 당뇨병(2.7%), 알츠하이머병(2.3%), 간 질환(2.2%), 만성하기도 질환(2.1%), 고혈압성 질환 (1.9%)으로 10대 사망원인의 대부분을 생활습관병이 차지하고 있다.

질환별 사망률은 과거에 비해 감염성 질환(호흡기 결핵 등)은 감소하고 암과 심장 질환과 같은 생활습관병은 크게 증가하는 것을 알 수 있다. 이와 같이 사망원인에서 생활습관병이 차지하고 있는 비중이 크므로 생활습관병의 관리가 공중보건에 있어서 매우 중요하며, 앞으로 그 비중은 점점 더 커져갈 것이다.

표 5-5 • 사망원인 순위 추이 (단위: 10만명 당)

순위	2009년	2014년	2019년		
			전체	남자	여자
1	악성신생물(암) 140.5	악성신생물(암) (153.9)	악성신생물(암) (158.2)	악성신생물(암) (196.3)	악성신생물(암) (120.2)
2	뇌혈관 질환 (52.0)	뇌혈관 질환 (60.2)	심장 질환 (60.4)	심장질환 (59.6)	심장질환 (61.3)
3	심장 질환 (45.0)	심장질환 (44.4)	폐렴 (45.1)	폐렴 (47.5)	폐렴 (42.8)
4	고의적 자해(자살) (31.0)	폐렴 (37.8)	뇌혈관 질환 (42.0)	뇌혈관 질환 (41.5)	뇌혈관 질환 (42.6)
5	당뇨병 (19.6)	고의적 자해(자살) (24.3)	고의적 자해(자살) (26.9)	고의적 자해(자살) (38.0)	알츠하이머병 (18.7)
6	운수사고 (14.4)	당뇨병 (17.9)	당뇨병 (15.8)	간 질환 (18.6)	고의적 자해(자살) (15.8)
7	만성 하기도 질환 (13.9)	간 질환 (13.3)	알츠하이머병 (13.1)	당뇨병 (16.1)	당뇨병 (15.5)
8	간 질환 (13.8)	만성 하기도 질환 (13.2)	간 질환 (12.7)	만성 하기도 질환 (15.8)	고혈압성 질환 (14.9)
9	폐렴 (12.7)	고혈압성 질환 (11.3)	만성 하기도 질환 (12.0)	운수사고 (12.3)	패혈증 (11.2)
10	고혈압성 질환 (9.6)	운수 사고 (9.8)	고혈압성 질환 (11.0)	패혈증 (7.9)	만성 하기도 질환 (8.2)

표 5-6 • 연령별 사망원인 순위(2019년) (단위: %)

구분	1위	2위	3위	4위	5위
0세	출생전후기에 기원한 특정병태 (51.0%)	선천기형, 변형 및 염색체이상 (16.9%)	영아 돌연사 증후군 (6.3%)	심장 질환 (1.9%)	가해(타살) (1.8%)
1–9세	악성신생물 (17.5%)	운수사고 (10.2%)	가해(타살) (8.8%)	선천기형, 변형 및 염색체이상 (6.6%)	심장 질환 (5.8%)
10–19세	고의적 자해(자살) (37.5%)	악성신생물 (13.7%)	운수사고 (11.3%)	심장 질환 (4.7%)	익사 사고 (2.8%)
20–29세	고의적 자해(자살) (51.0%)	악성신생물 (11.1%)	운수사고 (9.9%)	심장 질환 (3.6%)	뇌혈관 질환 (1.4%)
30–39세	고의적 자해(자살) (39.0%)	악성신생물 (18.9%)	심장질환 (5.7%)	운수사고 (5.5%)	간 질환 (4.5%)

표 5-6 • 연령별 사망원인 순위(2019년)(계속) (단위: %)

구분	1위	2위	3위	4위	5위
40-49세	악성신생물 (28.7%)	고의적 자해(자살) (21.7%)	간 질환 (7.5%)	심장 질환 (7.2%)	뇌혈관 질환 (5.7%)
50-59세	악성신생물 (37.3%)	고의적 자해(자살) (10.4%)	심장 질환 (7.9%)	간 질환 (7.3%)	뇌혈관 질환 (5.9%)
60-69세	악성신생물 (43.1%)	심장 질환 (8.7%)	뇌혈관 질환 (6.2%)	고의적 자해(자살) (5.2%)	간 질환 (3.6%)
70-79세	악성신생물 (35.7%)	심장 질환 (10.1%)	뇌혈관 질환 (7.8%)	폐렴 (7.0%)	당뇨병 (3.3%)
80세 이상	악성신생물 (17.9%)	심장 질환 (12.4%)	폐렴 (11.7%)	뇌혈관 질환 (8.1%)	알츠하이머병 (4.2%)

2) 인구구조의 변화: 노령 인구의 증가

생활수준의 향상과 보건수준의 향상으로 인구의 구조가 변하고 있다. 우리나라의 노령 인구(65세 이상)의 비중은 크게 늘어날 것으로 예측되고 있다(인구보건 참고).

생활습관병은 젊은 연령층보다 노년층에 잘 이환되는 질병이기 때문에 이에 대한 대책을 세워 개인의 삶의 질 향상과 개인 및 국가적으로 의료비를 절감하도록 하여야 할 것이다. 또한 생활습관병은 노령 인구의 증가로 계속 증가가 예상되고 있다. 노령 인구의 문제가 되고 있는 질병의 하나인 치매의 경우 표 5-7과 같다.

표 5-7 • 치매노인 현황 및 전망(추계) (단위: 천 명, %)

구분	2005	2010	2015	2020	2025	2030	2050
65세 이상 인구수	4,367	5,425	6,624	8,084	9,834	12,691	17,991
65세 이상 치매노인 수	352	474	648	840	1,008	1,272	2,710
치매 유병률(%)	8.1	8.7	9.8	10.4	10.2	10	15.1

출처: 2013 보건복지백서

3) 이환기간의 장기화

생활습관병의 경우 감염성 질환과 달리 완치의 개념보다는 관리라는 말이 맞을 정도로 심한 경우 이환될 경우 거의 평생을 관리하여야 하는 경우가 많다. 이환기간의 장기화는 환자의 고통, 비용의 부담과 국민의료비의 증가를 초래한다. 생활습관병은 감염성 질환에 비해 원인균에 해당하는 필수요건이 없거나 불확실하며, 발생에 관여하는 요인이 복잡하고, 발현기간(latent period)이 길며, 발생시점이 불명확하다. 이와 같이 생활습관병의 경우 감염성 질환과의 차이점이 있으며,

발생요인에 관하여도 감염성 질환과 매우 다르다.

생활습관병을 야기하는 주요 원인은 다음과 같다.

(1) 유전적 요인

혈우병, 당뇨병, 원인불명의 본태성 고혈압 등이 유전적 요인과 관계가 있는 것으로 알려져 있다. 유전적 요인이 있는 것으로 생각되는 경우에는 젊은 시절부터 위험요인에 주의를 기울이는 것이 필요하다.

(2) 사회경제적 요인

사회학자들은 직업, 교육정도, 거주지, 월수입 등에 따라 3~6등급 정도로 사회의 계층을 나누어 설명한다. 미국의 경우를 보면 상류층에는 심근경색, 유방암 등이 많고 자궁경부암, 위암 등은 하류층에 많다고 한다. 그리고 직업에 따라 피부암 등 질병발생과 밀접한 관계가 있는 것으로 알려져 있다.

(3) 습관적 요인

습관적 요인으로 중요한 것은 식습관과 규칙적인 운동의 두 가지 요소이다. 과식이나 과다한 지방식은 비만을 야기시키고 고혈압, 당뇨병 등의 유발에 관련이 있는 것으로 알려져 있고, 뜨거운 음식의 섭취는 식도암, 후두암과의 연관성이 있는 것으로 알려져 있다. 규칙적인 운동은 비만의 예방은 물론 당뇨병, 심혈관 질환 등의 예방에 효과가 있는 것으로 알려져 있다.

(4) 기호의 요인

흡연은 가장 위험요인이 가장 잘 알려져 있는 기호의 요인으로, 돌(R. Doll)과 힐(A. B. Hill)의 흡연과 폐암과의 연구 등 많은 연구들이 흡연과 폐암과의 인과관계(cause and effect relationship)

표 5-8 • 15세 이상 인구의 흡연율 국제 비교 (2018년 기준, 단위 : %)

국가	남성	여성	전체
프랑스	28.2	22.9	25.4
일본	29	8.1	17.8
한국	30.5	4.5	17.5
OECD 평균	20.6	13.7	17
영국	17	16.2	16.6
오스트레일리아('16.)	14	10.8	12.4
캐나다	12.8	9.7	11.3
미국	11.5	9.1	10.3

출처: 2019년 보건복지백서, 오스트레일리아는 2016년 기준

표 5-9 • 연도별 연간음주율 및 고위험음주율 추이 (단위: %, 19세 이상)

구분		2005	2010	2015	2018
연간음주율[1]	전체	54.6	60.5	60.6	60.6
	남자	72.6	77.8	75.2	70.5
	여자	37.0	43.3	46.5	51.2
고위험음주율[2]	전체	11.6	13.8	13.3	14.7
	남자	19.9	22.0	20.8	20.8
	여자	3.4	5.6	5.8	8.4

주: 1) 연간음주율: 최근 1년 동안 한 달에 1회 이상 음주한 분율
2) 고위험음주율: 1회 평균음주량이 남자의 경우 7잔 이상, 여자의 경우 5잔 이상이며, 주 2회 이상 음주하는 분율

가 성립됨을 나타내고 있다. 술은 만성 알코올중독자의 경우 간경화를 유발할 수 있는 것으로 알려져 있다(표 5-9). 그리고 약물(마약류)의 중독 등도 선진국에서는 많은 보건문제를 일으키고 있다. 우리나라의 경우 청소년의 흡연 및 음주의 증가 현상은 정신적인 문제를 포함하여 보건상의 중대한 문제가 되고 있다.

(5) 지역적 요인

지역적으로 생활습관병의 발생도 크게 차이가 나고 있다. 지역적 차이는 일반적으로 종족별 차이로 표현될 수 있으나 반드시 그런 것은 아니고 동일한 국가에서 동일한 종족도 지역에 따라 질병이 다른 경우도 많다. 우리나라의 경우 암으로 인한 사망은 폐암, 위암, 간암 등이 많으나 미국의 경우에는 폐암, 유방암, 자궁암 및 대장암이 많은 등 그 양상에 차이가 있다.

(6) 영양상태

영양부족이나 영양과다가 만성 질환에 밀접한 관계가 있는 것으로 알려져 있다. 요오드 결핍은 점액수종과 갑상샘종을 일으켜 심장병을 초래할 수 있다. 생활습관병에 있어서는 영양부족보다 영양과다가 문제가 되고 있다. 더블린(S. Dublin) 등에 의하면 평균체중이 25% 이상 과다한 사람은 당뇨병의 사망률이 평균체중이나 그 이하인 사람보다 12배가 더 높으며, 뇌졸중은 3배, 콩팥염은 4배가 더 높다.

이 밖에도 환경오염 요인, 심리적 요인 등이 생활습관병 발생에 관여하는 요인이다.

02 생활습관병의 종류

[1] 고혈압

1) 개념

혈압이란 혈관 속을 흐르는 혈액이 혈관벽에 주는 힘을 말한다. 혈압은 혈관의 장소에 따라 차이가 나는데, 보통 혈압이라고 하면 동맥, 특히 위팔동맥(brachial artery)의 혈압을 말한다. 심장은 수축, 이완을 계속하기 때문에 수축하여 혈액을 내보낼 때의 압력을 수축기 혈압 또는 최고혈압이라 하고, 혈액이 심장으로 돌아올 때의 압력을 이완기 혈압 또는 최저혈압이라고 한다.

고혈압은 그 자체의 문제는 물론이고, 모든 만성 질환, 특히 순환기계의 근원적인 원인이 되는 만성퇴행성 질환으로 가장 많이 이환되어 있고 관리가 잘 안되는 데 문제점이 있다.

고혈압(hypertension)은 수축기 혈압 140 mmHg 이상 또는 이완기 혈압은 90 mmHg 이상일 때를 말한다. 대한고혈압학회의 고혈압 및 세계보건기구가 규정하고 있는 혈압의 기준은 다음과 같다(표 5–10, 그림 5–4).

혈압은 건강한 사람에 있어서도 연령, 성, 측정 시의 자세, 측정 전의 운동여부, 정서반응, 수면, 소화, 하루 중 측정시간 및 계절 등에 따라서 상당한 변화가 있기 때문에 안정한 후 3회 이상을 측정한 후 판정하는 것이 정확하다. 일반적인 주의사항은 커피는 최소 1시간, 담배는 최소 30분 정도 피한 상태에서 조용히 온도가 적당하며 쾌적한 곳에서 측정하도록 한다.

2) 원인

고혈압은 여러 가지 원인이나 질환 때문에 생기는데 약 90%가 원인 불명이다. 고혈압은 두 가지로 분류할 수 있는데, 원인이 알려져 있고 그 증상의 하나로서 고혈압이 나타날 때 이것을 **속발성** 또는 **2차성 고혈압(Secondary hypertension)**이라고 하며, 고혈압의 원인이 불명확한 것은 **본태성** 또는 **1차성 고혈압(essential hypertension)**이라고 한다. 고혈압의 대부분은 본태성 고혈압으로서 전체의 85~90%를 차지하고 있다.

속발성 고혈압은 원인이 명확하며, 고혈압은 어떤 원인에 부수적으로 발생한 증상의 일부분이다. 예로 호르몬 계통에 이상이 있을 때 혈압이 올라가는데 이때는 고혈압의 치료가 문제가 아니고 호르몬 이상을 치료하면 고혈압은 따라서 정상으로 회복된다. 속발성 고혈압에서는 선행되는 원인 질병을 먼저 치료해야지 고혈압만을 치료해서는 안된다. 본태성 고혈압은 아직 원인이 밝혀지지 않고 있으나 유전적인 원인, 과다한 스트레스, 비만여부, 식염섭취량, 환경요인, 혈관근육의 강약 등의 요인이 작용하여 발생된다고 생각되어지고 있다.

표 5-10 • 대한고혈압학회 고혈압 기준 (단위: mmHg)

혈압 분류	수축기 혈압	확장기 혈압
정상	120 이하	80 이하
고혈압 전단계	120~139	80~89
고혈압 1단계	140~159	90~99
고혈압 2단계	160 이상	100 이상

※ 자료: 대한고혈압학회(혈압모니터편집위원회), 혈압 모니터 지침. 2007

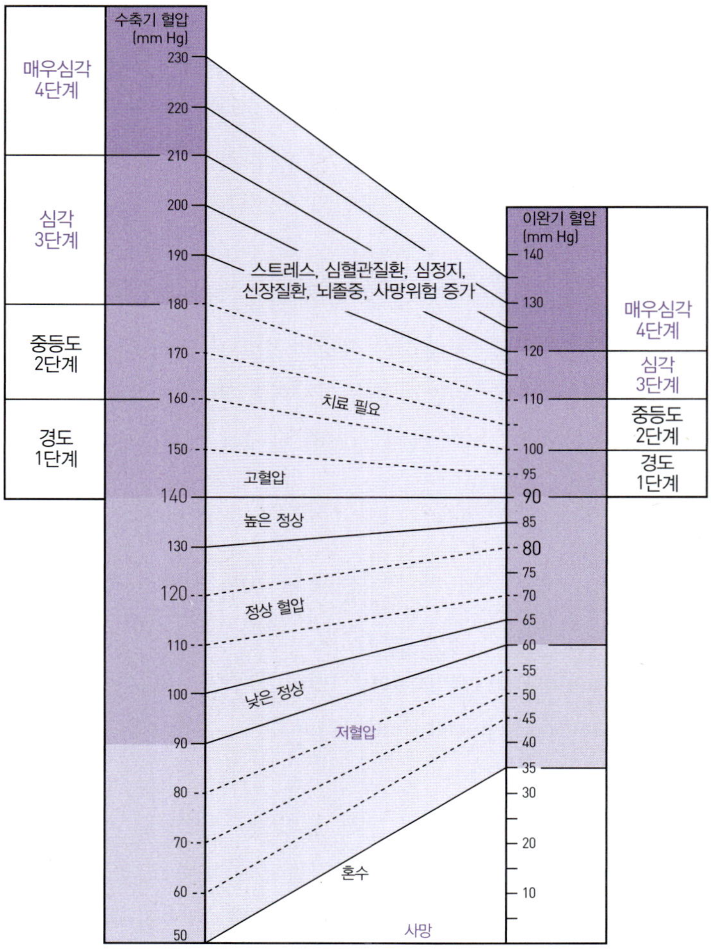

그림 5-4 • 세계보건기구 혈압의 기준(단위: mmHg)

표 5-11 • 성별 · 연령별 고혈압 유병률[1]

(단위: %)

구 분	남	여	계
전체(30세 이상)	36.4	30.4	33.3
30~39세	17.1	5.8	11.7
40~49세	29.1	11.9	20.6
50~59세	40.2	29.1	34.7
60~69세	47.5	44.6	46.0
70세 이상	65.1	73.7	70.2

주: 1) 수축기 혈압이 140 mmHg 이상이거나 이완기 혈압이 90 mmHg 이상 또는 고혈압 약물을 복용한 분율
출처: 2019년 보건복지백서

3) 증상

고혈압은 두통, 이명, 현기증, 불면증, 불안, 피로감 및 신경질적인 증상이 나타난다. 이런 증상들이 초기에 나타나다가 고혈압이 심해지면 좌심실이 커지게 되어 결국 심부전에 빠지게 되어 호흡곤란, 흉부통증 등의 증상이 나타날 수 있다. 또한 고혈압은 뇌혈관 질환 등과 연결되어 언어장애, 혼수상태, 반신마비 등의 결과를 초래하기도 한다.

4) 예방

고혈압의 예방은 원인이 확실히 밝혀지지 않으므로 그 예방대책도 확실한 방법이 있을 수 없다. 그러나 여러 가지 연구결과 등을 토대로 다음과 같은 것들이 있다.

첫째, 가능한 한 체중이 정상범위를 초과하지 않도록 한다.

둘째, 염분의 섭취를 줄이고 과다한 지방질의 제한 등 균형 있는 식생활을 한다.

셋째, 건전한 습관의 생활화를 한다. 흡연 및 과도한 음주를 파하고 적당한 운동을 규칙적으로 하며 충분한 휴식을 갖는다.

넷째, 조기발견과 조기치료를 위해 정기적인 혈압 측정을 한다.

[2] 뇌졸중

1) 개념

뇌혈관 질환으로서 뇌로 공급되는 혈액량이 현저히 감소되거나 완전히 차단된 경우를 **뇌졸중(cerebral apolpexy)**이라 한다. 뇌졸중의 형태는 뇌출혈과 뇌경색으로 나누어진다. 뇌출혈은 뇌혈관의 파열로 뇌조직을 압박하여 발생하며, **뇌경색**은 혈전이나 색전으로 혈관이 막혀서 발생하는 것으로 혈전에 의한 것은 뇌혈전증이라 하며, 전색에 의한 것은 뇌색전이라 한다(표 5-12).

표 5-12 • 성별 뇌졸중 유병률[1]

(단위: %)

구분	남자	여자	계
전체(30세 이상)	2.5	2.3	2.4
전체(65세 이상)	7.5	6.5	6.9

주: 1) 수축기 혈압이 140mmHg 이상이거나 이완기 혈압이 90mmHg 이상 또는 고혈압 약물을 복용한 분율
출처: 2019년 보건복지백서

2) 원인 및 증상

뇌졸중의 원인은 주로 동맥경화증과 고혈압이다. 증상은 침범한 부위의 기능장애, 기억력상실, 운동마비 등이 생기며, 심하면 바로 죽게 된다.

3) 예방

고혈압의 경우와 같다. 정기적인 건강진단으로 고혈압을 가려내어 적절한 치료를 하면 뇌졸중의 위험을 막을 수 있다. 그리고 뇌졸중의 결과로 불구가 되기도 하나 재활치료의 발달로 재활도 가능하다.

[3] 허혈성 심장 질환

1) 개념

허혈성 심장 질환(ischemic heart disease)이란 심장에 혈액을 공급하는 심장동맥이 동맥경화증과 같은 원인으로 좁아지거나 막히게 되어 심장에 혈액공급이 제대로 되지 못해서 가슴통증과 같은 증상을 초래하는 것이다. **동맥경화증(aortosclerosis)**이란 일반적으로 대동맥이나 중등도의 동맥의 혈관 내벽에 콜레스테롤이나 중성지방 및 유리지방산 같은 지질이 축적되어 동맥이 좁아지거나 막혀서 혈액순환이 원활이 이루어지지 않는 것을 말한다. 심장을 둘러싸고 있는 심장동맥이 막히는 것을 **심근경색증(myocardial infarction)**이라고 하는데, 그 원인은 혈전(thrombosis) 또는 색전(embolus)으로 인한 것이 많다.

보건복지부(2013)에 따르면 우리나라의 허혈성 심장 질환의 유병률은 30세 이상에서는 남자는 2.4% 여자는 2.2%이며, 65세 이상의 남자는 7.3%, 여자는 5.9%였다. 남자가 전 연령층에서 여자보다 많이 허혈성 심장 질환에 이환되고 있었다(표 5-13).

2) 원인 및 증상

허혈성 심장 질환은 고혈압, 당뇨병, 비만증, 운동부족, 연령 및 유전 등의 요인에 의해 동맥 내부가 좁아지고 혈관이 막혀 일어나게 된다. 증상으로는 발작 시 복장뼈 밑에 죄는 듯 한 심한 통증을 느끼는데, 이것을 **협심증(angina pectoris)**이라 한다. 그리고 이 통증은 팔이나 목, 턱으로 옮겨간다.

표 5-13 • 성별 협심증 또는 심근경색증 유병률[1)] (단위: %)

구분	남자	여자	계
전체(30세 이상)	3.3	1.8	2.5
전체(65세 이상)	11.4	5.9	8.2

주: 1) 의사로부터 협심증 또는 심근경색증 진단을 받은 분율
출처: 2019년 보건복지백서

표 5-14 • 성별 · 연령별 당뇨병 유병률[1)] (단위: %)

구분	남자	여자	계
전체(30세 이상)	14.6	10.3	12.4
30~39세	2.7	2.2	2.5
40~49세	11.7	3.3	7.5
50~59세	16.2	9.8	13.0
60~69세	24.6	16.3	20.3
70세 이상	27.7	25.7	26.5

주: 1) 공복 혈당이 126㎎/㎗ 이상이거나 의사 진단을 받았거나 혈당강하제 복용 또는 인슐린 주사를 투여받고 있는 분율
출처: 2019년 보건복지백서

3) 예방

예방은 사전 예방으로 첫째, 고콜레스테롤 및 고지방의 식품 섭취의 제한과 적당한 운동 · 비만예방 및 흡연 · 음주 등을 피함으로써 사전에 위험요인을 제거하는 것이다. 둘째, 당뇨병, 고혈압 등의 치료로 발생의 연장 또는 발생을 최소화하는 것이다.

[4] 당뇨병

1) 개념

당뇨병(diabetes mellitus)은 이자에서 충분한 인슐린을 분비하지 않아 신체가 당을 적당하게 대사할 수 없어 혈당량이 정상인보다 높게 유지되는 증후군으로 소변에 당이 배출되어 이름이 붙여진 질병이다. 당뇨병은 두 가지로 구분되는데 **소년기 당뇨병(juvenile diabetes)**과 **성숙기 당뇨병(maturityonset diabetes)**으로 나눈다.

소년기 당뇨병은 인슐린 의존성 당뇨병이라고도 하는데 주로 유아기나 청소년기에 많이 발생한다. 이자에서 인슐린을 만들어내지 못하기 때문에 발생하며, 증상이 급격히 발전하며 심하다. 이 형태의 당뇨병은 조절하기가 힘들며, 거의 인슐린 주사를 필요로 한다. 성숙기 당뇨병은 인슐린 비의존성 당뇨병이라 하는데 주로 40대 이후에 많이 발생하며, 당뇨병 환자의 80% 정도를 차지하고 있다. 이 형태의 당뇨병은 이자에서 인슐린의 분비능력은 정상이나 비만, 운동부족 등의

표 5-15 • 성별 · 연령별 대사증후군 위험요인별 현황 (단위: %)

구분	복부비만	높은혈압	높은혈당	고중성지방혈증	낮은 HDL 콜레스테롤 혈증
전체	26.6	49.2	42.9	35.4	24.8
남자	29.4	52.4	47.3	40.5	18.9
여자	23.2	45.3	37.4	29.2	31.9

출처: 통계청, 2018년

이유로 체내 인슐린의 필요량이 증가되는데, 증가된 필요량을 충분히 공급하지 못해서 발생된 것으로 식사요법, 운동요법 등으로 조절할 수 있다(표 5-15).

2) 원인 및 증상

당뇨병의 원인은 유전적 요인이 가장 중요한 원인 중의 하나이다. 당뇨병의 유전요인을 가진 사람이 40대 이후에 과체중이 되면 병에 걸릴 확률이 매우 높다. 그리고 당뇨병은 비만자에게 많이 걸리고 있으며, 성숙기 당뇨병의 약 70% 정도가 과체중인 사람에게 이환되어 있다. 비만이 반드시 당뇨병으로 이어지는 것은 아니지만 그 만큼 위험요인을 가지고 있다고 봐야 할 것이다. 그 외에도 식생활, 활동력, 직업구성 등에 의한 영향을 받는 것으로 알려져 있다. 또한 당뇨병은 나이가 많아질수록 증가하여 30세 이후에서 현저히 증가한다.

당뇨병의 가장 흔한 증상은 다갈, 다뇨, 다식 및 피로감 등이고, 초기 증세는 아무런 증상이 없는 상태가 많지만 심해지면 체중감소, 시력장애, 신경통, 피부소양증 등의 합병증이 온다. 다음 중 한 항목에 해당하면 당뇨병으로 진단한다.

① 공복혈장혈당 126mg/dl 이상

② 다음, 다뇨 등 당뇨병의 전형적인 증상이 있고, 공복과 상관없이 혈장혈당 200mg/dl 이상

③ 75g 경구 당부하검사 2시간 후 혈장혈당 200mg/dl 이상

④ 당화혈색소 6.5% 이상

3) 예방

당뇨병의 예방은 확실한 방법이 있는 것은 아니지만 다음의 사항을 잘 지키면 예방이 가능할 수 있다.

① 체중조절이 중요하다. 과체중은 질병에 걸릴 확률이 정상체중에서보다 매우 높으므로 체중조절을 위한 식생활 및 운동 등의 관리를 생활화하는 것이 중요하다.

② 조기발견 및 조기치료를 한다. 당뇨병은 초기에는 무증상이 대부분이므로 본인이 증상을 느꼈을 때에는 상당히 병이 진행되어 있는 경우가 많다. 당뇨병 검사에는 요당검사와 혈당검사가 있는데 요당

검사보다 혈당검사가 정확하다. 정기적인 검사를 30대 이후에는 받도록 하여 조기에 진단하면 식사요법만으로도 조절이 가능하도록 한다.

③ 감염증의 예방, 신체적 건강증진, 과로의 금지 등이 필요하며, 당뇨병 치료에 약제를 투약할 경우 남용하는 일이 없도록 한다.

[5] 대사증후군

1) 개념

최근 영양의 과잉으로 인해 여러 생활습관병이 생기는데, 이는 인슐린이 과도하게 분비되어 일어나는 인슐린저항성 때문으로 보고 있다. 이러한 인슐린 저항성을 가진 질병을 **대사증후군(metabolic syndrom)**이라고 한다. 특히 복부 비만, 높은 혈압, 혈당장애, 고중성지방, 낮은 HDL 콜레스테롤 등 여러 항목이 동시에 높은 수준을 유지할 때 각각의 항목이 기준을 초과할 때 이상으로 위험하다는 것을 의미하게 된다.

2) 원인 및 증상

대사증후군의 원인으로는 과음, 과식, 운동부족에 따른 복부비만과 지방간, 유전, 스트레스, 노화 등이 있다. 주요 증상은 혈당 대사이상으로 인한 당뇨병, 지질대사 이상으로 인한 중성지방 증가, 저밀도 콜레스테롤 및 나트륨 성분 증가로 인한 고혈압, 요산 증가로 인한 통풍 등이다.

표 5-16 • 악성신생물(암)의 성별 사망률 (2019) (단위: 인구 10만 명당 명)

순위	전체		남		여	
	암종류	사망률	암종류	사망률	암종류	사망률
	전체	158.2	전체	196.3	전체	120.2
1	폐암	36.2	폐암	53.5	폐암	19
2	간암	20.6	간암	30.4	대장암	15.2
3	대장암	17.5	대장암	19.8	췌장암	11.6
4	위암	14.9	위암	19.4	간암	10.9
5	췌장암	12.5	췌장암	13.4	위암	10.4
6	유방암	5.1	전립선암	8	유방암	10.2
7	전립선암	4.0	식도암	5.6	자궁암	5.2
8	백혈병	3.7	백혈병	4.5	백혈병	3
9	식도암	3.0	뇌암	3	뇌암	2.6
10	뇌암	2.8	유방암	0.1	식도암	0.5

출처: 2019년 사망원인통계

3) 진단

다음 5가지 지표 가운데 3가지 이상이 기준치를 넘으면 대사증후군으로 본다.

① 복부비만: 허리 둘레, 남성 90cm, 여성 85cm 이상
② 중성지방: 150mg/dl 이상
③ 고밀도 콜레스테롤: 남성 40mg/dl, 여성 50mg/dl 미만
④ 공복 혈당: 110mg/dl 이상 또는 당뇨병 치료 중
⑤ 혈압: 수축기 130mmHg 이상 또는 이완기 85mmHg 이상

4) 예방 및 관리

비만, 스트레스, 흡연 및 음주를 피하고 적당한 운동과 휴식, 규칙적인 식습관을 갖는 것이 중요하다. 특히 당뇨병, 고혈압, 비만 등을 야기할 수 있는 원인을 제거한다. 식생활의 경우 탄수화물을 줄이고 섬유질이 많은 음식을 섭취함으로서 혈당조절에 신경써야 한다.

[6] 악성 신생물(암)

1) 개념

악성 신생물(cancer)이란 정상세포 이외에 세포가 생체 기능에 아무런 필요도 없이 증식하고 인접한 조직을 파괴하여 기계적, 내분비적 또는 화학적으로 장애를 일으키고 원발부위에서 다른 부위로 전이(metastasis)해 증식하는 특징을 가진 질환군을 말한다.

우리나라에서 암으로 인한 사망자의 수는 꾸준히 증가하였다. 통계청 발표에 의하면, 2017년 암 사망자는 78,863명으로 10만 명당 사망률이 153.9명이었다. 이는 사망원인의 1순위를 차지하는 것이며, 전체 사망자의 27.6%로 우리나라의 사망자 10명 중 3명이 암으로 사망할 정도로 월등히 높은 비중을 차지하고 있다.

보건복지부는 2004년부터 중앙에는 국립암센터를, 지방에는 지역암센터를 선정하여 운영하고 있다. 그리고 2005년부터 국립암센터를 중앙암등록본부로 하고 지역암등록본부 8개 기관을 지정하여 암 등록사업을 수행하고 있다.

우리나라 호발암의 등록 건수는 남자의 경우 위암, 폐암, 대장암, 전립선암, 간암 순이었으며, 여자는 유방암, 갑상선암, 대장암, 위암, 폐암 순이었다(표 5-18). 그리고 2017년의 인구 10만 명당 암 사망자 수는 153.9명으로 폐암(35.1), 간암(20.9), 대장암(17.1), 위암(15.7), 췌장암(11.3) 순이었다. 또한 남자의 암 사망률(153.7)이 여자(86.4)보다 1.78배 높았다(표 5-17).

2) 원인

아직도 암 발생에 관하여 확실하게 원인들이 규명되지는 않았으나 인체 내의 세포가 발암인자를

갖고 있다가 주위 환경요인들에 의해 자극을 받아 암세포로서 작용을 하는 것으로 추측되고 있다. 세계보건기구가 조사한 결과에 의한 발암인자를 자극하는 요인을 다음과 같이 보고 있다.

(1) 식생활습관

우리가 섭취하는 음식물이 암 발생의 약 35% 정도의 원인이 되는 것으로 추정되는데, 음식물 중 암 발생과 연관이 깊은 것은, 과다한 소금을 함유하거나 높은 온도로 조리하여 탄 음식들이며, 동물성 지방질도 과다 섭취할 때 암 발생의 위험요인으로 작용한다. 반면에 신선한 야채나 과일 등의 섭취는 암의 예방에 효과가 있는 것으로 알려져 있다.

표 5-17 • 우리나라 주요 암종 발생자 수 및 발생분율(2017년) (단위 : 명, %)

순위	전체		남자		여자	
	암종	발생자 수 (발생분율)	암종	발생자 수 (발생분율)	암종	발생자 수 (발생분율)
	모든 암	232,255 (100.0)	모든 암	122,292 (100.0)	모든 암	109,963 (100.0)
1	위암	29,685 (12.8)	위암	19,916 (16.3)	유방암	22,300 (20.3)
2	대장암	28,111 (12.1)	폐암	18,657 (15.3)	갑상선암	20,135 (18.3)
3	폐암	29,985 (11.6)	대장암	16,653 (13.6)	대장암	11,458 (10.4)
4	갑상선암	26,170 (11.3)	전립선암	12,797 (10.5)	위암	9,769 (8.9)
5	유방암	22,395 (9.6)	간암	11,500 (9.4)	폐암	8,328 (7.6)
6	간암	15,405 (6.6)	갑상선암	6,035 (4.9)	간암	3,905 (3.6)
7	전립선암	12,797 (5.5)	췌장암	3,733 (3.1)	자궁경부암	3,469 (3.2)
8	췌장암	7,032 (3.0)	신장암	3,617 (3.0)	췌장암	3,299 (3.0)
9	담낭 및 기타담도암	6,846 (2.9)	담낭 및 기타담도암	3,555 (2.9)	담낭 및 기타담도암	3,291 (3.0)
10	신장암	5,299 (2.3)	방광암	3,525 (2.9)	자궁체부암	2,986 (2.7)

※ 2019년 보건복지백서

(2) 흡연

암 발생원인의 요소 중 흡연이 음식물 다음으로 영향이 크다. 전체 암의 약 30% 정도가 흡연으로 인하여 발생되는 것으로 추측되어진다. 흡연은 폐암 등과 깊은 연관이 있는데 흡연의 피해는 흡연자만의 문제가 아니고 간접흡연의 피해도 심각한 문제로 대두되고 있다.

(3) 감염

암 발생의 위험요인으로 작용하는 세 번째 요인은 바이러스나 기생충 등의 감염으로, 이는 약 10% 정도를 차지하고 있다. 우리나라에서 특히 문제가 되고 있는 것은 간암으로서, 간암환자의 98% 정도가 B형간염 바이러스를 갖고 있었던 것으로 증명되었다. 연구결과 B형간염 바이러스 감염자는 바이러스를 갖고 있지 않은 사람에 비해서 간암에 걸릴 확률이 약 250배 높은 것으로 나타났다.

(4) 환경오염 물질

발암을 일으키는 화학물질들은 현재의 연구결과로도 약 500여 종이 있는 것으로 밝혀졌다. 타르, 벤젠, 크롬, 식품첨가물, 각종 대기오염 물질 등이 원인으로 밝혀졌지만 아직도 화학물질의 독성실험이 안 되고 있는 것들이 많이 있으며, 예전에는 안전하다고 생각되었던 것들도 위험요인으로 작용하는 것으로 밝혀지고 있다.

표 5-18 • 암 순 생존율[1] 국제 비교 (단위 : 명, %)

구 분	한국			미국	영국	일본
	2000~2004	2005~2009	2010~2014			
위암	48.6	61.1	68.9	33.1	20.7	60.3
결장암	60.5	68.1	71.8	64.9	60.0	67.8
직장암	60.8	68.1	71.1	64.1	62.5	64.8
폐암	15.3	19.9	25.1	21.2	13.3	32.9
유방암	79.5	84.0	86.6	90.2	85.6	89.4
간암	15.3	22.4	27.2	17.4	13.0	30.1
전립선암	76.0	87.3	89.9	97.4	88.7	93.0
췌장암	7.6	8.4	10.5	11.5	6.8	8.3
자궁경부암	76.0	77.0	77.3	62.6	63.8	71.4
백혈병[2]	73.1	78.6	84.4	89.5	92.2	87.6

주: 1) 세계 암 생존 표준가중치(International Cancer Survival Standard weights)를 이용한 연령표준화 순생존율 (age-standardized net survival), 백혈병을 제외하고는 15–99세 성인

2) 0–14세 소아, 급성 림프구성 백혈병(acute lymphoblastic leukaemia)

3) 증상

암의 증상은 암의 종류에 따라 다르나 초기에는 암으로 인식할 수 없을 정도로 증상이 없으며, 각 개인이 증상을 느꼈을 때에는 이미 치료하기 어려운 단계로 암세포가 전이되어 있는 경우가 많다. 미국 암학회에서 흔히 암의 초기 증상을 CAUTION(경고)이란 말로 표현하여 암의 조기 진단에 활용토록 계몽하고 있다. 그 내용을 살펴보면 다음과 같다.

① 배변과 배뇨이상(**C**hange in bowl or bladder habits)

② 궤양이 잘 낫지 않을 때(**A** sore that dose not heal)

③ 이상 출혈 또는 분비물(**U**nusual bleeding or dischange)

④ 유방이나 기타 부위에 생기는 멍울이나 혹(**T**hickening or lump in breast or elsewhere)

⑤ 소화불량 및 연하곤란(**I**ndigestion or difficulty in swallowing)

⑥ 사마귀나 검은 반점의 변화(**O**bvious change in wart or mole)

⑦ 계속되는 기침과 쉰 목소리(**N**agging cough or hoarsness)

이 밖에도 체중의 감소, 무기력, 계속되는 피로 등의 일반적인 증상이 있다.

4) 예방

암의 예방은 첫째, 원인요소에 대한 접근을 줄이는 방법이 가장 중요하다. 즉 위험요인의 식품 섭취 제한, 금연, 바이러스 감염 예방 및 환경오염 물질에 대한 접촉금지 또는 관리 등이다. 둘째, 조기진단 및 조기치료를 할 수 있도록 정기적인 건강진단을 실시하는 것이다. 암의 원인이 아직 명확하게 규명되어 있지 않은 점을 생각할 때, 조기 진단을 실시하여 초기에 치료함으로써 완치율을 높이도록 하여야 한다.

당뇨·고혈압·중성지방·비만 등 3가지면 '대사증후군'

– 매일신문, 2020.11.10

(전략)

대사증후군은 단일한 질병이 아니라 유전적 소인과 환경적 인자가 더해져 발생하는 포괄적인 질병이다. 대사증후군은 당뇨병, 고혈압 및 심뇌혈관질환의 원인이 되는 위험인자로 여겨지고 있다. 대사증후군 환자는 그렇지 않은 사람보다 당뇨병 발생위험이 약 5배 정도 높게 나타났고, 심뇌혈관질환으로 인한 전체 사망률은 남성 1.44~2.26배, 여성에서 1.38~2.78배 높은 것으로 나타났다. 또 대사증후군 환자는 동반되어 나타나는 고혈압, 이상지질혈증 등으로 신장혈관의 죽상경화, 콩팥세관 위축 및 간질의 섬유화가 발생하기 쉬워 만성 콩팥병의 발생 가능성도 높다.

이 뿐만 아니라 많은 연구에서 대사증후군은 각종 암의 발생 및 사망률과도 밀접한 관계가 있다고 보고하고 있어 대사증후군의 예방과 치료가 중요하다. 2007~2010년도 국민건강영양조사 자료에 따르면 30세 이상 성인 중 28.8%가 대사증후군이 있다고 나타났다. 남성 31.9%, 여성 25.6%로 남성 비율이 좀 더 높았다.

대사증후군의 정의 및 진단기준 다양성으로 인해 정확한 유병률의 변화를 추정하기는 어렵지만, 유병률은 증가하는 추세다. 2013–2018년도 국민건강보험공단 분석에서도 국내 성인 대사증후군의 유병률은 남자의 경우 ▷25.1% (2013년) ▷27.3% (2015년) ▷32.2% (2018년), 여자의 경우 ▷19.7% (2013년) ▷20.2% (2015년) ▷28.2% (2018년)으로 나타나 비만인구의 증가와 함께 동반되는 대사증후군 환자가 지속적으로 늘고 있다.

(후략)

제 6 절 산업보건

01 산업보건의 의의

[1] 산업보건의 개념

1) 산업보건의 정의

산업보건이란 국제노동기구(International Labor Organization, ILO)와 세계보건기구(World health Organization, WHO)의 규정에 의하면 모든 작업장에서 일하는 직업인들의 육체적 · 정신적 · 사회적 건강을 고도로 유지 · 증진시키면서 작업조건으로 인한 질병을 예방하고 건강에 유해한 취업을 방지하며 근로자를 생리적 · 심리적으로 적합한 작업환경에 배치함으로써 그들의 안녕이 최고도로 증진 · 유지되도록 하는 것이라고 하였다. 산업보건은 ① 노동인구의 증가, ② 노동력의 확보와 인력관리 필요성 증대, ③ 근로자의 권익보호 필요성(산업평화), ④ 생산성의 증대 등으로 인해 그 중요성이 날로 커가고 있다.

근대적 학문으로서 산업의학(보건)의 기반을 논하게 된 것은 **라마찌니(B. Ramazzini**, 1633~1714)의 '근로자의 질병(De morbis artificum diatriba, 1700)'이라는 저서를 통해서인데, 직업과 직업병과의 관계를 분명히 함으로써 직업병에 관한 과학적인 체계가 확립되었다. 그는 직업병의 원인으로 ① 유해물질, ② 불규칙적인 작업동작, ③ 부자연스러운 작업자세를 지적하였다. 산업혁명이 일어난 후 1833년 영국에서 공장법(English Factory Act)이 만들어짐으로써 근로자 보호의 기틀이 마련되었으며 이어서 프랑스, 독일, 이탈리아 등 여러 나라에서 근로자 보호에 관한 입법을 서두르게 되었다. 즉 산업혁명은 근로자들이 사업장에서 근무할 수 있는 직업을 가져다 준 반면에 직업병이라는 새로운 질병을 인류에게 선물하였다. 오늘날에는 각종 산업이 급속도로 발달하고, 산업장에 종사하는 근로인구가 국민의 대부분을 차지하게 되고, 노동생산성에 대해 모두가 지대한 관심을 보이고, 또한 근로자들의 인권을 옹호하는 시대적 조류는 산업보건의 새로운 장을 요구하게 되었다.

우리나라는 근로기준법이 1953년에 노동법이 공포되어 16명 이상의 근로자를 고용하는 사업장에 적용되었고 1961년에는 근로기준법이 제정되어 5인 이상 근로자가 있는 사업장에까지 확대 적용하고 있다. 근로자의 권리 선언인 근로기준법은 8시간 노동 1시간 휴식과 같은 국제노동기구의 결의와 권고를 받아들이고 있다. 1969년에는 근로보건관리규칙이 발령되어 산업보건의 지침이 확정되었다. 그 후 1981년에 산업안전보건법이 제정 · 공포되어 근로기준법에서 분리되어 시행되고 있다. 산업안전보건법은 근로자의 안전과 보건을 확보하기 위해 사업주에게 이에 대한 책임을 지워 주고, 유해 및 위험 방지기준을 구체화하고 있다.

2) 산업보건의 중요성

산업보건은 노동의 조건 및 환경에 기인한 피로, 재해 질병을 조사 · 분석하여 근로자의 건강과 복지를 확보하고 가장 적합한 근로환경을 고려하여 근로자의 건강에 유해함이 없이 작업능률을 상승시키는 데 주목적이 있다. 따라서 산업보건은 근로자의 건강관리뿐만 아니라 작업환경관리, 직업병의 예방과 치료를 해줌으로써 산업을 보다 능률적이고 효율적으로 증진시키는 데 지대한 공헌을 한다.

결론적으로 산업보건의 목표는 다음과 같다.

① 노동과 노동조건으로 일어날 수 있는 건강장애로부터 근로자를 보호
② 작업에 있어 근로자의 정신적 · 육체적 적응 특히, 채용 시 적정배치
③ 근로자의 정신적 · 육체적 안녕상태를 최대한으로 유지 및 증진

산업보건은 근로자 자신의 건강과 생산성과도 직결하여 사회나 국가 전체의 복지를 증진시키는 데 일익을 담당하고 있다. 산업보건은 산업인구, 즉 노동인구(15~64세)가 전체인구의 70%를 차지하고 있기 때문에 국민들 대부분은 산업보건의 대상이라 할 수 있다. 또한 건강한 산업인력의 확보는 국력과 직접적인 연관이 있으며 개인적인 측면에서는 생산성 향상으로 경제적 여유와도 직결된다. 현대 사회에서 노동이 갖는 사회성 역시 산업보건의 중요성을 말해준다.

[2] 산업보건사업

1) 작업환경의 정비

공장의 입지조건은 안전성과 위생적인 측면에서 시설이 정비되어야 하고 근로능력과 생산성을 높이기 위하여 환경, 교통수단, 부지, 용수, 기후 등의 조건이 충족되어야 한다. 작업환경은 채광, 환기, 소음, 진동, 방수, 재해 예방설비 등이 정비되어 근로자들이 쾌적하고 안전한 사업장에서 근무할 수 있도록 하여야 한다. 공장에서 배출되는 폐기물을 위해 처리시설이 완비되어야 한다. 폐기물의 적환장, 정리장, 소각장 등이 구비되어야 하며, 탈의실, 휴게실, 세면장, 식당 등 근로자 후생복지시설 역시 중요하다.

2) 산업의 합리화

(1) 적정배치

아래와 같은 검사결과를 종합적으로 검토하여 근로자를 적재적소에 배치한다. 근로자의 적재

적소배치는 근로의욕과 생산성에 직접적인 영향을 미친다.

근로자의 적정배치 및 복지적 측면에서 정기 신체검사를 실시하여야 한다. 정기 신체검사는 1년에 한 번씩 하지만 유해 작업장에서는 1년에 2회 또는 더 자주 실시할 필요가 있는데, 이는 종사자의 질병을 조기발견 및 조기 치료함으로써 신체적 손상을 최소한으로 예방하기 위함이다.

- 신체계측: 키, 체중, 가슴둘레, 앉은키 등
- 기능검사: 악력, 배근력, 심폐기능, 시력, 색맹 등
- 건강진단: 결핵, 고혈압, 간질 등
- 정신적 적성검사: 일반지능검사, 성격검사, 일반 직업 적성검사 등

(2) 작업동작

작업동작은 근로자의 건강뿐만 아니라 생산성에도 지대한 영향을 주기 때문에 작업자세의 안정도, 작업동작의 경제도와 안전도 및 능률성을 충분히 고려하여야 한다.

(3) 작업시간 배분의 합리화

근로자들의 통근시간을 포함한 근로시간과 근로자의 생활시간(몸차림, 식사, 집안일 보기, 휴식, 교양, 오락, 수면 등)의 배분이 합리적인지를 검토하기 위하여 근로자의 일상생활 등 시간연구(time study)를 통하여 작업시간을 합리적으로 배분하여야 한다.

(4) 작업강도에 따른 작업관리의 합리화

근로자의 근로강도나 양을 조사하여 작업능률의 향상과 근로자의 건강관리를 하여야 한다. 육체적 작업강도의 지표로서 **에너지대사율(relative metabolic rate; RMR)**이 사용된다.

$$\underset{\text{(RMR)}}{\text{에너지대사율}} = \frac{\text{작업시 소비에너지} - \text{그와 같은 시간의 안정시 소비에너지}}{\text{기초대사량}} = \frac{\text{근로대사량}}{\text{기초대사량}}$$

노동의 강도에 따라 RMR이 다른데 경노동은 0~1, 중등노동은 1~2, 강노동 2~4, 중노동은 4~7, 격노동은 7 이상이다.

(5) 작업조건의 합리화

작업대의 고저와 불안정, 서 있는 장소의 불편감, 기계장치의 불편, 장애물 등을 개선하여 작업자세를 편리하도록 한다. 작업속도는 경제적 속도에서 생리적 속도에 접근시키도록 하고 운반방법은 중량 · 속도 · 시간을 고려하여 되도록 인력운반을 기계적 운반으로 바꾼다.

작업시간과 휴식은 그 기간과 횟수를 노동의 성격과 장소에 따라 조정한다. 작업의 종류에 따라 노동시간의 교대제를 실시한다. 기계의 설계와 조작은 인체공학적인 측면을 고려하고 휴일과 여가를 제도화한다.

3) 근로와 영양

(1) 근로의 강도와 필요 영양소의 양

근로의 강도에 따라 영양소의 양은 달라진다. 필요한 영양소가 제대로 공급될 때 근로자의 건강상태는 좋아지며 노동생산성 역시 증가한다. 에너지 공급은 근육근로자는 당질이, 중노동자는 단백질 및 비타민 B_1이 제일 많이 요구된다.

(2) 직업성 중독에 따른 영양공급

① 벤젠 중독: 급성 중독은 비타민 B_1, 만성중독은 비타민 B_{12}

② 암모니아 중독: 비타민 C

③ CO(일산화탄소) 중독: 비타민 B_1

④ 염화탄소 중독: 비타민 B_2(4염화탄소는 비타민 E)

⑤ 이황화탄소 중독: 비타민 B_2

⑥ 아연 중독: 철, 구리, 대두단백질

⑦ 기타 직업성 중독: 알칼리성 식품(우유, 야채, 과일, 해초 등)

(3) 작업 종류에 따른 근로자의 영양관리

① 작업의 강도에 따라 에너지의 소비량 조절

② 성인의 열량은 2,500kcal이며 단백질은 80g이 적절

③ 총에너지의 영양 중 10%는 반드시 단백질 섭취

④ 열량을 증가하기 위해서는 당질을 많이 섭취하여야 하며 지방의 활용을 고려

⑤ 비타민 B_1, 칼슘도 많이 섭취

⑥ 고온노동에서는 식염 및 비타민 A, B, C가 필요

⑦ 저온노동에서는 지방과 비타민 A, B, C, D가 필요

⑧ 심한노동(중노동)에는 비타민 및 칼슘 강화식품(된장, 우유, 간장) 등이 필요

4) 여성 및 연소 근로자의 보호

근로기준법에 의하면 13세 미만자는 근로자로 채용하지 못하며, 여성과 18세 미만자는 도덕상 또는 보건상 유해하거나 위험한 사업에 채용하지 못하도록 규제함으로써 13~18세를 보호연령으로 규정하고 있다.

(1) 여성 근로자의 특성

① 가벼운 손기술이나 세심성을 요하는 작업에 여성 근로자가 다수

② 젊고 미숙련 근로자가 많으며 결혼과 동시 퇴직자가 대량 발생

③ 생리현상이 작업상에 영향

④ 기혼여성의 경우 3중부담(아내, 어머니, 근로자)

(2) 연소근로자의 특성 및 보호

① 연소자는 신체 · 정신의 발육도상에 있으므로 중노동시에는 성장과 발육에 지장
② 화학물질에 대한 감수성이 크므로 높은 직업병(산업질환, 공업중독) 가능성
③ 인체의 일부가 편파적으로 성장하거나 신체의 일부가 기능중지하여 기형 야기
④ 인격형성의 발달이 왜곡
⑤ 성년에 비해 근로에 의한 빠른 피로, 체중 감소, 결핵 등의 질병에 이환 용이

(3) 여성과 소년의 근로기준(근로기준법 제5장)

① 최저 연령과 취직인허증
- 15세 미만인 사람은 근로자로 사용 금지(취직인허증 소지 시 가능)

② 사용 금지
- 사용자는 임신 중이거나 산후 1년이 지나지 아니한 여성(임산부)과 18세 미만자를 도덕상 또는 보건상 유해 · 위험한 사업에 사용 금지
- 사용자는 임산부가 아닌 18세 이상의 여성을 제1항에 따른 보건상 유해 · 위험한 사업 중 임신 또는 출산에 관한 기능에 유해 · 위험한 사업에 사용 금지

③ 근로시간
- 15세 이상 18세 미만인 사람의 근로시간은 1일에 7시간, 1주에 35시간을 초과 불가(당사자 사이의 합의에 따라 1일에 1시간, 1주에 5시간을 한도로 연장 가능)

④ 야간근로와 휴일근로의 제한
- 사용자는 18세 이상의 여성을 오후 10시부터 오전 6시까지의 시간 및 휴일에 근로시키려면 그 근로자의 동의를 받아야 함
- 사용자는 임산부와 18세 미만자를 오후 10시부터 오전 6시까지의 시간 및 휴일에 근로금지 (장관 인가 시 예외 : 18세 미만자의 동의가 있는 경우, 산후 1년이 지나지 아니한 여성의 동의가 있는 경우, 임신 중의 여성이 명시적으로 청구하는 경우)

⑤ 시간외근로
- 사용자는 산후 1년이 지나지 아니한 여성에 대하여는 단체협약이 있는 경우라도 1일에 2시간, 1주에 6시간, 1년에 150시간을 초과하는 시간외근로를 시키지 못함

⑤ 생리휴가
- 사용자는 여성 근로자가 청구하면 월 1일의 생리휴가를 주어야 함

⑥ 임산부의 보호
- 사용자는 임신 중의 여성에게 출산 전과 출산 후를 통하여 90일(한 번에 둘 이상 자녀를 임신한 경우에는 120일)의 출산전후휴가를 주어야 함.(휴가 기간의 배정은 출산 후에 45

일이상이 되어야 함)
- 휴가 중 최초 60일은 유급
- 사용자는 임신 중의 여성 근로자에게 시간외근로를 하게 하여서는 아니 되며, 그 근로자의 요구가 있는 경우에는 쉬운 종류의 근로로 전환하여야 함
- 사업주는 출산전후휴가 종료 후에는 휴가 전과 동일한 업무 또는 동등한 수준의 임금을 지급하는 직무에 복귀시켜야 함
- 사용자는 임신 후 12주 이내 또는 36주 이후에 있는 여성 근로자가 1일 2시간의 근로시간 단축을 신청하는 경우 이를 허용하여야 함. 다만, 1일 근로시간이 8시간 미만인 근로자에 대하여는 1일 근로시간이 6시간이 되도록 근로시간 단축 허용 가능
- 사용자는 위의 근로시간 단축을 이유로 해당 근로자의 임금을 삭감 불가

⑦ 태아검진 시간의 허용
- 사용자는 임신한 여성근로자가 임산부 정기건강진단을 받는데 필요한 시간을 청구하는 경우 이를 허용하여 함

⑧ 육아 시간
- 생후 1년 미만의 유아(乳兒)를 가진 여성 근로자가 청구하면 1일 2회 각각 30분 이상의 유급 수유 시간을 주어야 함

(4) 여성 근로자의 보호대책

① 여성 업무에 맞는 직종에 배치
② 정밀작업 시 조명도를 고려
③ 주작업 근로 시 근로강도는 RMR 2.0 이하
④ 고온 및 저온환경에서 작업시에는 작업조건과 냉 · 난방을 고려
⑤ 중량물 취급작업 시에는 중량을 제한
⑥ 서서하는 작업의 경우에는 연속작업시간을 제한하고 휴식의 횟수와 시간을 고려
⑦ 생리휴가, 산전 · 산후 휴가와 작업도중의 육아시간(생후 1년 미만의 유아를 가진 여성 근로자의 청구에 의해 1일 2회 각 30분 이상의 유급 수유시간) 등을 고려

(5) 근로시간의 기준

1919년 제1회 국제노동헌장에서 1일 8시간, 1주 48시간제가 채택되었고 그 이후 1931년에는 1일 8시간, 1주 40시간제가 채택 실시되고 있다. 우리나라의 근로기준법에서는 '근로시간은 휴식시간을 제외하고 1일 8시간, 1주 40시간을 기준으로 한다. 다만, 당사자 간의 합의에 의하여 1주간에 12시간을 한도로 근로시간을 연장할 수 있다'라고 명시되어 있다.

그러나 다음과 같은 경우에는 작업시간을 단축해야 한다.

① 작업내용이 극도로 강해진 경우

② 의식주 조건과 작업환경이 극히 불량한 경우

③ 저임금 근로자와 신규채용된 자

④ 여성과 연소자의 근로의 경우

⑤ 야간업무일 경우

⑥ 심신 이상자(병후, 여성 생리일, 임신, 산후 4~6주 사이)

02 산업재해와 산업피로

[1] 산업재해

1) 산업재해의 의의

산업장에 있어서 계획하지도, 예기치도 않았던 돌발적인 사고의 발생은 귀중한 인명의 피해와 막대한 경제적 손실을 가져올 뿐만 아니라, 생산능률을 감소시킨다. 산업안전보건법에 의하면 **산업재해(industrial accidents)**란 근로자가 업무에 관계되는 건설물, 설비, 원재료, 가스, 증기, 분진 등에 의하거나 작업 기타 업무에 기인하여 사망 또는 부상하거나 질병에 이환되는 것을 말한다. 일반적으로 재해통계에서는 4일 이상의 요양을 요하는 것 만으로 산정하고 있다.

하인리히(H. W. Heinrich)는 산업재해 발생을 5단계로 나누어 ① **선천적 유전, 환경의 원인**, ② **개인의 결함(무지, 미숙)**, ③ **불안전한 상태, 불안전한 행동**, ④ **사고발생**, ⑤ **산업재해**의 과정을 제시하였다. 그는 또한 재해발생 비율이 **현성 재해(휴업재해):불현성 재해:잠재성 재해 = 1:29:300**이라고 하여 현성 재해는 1/330에 불과하다고 하였다. 그러나 재해는 사업장의 종류에 따라 다를 수 있다.

인체에 대한 유해물질의 영향은 같은 물질이라도 그 물리적 성상과 침입경로에 따라 차이가 있으며, 특히 ① 농도, ② 폭로시간, ③ 개체의 감수성, ④ 작업강도, ⑤ 기상조건 등과 같은 인자의 영향을 크게 받는다.

2) 산업재해의 발생원인

하인리히의 학설에 의하면 사고의 88%는 인적 요인에 의하며, 나머지 10%는 불완전한 물적 요인에 의한 것이고, 불가항력에 의한 것은 단지 2%에 불과하다고 한다.

(1) 인적 요인(80%)

① 관리적 결함

감독기관 소홀, 산업장의 자체관리에 의한 태만성, 보건교육 미실시

② 작업적 결함

작업 미숙, 작업지시 부족, 불량한 작업방법, 복장 불량, 작업속도 부적합

③ 생리적 결함

체력부족, 신체적 · 정신적 결함, 수면부족, 월경관계 및 임신, 음주, 약물중독, 심신의 피로, 부주의

(2) 환경적 요인(20%)

① 20℃에서 가장 적게 발생

② 조명의 불량, 조도의 불균형, 분진, 가스발생

③ 소음이 80dB 이상이면 소음증대만큼이나 작업착오 다수발생

④ 시설물의 미비와 불량, 작업환경의 불량, 작업장의 정리 · 정돈의 태만, 부적절한 공구 사용 및 부적합, 노동시간의 과대, 휴식시간의 부족, 재료 · 취급품 등의 부족

3) 재해지표

국제노동기구(ILO)가 권장하는 재해지표는 ① **건수율**, ② **도수율**, ③ **강도율**이 있다. 특히 도수율은 산업재해의 발생빈도를 국제간 또는 국내산업간에 상호 비교하기 위하여 ILO에서 정한 척도이다.

① 건수율, 천인율(incidence rate) $= \dfrac{\text{재해건수}}{\text{평균 근로자수}} \times 1{,}000$

② 도수율(frequency rate) $= \dfrac{\text{재해건수}}{\text{연근로시간수}} \times 1{,}000{,}000$ 또는 $\dfrac{\text{재해건수}}{\text{연근로일수}} \times 1{,}000$

③ 강도율(intensity rate) $= \dfrac{\text{손실작업일수}}{\text{연근로시간수}} \times 1{,}000$

④ 평균근로손실일수(중독률, 重篤率) $= \dfrac{\text{손실노동시간수(휴업일수)}}{\text{사고건수}}$

표 5-19 • **산업별 산업재해 현황** (단위 : 명, %)

구 분	사업장수	근로자수	재해자수	재해건수	도수율	강도율	천인율
전산업	2,654,107	19,073,438	102,305	101,574	2.56	1.33	5.36
광업	1,078	11,697	2,225	2,136	81.07	318.80	190.22
제조업	379,387	4,152,058	27,377	27,141	2.89	1.62	6.59
건설업	441,758	2,943,742	27,686	27,470	5.33	2.75	9.41
전기가스수도업	2,493	76,967	108	103	0.63	0.48	1.40
운수창고통신업	77,160	873,232	5,291	5,268	2.90	1.46	6.06
임업	12,105	89,751	1,041	1,036	5.72	2.18	11.60
어업	1,748	5,416	66	65	5.94	3.75	12.19
농업	17,449	83,540	648	642	3.81	2.24	7.76

표 5-19 ● 산업별 산업재해 현황(계속) (단위 : 명, %)

구 분	사업장수	근로자수	재해자수	재해건수	도수율	강도율	천인율
금융보험업	41,968	778,105	358	353	0.22	0.20	0.46
기타의 사업	1,678,961	10,058,930	37,505	37,360	1.84	0.55	3.73

출처: 2014 산업재해현황분석, 고용노동부

표 5-20 ● 연도별 재해발생 현황

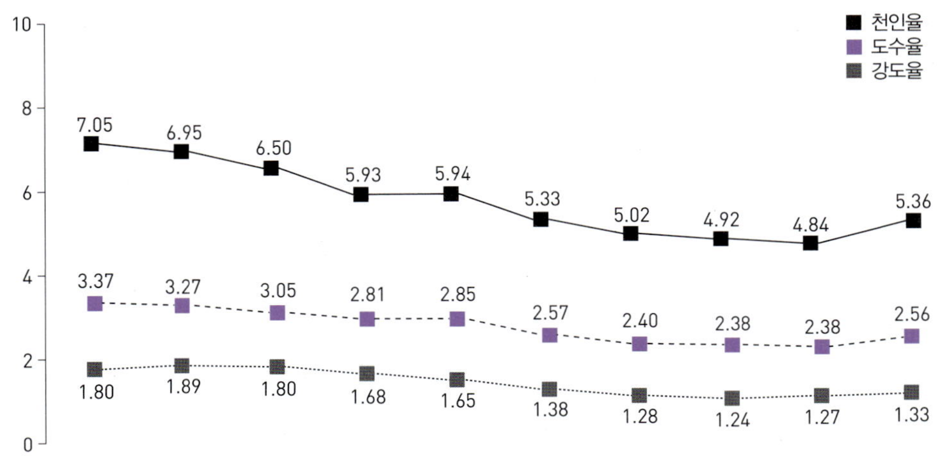

구분 \ 연도	2009	2010	2011	2012	2013	2014	2015	2016	2017	2018
근로자수(천명)	13,885	14,199	14,362	15,548	15,449	17,062	17,969	18,432	18,560	19,073
재해자수(명)	97,821	98,645	93,292	92,256	91,824	90,909	90,129	90,656	89,848	102,305
재해건수(건)	96,984	97,945	92,657	91,417	91,097	90,158	89,354	90,009	89,080	101,574
천인율(%)	7.05	6.95	6.5	5.93	5.94	5.33	5.02	4.92	4.84	5.36
도수율	3.37	3.27	3.05	2.81	2.85	2.57	2.4	2.38	2.38	2.56
강도율	1.8	1.89	1.8	1.68	1.65	1.38	1.28	1.24	1.27	1.33

4) 산업재해의 방지대책

산업재해의 방지대책은 다음의 네 가지 원칙에 근거를 두어야 한다.

① 손실우연의 원칙: 손실은 사고발생시의 조건 및 상황에 따라 달라지므로 우연성에 의해 결정

② 예방가능의 원칙: 인재가 98%, 천재가 2%에 불과하므로 재해는 원칙적으로 예방이 가능

③ 원인연계의 원칙: 재해의 원인은 여러 요소들이 복합적으로 작용

④ 대책선정의 원칙: 재해의 원인은 각각 다르므로 원인을 정확히 규명하여 대책을 선정 및 적용

이러한 원칙을 근거로 4E의 대책, 즉 ① **교육적 대책(education)**, ② **기술적 대책(engineering)**, ③ **규제적 대책(enforcement)**, ④ **환경적 대책(environment)**을 수립하여야 한다.

산업재해를 방지하기 위해서는 먼저 재해 발생원의 정확한 관찰과 사례조사가 필요하다. 안전관리와 안전관리자의 직무충실이 필수적이다. 산업재해를 방지하기 위한 대책은 다음과 같다.

① 안전관리 지도요령에 따라 적절하고 구체적인 재해방지 계획 수립
② 산업장의 감독과 지도, 근로환경의 개선, 기계설비, 근로조건의 개선에 대한 집단지도
③ 안전교육과 보건교육을 실시
④ 근로자를 적재적소에 배치
⑤ 의료 · 구급제도를 수립하여 실시
⑥ 안전보건에 관한 표어나 포스터를 부착
⑦ 타 부서의 협조와 유기적인 연결이 필요

[2] 산업재해보상보험

1) 의의

산업재해보상보험은 근로자의 업무와 관련된 질병, 부상 및 사망 등에 대한 보상을 목적으로 실시되는 것으로서 외국에서는 산업혁명 이후 산업화 과정에서부터 발달하기 시작하였으나, 우리나라의 경우 근로기준법이 제정 · 공포되면서부터 그 계기가 되어 1963년 산업재해보상보험법이 제정 · 공포되었다.

우리나라 산업재해보상보험의 특성을 살펴보면 다음과 같다.

① 자진신고 및 자진납부를 원칙
② 타 사회보험은 개별보험자 단위의 관리, 산재보험은 사업장 중심의 관리
③ 사업주의 고의 · 과실의 유무를 불문하고 업무상의 재해에 대하여 사용자에게 무과실 책임을 부과
④ 산재보험에 의한 재해보상은 일반 법원을 통한 권리구제와 달리 산업재해로부터 입은 피해를 시급히 복구하여 보호하며, 행정행위에 의한 재량 또는 담당직원의 자의에 따라 좌우되지 않은 공정한 보상이 이루어지고, 업무상 재해를 당한 근로자를 적기에 확실히 보상
⑤ 사업자가 자금난으로 보상을 행하지 못하거나 피해근로자에 대해 손해배상 청구포기를 유도하는 경우 공정한 보상이 이루어지지 못한다는 점을 감안하여 평소에 보험 관장자가 사업주로부터 일정액의 보험료를 징수하고 이를 재원으로 하여 재해보상을 하게 되는 사회보험방식을 채택하였고, 산업재해를 입은 근로자가 그 가족의 생존권보장을 그 기본이념으로 하는 우리나라 사회보장제도의 가장 핵심

2) 산업재해보상보험의 적용

현행 산업재해보상보험은 근로자를 사용하는 모든 사업 또는 사업장에 적용한다. 산업재해보상 보험의 적용이 제외되는 사업은 다음과 같다(2020년 6월 기준).

① 「공무원 재해보상법」 또는 「군인 재해보상법」에 따라 재해보상이 되는 사업

② 「선원법」, 「어선원 및 어선 재해보상보험법」 또는 「사립학교교직원 연금법」에 따라 재해보상이 되는 사업

③ 가구내 고용활동

④ 농업, 임업(벌목업 제외), 어업 및 수렵업 중 법인이 아닌 자의 사업으로서 상시근로자 수가 5명 미만인 사업

3) 보험급여 종류와 그 내용

산업재해보상보험법에 의하면 급여(보상)의 종류에는 ① 요양급여, ② 휴업급여, ③ 장애 급여, ④ 간병급여, ⑤ 유족급여, ⑥ 상병보상연금, ⑦ 장의비 등 일곱 가지가 있다.

(1) 요양급여

4일 이상의 요양을 요하는 경우가 해당되며 지정된 의료기관에서 요양을 하여야 하며 요양비는 전액 급여하게 된다. 요양급여의 범위는 건강보험과 비슷하다.

(2) 휴업급여

요양으로 인하여 취업하지 못한 경우 평균임금의 70%를 지급하는 것을 말하며 요양급여와 마찬가지로 3일 이내인 경우에는 지급하지 않는다.

(3) 장애급여

완치 후에도 신체에 장애가 있을 때에는 그 장애등급(14등급)에 따라 장애보상연금 또는 장애보상일시금(55일~1,474일분)을 지급한다.

(4) 간병급여

요양급여를 받은 자가 치유 후 의학적으로 상시 또는 수시로 간병이 필요하여 실제로 간병을 받은 자에게 지급한다.

(5) 유족급여

근로자가 사망하였을 경우 평균임금의 1,300일 분을 유족보상금으로 받게 된다. 만약 재해가 사용자의 고의 또는 중대과실에 의하여 발생하여 사망한 경우에는 평균임금의 1,000일 분을 유족특별급여로 지불한다.

(6) 장의비

사망 시 평균임금의 120일 분을 장의비로 지급받는다.

(7) 상병보상연금

요양개시 후 2년이 경과하여도 상병이 완치되지 않을 경우에는 요양급여 외에 상병보상 연금을 수급권자에게 지급한다.

4) 보험료

(1) 보험료율

산업재해보상보험은 각 사업장을 단위로 가입하게 되며 사업주가 보험료를 전액 납부하게 된다. 보험료는 사업장의 임금총액에다 일정률의 보험률을 적용하여 산출하게 되는데, 보험료율은 과거 3년간의 임금 총액에 대해 사업종류별로 구분 · 결정한다. 따라서 사업장마다 보험료율이 다르게 되며, 이는 건강보험에서 적용하는 균일률(flat rating)과는 다른 것으로 경험률(experience rating)이라 한다.

(2) 보험료 회계

갹출된 보험료는 산업재해보험 특별회계법에 의거하여 노동부장관이 회계관리자가 되며 세출은 재경부장관의 동의를 얻어 이루어진다.

(3) 진료 및 진료비 청구

근로자는 상병 등으로 인하여 요양의 필요가 있는 경우 지정의료기관에서 진료를 받게되며, 본인의 진료비 부담은 전혀 없다. 의료기관에서는 진료비를 노동부 지방사무소의 산재과에 청구하여 지급받게 된다.

[3] 산업피로

1) 산업피로의 의의

산업피로(occupational fatigue)란 수면이나 휴식을 취하지 못하여 과로 등이 회복되지 않고 누적됨에 따라 작업을 계속할 때 정신기능 및 작업수행능력이 저하되는 것을 말한다.

2) 전신피로의 원인

① 산소의 공급부족: 심폐기능 능력부족으로 aerobic metabolism에 필요한 충분량의 산소공급 부족

② 혈중 포도당(glucose) 양의 저하: 피로물질 축적(물질대사에 의한 노폐물)

③ 근육 내 글리코겐 양 감소

3) 국소피로 원인

국소피로는 근육을 지속적으로 반복 사용하여 신체에 국한된 부위에 생기는 주관적, 객관적인 변화(피로)를 의미한다.

① 생리학적 피로: 근육 내 노폐물의 축적, 근육 내 에너지원 고갈
② 생체역학적 요소: 결합조직의 이완, 신장 또는 압박
③ 심리학적 요소: motivation(동기)이 없을 때

4) 산업피로의 방지대책

① 충분한 수면과 휴식으로 건강을 유지
② 노동 시에는 근로시간 외에 휴식시간을 삽입
③ 작업자세와 작업방법을 합리화
④ 작업강도와 시간조절을 적정선에서 실시
⑤ 음주, 약제의 남용을 억제

03 직업병

[1] 직업병의 의의와 원인

직업병(occupational disease)이란 특정인이 특정한 직업에 종사함으로써 만성적으로 발생하는 특이한 질환이다. 직업병은 주로 불량한 환경조건이나 부적당한 근로조건에 그 발생원인이 있다. 온도, 습도, 환기, 광선, 소음, 유해가스, 분진, 증기 등과 같이 환경이 불량하거나 부적당한 경우 건강장애나 직업병을 유발한다. 또한 근로조건, 근로밀도, 작업자세, 작업속도, 근로시간, 휴식의 배분 등이 인체에 부적당할 때 건강장애나 직업병을 유발한다.

산업장에서 발생하는 유해물질과 질병과의 인과관계가 뚜렷한 경우에는 이를 미리 예방할 수 있지만 산업의 발달로 새로운 물질과 생산공정에 의해 새로운 신체장애가 발견되기도 하고 현대의 발달된 의학적인 기술로도 찾아내기 어려운 직업성 질환도 많다.

[2] 직업병의 종류

1) 열중증의 개념

열중증(heat attack)은 ① 매우 높은 온도와 습기가 많은 환경에서의 작업, ② 복사열이 강하게 인체에 작용하는 경우, ③ 열발산이 적은 조건 아래에서 심한 근육노동을 하는 경우 등의 요인에 의해 ① 체온조절의 부조화, ② 순화기능의 실조, ③ 수분, 식염의 손실 등이 발생함으로서 야기

된다. 열중증을 자주 일으키는 작업의 종류는 용광로작업, 금속의 용융, 유리제조공장, 광산의 갱내작업 등이 있다. 고온작업의 생리적 한계는 직장온도 38.9℃, 맥박수 160~170 회/분으로, 직장온도 38.3℃, 맥박수 125 회/분까지는 작업이 가능하다.

고온환경에서 작업 중 생리적 반응에 가장 적합한 지표는 ① 수정감각온도(corrected effective temperature; CET), ② 습구흑구 온도지수(WBGT), ③ 4시간 발한 예측치(predicted 4-hour sweat rate; P4SR) 등이 있다. 이들 지수들은 열복사, 기습, 풍속, 기온, 작업률, 의복착용, 연령, 성별 및 고온순화도에 영향을 받는다.

2) 열중증의 종류 및 예방대책

(1) 열사병

열사병(울열증, heat stroke)은 평균체온이 급상승하는 경우, 체온조절의 부조화로 인해 뇌의 온도가 상승하여 중추신경장애가 생기면서 일어난다. 열사병의 증상은 체온의 이상상승, 두통, 현기, 귀울림(이명), 의식혼미, 구토, 무력감, 혈압상승, 동공반응소실 등이 있다. 열사병이 발생하면 시원한 곳에서 안정시킨 다음, 머리를 냉각시키고 생리적 식염수 정맥주사를 놓는다. 또한 시원한 음료수의 공급 등을 통해 체온을 낮춰야 한다.

(2) 열허탈증

열허탈증(heat exhaustion)은 혈액순환계가 정상 기능을 발휘하지 못하여 혈관신경의 부조절, 심박출량 감소, 피부혈관의 확장, 탈수 등이 일어나는 현상이다. 열허탈증은 전신권태, 두통, 현기증, 구토, 귀울림, 의식혼미, 혈압과 맥박 및 체온이 떨어지고 졸도를 하는 증상을 야기한다. 치료는 시원한 곳에 안정시키고 생리적 식염수 포도당 주사와 강심제를 놓는다.

(3) 열경련증

열경련증(heat cramp)은 고온환경에서 심한 근육운동을 하는 경우에 잘 발생하는데, 많은 발한으로 인한 체내의 수분과 염분 손실이 전해질 불균형을 초래하여 발생한다. 사지경련과 동통이 일어나고 현기증, 맥박상승, 두통, 이명, 구토증상이 나타나고 혈중의 염분이 감소된다. 치료는 1~2L의 생리적 식염수를 주사하고 경증일 때는 2~3L의 식염수를 경구투여한다.

(4) 열쇠약증

열쇠약증(heat prostration)은 고온작업 시의 비타민 B_1의 결핍으로 발생하는 만성적인 열소모를 말한다. 빈혈, 전신권태, 위장장애, 식욕부진 등의 증상이 나타난다. 치료를 위해서는 비타민 B_1을 투여하고 충분한 영양섭취와 휴식을 취해야 한다.

(5) 예방대책

① 비만자, 순환기능 장애자, 음주자는 고온작업을 금지

② 근로자의 적정배치와 작업 · 휴식시간을 적정배분

③ 과열방지, 인공환기, 냉풍송기의 설비가 필요

3) 잠함병

잠함병(감압증, decompression sickness, caisson disease)은 이상 고압환경(1.4~1.6 기압 이상)에서의 작업으로 질소성분이 체조직, 혈중 및 지방조직에 들어가 질소기포가 형성되어 체외로 배출되지 않음으로써 발생한다. 터널굴착, 교각건설, 건물의 기초, 댐건설, 안벽, 연돌건설, 잠수작업, 고공비행 등에 폭로될 때 자주 발생한다. 특히 비만자와 고령자, 순환기 장애자(고혈압자) 등에게 잘 나타난다.

잠함병은 관절통 및 근육통, 피부소양감, 흉통 및 호흡곤란, 중추신경장애, 무균성 골괴사(dysbaric osteonecrosis) 등을 초래한다. 잠함병의 4대 증상은 ① 피부소양감과 사지관절통, ② 척추마비, 반신불수 ③ 속귀와 미로의 장애, ④ 혈액순환 및 호흡기계 장애 등이다. 잠함병의 치료는 1기압 감압 시마다 20분 이상을 서서히 감압하며(단계적 감압: stage decompression), 감압 말기에 순수한 공기를 공급하고 상압 내로 천천히 옮긴다. 부적임자(비만자, 순환기 장애자, 고령자)의 취업을 금지 또는 제한시키고 고지방성 음식과 음주를 금한다.

해발 3,000m 이상의 고지대에서부터는 저기압이 문제가 되며, 비행사의 경우 항공병이 생기고 고산병이 생긴다. 저압환경에서는 적혈구 증가, 고공증상, 폐수종 등이 나타난다. 이를 예방하기 위해서는 감압을 서서히 하고 작업시간을 조절하고 적정배치 하는 것이 필요하다.

4) 진폐증

진폐증(pneumoconiosis)이란 분진의 흡입으로 폐에 축적되면 특유한 생체반응을 일으켜 폐결핵과 유사한 증상을 일으키는 직업병을 총칭한 말이다. 진폐증의 역사는 광산의 역사와 그 시간을 같이 하고 있다. 진폐증을 일으키는 먼지는 유리규산과 석면이 대표적이다. 먼지는 일반적으로 7μm 이하이면 흡입이 가능한데 이 중에서 0.5~5μm 정도의 먼지는 허파꽈리에 축적되므로 가장 문제가 된다(표 5-21).

진폐증 발생에 관여하는 인자로는 ① 분진에 폭로된 기간, ② 분진의 화학적 조성, ③ 입자의 크기, ④ 분진의 농도, ⑤ 개인의 감수성 등이 있다.

표 5-21 • **진폐증을 유발하는 먼지의 종류**

비활성 먼지	섬유화 먼지	유기성 먼지
• 흑연폐증 • 철폐증 • 칼슘폐증 • 주석폐증	• 규폐증 • 석면폐증 • 베릴륨폐증 • 활석폐증	• 인쇄공 천식 • 농부폐증 • 사탕수수폐증 • 면폐증

(1) 규폐증

규폐증(silicosis)은 진폐증 중 폐조직의 섬유화를 일으키는 대표적인 것으로 유리규산(SiO_2)을 함유한 분진을 장기간 흡입함으로써 발생하는데, 크기는 보통 0.5~5μm로서 특히 결정형의 석면흡입에 의한다. 3대 직업병은 규폐증, 납중독, 벤젠중독이다.

(2) 석면폐증

석면폐증(asbestosis)은 소화용제, 절연제, 내화직물에 쓰이는 석면을 다루는 근로자에게 있어서 근무경력 4~5년이면 석면폐가 발생하면서 유발된다. 특히 2~5μm 크기의 석면섬유가 생체에 가장 유해하다.

5) 금속열

금속산화물의 증기를 다량 흡입하였을 때 기도점막에 손상이 일어나 일시적으로 발열이 생기는 현상을 **금속열(metal fume fever)**이라고 한다. 금속열은 Zn, ZnO에서 잘 생기므로 아연열이라고도 하는데, Cu, Mg, Pb, Mn 등의 산화물에도 생긴다.

흡입 2~8시간 후에 발열하며 오한과 전율을 수반하고 백혈구증가증(leucocytosis)이 생겨서 해열 후에도 지속되는데 발열원인은 금속에 의한 변성단백의 흡수 때문인 것으로 본다. 금속열 발생 작업장에서는 보호 마스크의 착용과 환기가 필요하다.

6) 소음성 난청

소음성 난청(noise-induced hearing loss)은 우리나라 직업병 유소견자 중 50% 이상을 차지하고 있고 매년 증가하고 있는 실정이다. 소음은 청력손실 외에도 전신근육을 긴장시키고 두통을 일으키며 일상대화를 방해해 위험경고를 못 듣게 되는 등 사고발생의 위험을 초래한다.

보통 소음의 허용기준은 8시간 작업을 기준으로 90dB이며, 소음에 의한 인체의 장애정도는 ① 소음의 크기, ② 주파수의 구성, ③ 폭로시간, ④ 시간적 변동 등과 관계되어 발생할 수 있다. 또한 실내 음향수준을 결정하는 요소에는 ① 음에너지의 총량, ② 밀폐정도, ③ 흡음도, ④ 방의 크기와 모양, ⑤ 음향원 또는 반사와 보호면까지의 거리 등이 있다.

소음성 난청의 원인은 소음작업, 두부외상, 폭발, 후유증(공업중독, 고압작업) 등으로 청각세포의 위축변성이 온다. 소음성 난청은 조선소, 중기계공업, 해머철공, 판금공장, 착암, 선광작업, 분쇄기, 병타기 등의 소음이 심한 작업에서 발생한다. ① 소음성 난청의 소음범위는 90~120dB, ② 영구적 청력장애가 나타나는 음역은 3,000~6,000Hz(고음역대), ③ 청력손실 기점은 4,000Hz이다. 일상생활의 음역은 300~3,000Hz이다.

소음성 난청은 이통, 두통, 현기증, 출혈, 이압, 초조감, 불면증, 귀울림, 청신경 · 말초세포에 변성을 나타낸다. 작업방법과 공장기계를 개량하여 근본적인 소음발생원 대책이 필요하고 소음

전파 저지대책으로 방음벽을 설치하고, 소음방지대책으로 귀마개를 사용한다.

7) 적외선에 의한 백내장

적외선은 투과력이 크므로 눈의 수정체에 작용하여 장애를 일으킨다. 적외선에 많이 노출되는 작업으로 유리공장, 적외선램프, 용광로, 유리가공, 제철, 도금 등이 있다. 적외선의 피해는 10년 후에 나타나는 증상으로 수정체가 혼미해지고 시력이 떨어진다. 적외선은 열선으로 7,500~120,000Å의 전자파를 발생하므로 피부장애, 백내장, 망막염 등이 발생한다. 적외선에 대한 대책은 차광, 현휘방지, 흡수능력, 색깔 등을 고려한 보호 스크린, 보호안의 착용이 있다.

8) 방사선에 의한 장애

방사성 물질이 경구적, 경피적인 방법이나 호흡기계를 통하여 침입된 경우가 있으며 대부분은 방사선원이 체외에 있어서 작용한다. 방사선은 인체에 축적작용을 하지만 일정량의 방사선을 단시간에 피폭받은 것이 장시간에 걸친 동일량 피폭보다 영향이 크다고 본다. X선, 라듐, 동위원소의 사용, 조사 · 치료를 하는 작업과 X선 촬영기사, 기타 이온화 방사선이용의 연구와 실험을 하는 사람에게서 발생한다.

증상에는 혈액장애(적혈구, 백혈구, 혈소판 감소), 생식기장애(고환, 난소장애로 불임증 유발) 국부증상(탈모, 백혈병, 악성종양의 유발, 피부건조, 지문소실, 손 · 발톱 궤양) 등이 있다.

9) 진동에 의한 장애

진동에 의한 장애는 착암기, 병타기, 연마기 등을 사용하는 자와 교통기관 승무원, 기중기 운전자, 분쇄기 사용자와 발전소 등에서 일어난다.

진동에 의해 **레이노드병(Raynaud's disease)**, 골 · 관절의 장애, 소화기 장애(위하수, 내장하수), 여성의 생리이상, 청색증(cyanosis), 손팔진동증후군(hand-arm vibration syndrome; HAVS) 등이 나타난다. 진동에 대한 대책으로 진동전파를 완화시키기 위하여 스프링을 개량하거나 완충물을 사용한다. 또한 보호용 장갑을 사용하고 작업시간을 단축시킨다.

10) 중금속 중독

중금속은 비중이 약 4 이상인 모든 금속류를 말하며 일반적으로 생체 내로 흡수되면 생체 내 물질과 결합하여 잘 분해되지 않는 유기복합체를 형성하기 때문에 몸 밖으로 빨리 배출되지 않고 간, 신장 등의 실질장기나 뼈에 축적되는 성질이 강한 물질이다.

중금속은 크게 아연, 철, 구리 및 코발트 등과 같이 생물체가 정상적인 생리 기능을 유지하기 위해 꼭 필요로 하는 필수 중금속과 수은, 납, 카드뮴 등과 같이 환경공해물질로서 생체에 해로운 영향을 미치는 유해 중금속으로 구분된다.

(1) 납(Pb) 중독

연의 분진이나 증기가 수지에 부착되거나 폐포에 침입하는데, 소화기계의 경우는 큰 문제가 없으나 폐포에 흡수된 인자는 발증이 빠르고 위험하다. 연연(치은연에 암자색의 착색이 생긴 것)이 잇몸에 생기고 빈혈, 염기성 과립적혈구가 증가하며 또한 소변 중에 corproporphyrin이 배출된다. 만성 질병을 일으키며 환각작용, 불면증, 두통, 신경장애 등이 나타난다.

(2) 수은(Hg) 중독

수은은 신장조직에 많이 침착하고 일본에서 처음 발생한 **미나마타병**의 원인이다. 발생원은 수은의 제련 · 정련, 약품제조, 농약제조 등이다. 급성 중독은 기도점막자극, 구내염, 폐렴(무기수은 섭취)을 유발하며, 만성 중독은 이상흥분, 경련, 구내염, 신경계(유전인자, 돌연변이, 암) 이상, 신경 정신적 증상을 일으킨다.

(3) 망간(Mn) 중독

망간 중독은 주로 망간광의 채굴작업 및 분쇄작업에서 발생한다. 망간 중독은 특유한 신경의 변화로 보통 파킨슨증후군(Parkinsonismus)과 비슷하여 사지에 이상을 일으키며 보행장애를 가져온다. 또한 안면이 무표정해지고 악력과 배근력이 떨어진다.

(4) 카드뮴(Cd) 중독

아연광산, 금속도금, 플라스틱 제조, 전기도금이나 용접, 카드뮴 합금제조 및 가공업, 카드뮴 정련가공, 카드뮴 전지, 화합물제조작업, 합성수지, 도료, 안료 등의 제조공정 작업에서 발생한다. $CdCl_2$가 폐와 신장에 축적되면서 문제가 되는데 대표적으로 **이타이이타이병**을 유발한다. 카드뮴이 철분 대신 뼈에 흡수되어 칼슘의 흡수를 원천적으로 차단하며, 그로인한 뼈의 쇠약을 유발시킨다. 척추와 다리에서의 강한 고통이 주된 증상이라고 알려져 있으며, 고통으로 인한 기형적인 걸음걸이는 뼈의 기형을 유발시키고 결국 골절 등의 물리적 손상을 발생시키는 것으로 알려져 있다. 심지어는 재채기만으로도 골절을 유발할 수 있다.

그 외에도 소화기계, 호흡기계 증상 등이 나타나며 급성 중독으로 위장관계통 증상, 천식, 구토, 설사, 복통, 폐부종 등이 유발되며, 만성중독으로 신장장애, 세뇨관형 요담백, 폐기종, 폐쇄성 폐질환, 폐암 등이 유발된다.

(5) 비소(As) 중독

광용광아비산 제조업, 염색공장, 유리공장, 식물 구충제 제조업, 불꽃 제조업, 합판경화 제조업 등에서 일어난다. 현기증, 불면증, 권태, 습진, 구진, 당뇨병, 단백뇨증, 근무력감, 흑피증, 황달, 결막염, 위장장애, 구강궤양, 헤모글로빈 감소 등을 일으킨다.

(6) 크롬(Cr) 중독

크롬 중독은 주로 전기도금공장, 안료공장, 가죽제조, 염색, 내화벽돌제조, 크롬도금작업, 크롬산염을 촉매로 취급하는 작업 등에서 발생한다. 크롬 중독은 호흡기계 장애로 비염, 인두염, 기관지염, 비중격천공 등을 일으키고 피부에 심한 궤양증상이 나타난다.

(7) 벤젠 중독

벤젠 중독은 벤젠 제조작업, 벤젠을 분무 · 증류 또는 용기에 주입하는 작업이나 이들을 이용하여 안료를 용해하는 작업 등에서 발생한다. 벤젠의 급성 중독증상은 두통, 이명, 현기증, 오심, 구토, 근육의 마비, 의식상실이 있으며 심하면 사망한다. 만성 중독증상은 피로감, 두통, 전신쇠약, 위장장애, 조혈기능장애(빈혈, 적혈구 및 백혈구수 감소) 등이 있다.

11) 저온환경에 의한 직업병

저온환경에 의해서는 동상, 참호족 등의 직업병이 발생한다. **동상(frost bite)**은 −2~0℃가 문제가 되며 조직동결로 인한 장애가 초래된다. 동상은 보통 3도 동상으로 분류되는데 ① 1도는 **발적 및 종창**, ② 2도는 **수포현상**, ③ 3도는 **조직괴사**가 나타난 경우를 말한다. 직접 동결상태에 이르지 않더라도 한랭에 계속해서 장기간 폭로되고 동시에 지속적으로 습기나 물에 잠기게 되면 참호족이 발생한다. **참호족(trench foot)**은 잠수부에서 많이 발생하며 국소의 산소 결핍으로 모세혈관 울혈, 부족과 조직세포와 신경의 퇴화가 계속 발생되므로 그 부분에 발적, 충혈, 온열감, 부종 등이 나타난다. 피부는 청홍색을 띄게 되며 경우에 따라서는 괴저와 궤양이 발생한다.

표 5-22 • 작업환경과 직업병

작업환경	직업병
고열환경	열중증(열경련, 열허탈, 열쇠약, 울열증 등), 열성발진
저온환경	참호족, 침수족, 동상
고압환경	잠함병
저압환경	고산병, 항공병
소음	소음성 난청
분진	진폐증(규폐증, 석면폐증, 활석폐증, 탄폐증, 농부폐증)
공업중독	납 중독, 카드뮴 중독, 수은 중독
진동	레이노드병, 청색증

[3] 직업병 관리

1) 환경관리대책

① 유해 작업장의 유해도를 측정, 지적한다.

② 위생공학적 개선으로 통기, 환기, 국소배기, 채광 등의 환경개선 외에 유해조건을 배제하기 위한 설비나 공구 자체를 개량한다.

③ 환경개선 후의 위생학적, 의학적 유해 여부를 평가 판정하여, 만약 개선 후에도 유해하다면 근로관리, 취업시간, 휴식, 보호구 등에 관한 새로운 대책을 강구하여야 한다.

④ 화학물질의 허용한도

가. TLV－TWA(threshold limit value－time weighted average)

1일 8시간, 1주 44시간 동안 반복적으로 폭로되어도 모든 작업자에게 건강위협이 없는 공기 중 유해물질 농도의 시간가중 평균 허용농도로 건강관리지표로 많이 사용되고 있다.

나. TLV－STEL(threshold limit value－short term exposure limit)

단시간 폭로의 허용농도로 15분간 계속적으로 폭로되어도 자극, 만성화, 비가역적조직 변화 또는 재해, 건강상 위협, 작업효율 감소를 예방할 수 있는 것으로 하루에 5회 이상 노출되어서는 안 되고 시간 가중 평균농도를 초과해서도 안 된다.

다. TLV－C(threshold limit value－ceiling)

최고치 허용농도로 어떤 경우라도 허용도를 절대 넘겨서는 안 된다.

2) 작업조건 대책

작업조건이 되는 근로강도, 근로밀도, 작업자세, 작업속도, 근로시간, 휴식시간 등의 배분이 개개의 근로자에게 적당한지 어떤지를 판단하여 부적당한 점이 있으면 시정케 하고, 근로나 작업관리자와 늘 밀접한 연결을 가지고 관리하여야 한다.

3) 근로자 관리 대책

(1) 건강진단과 결과조치

건강진단은 생산능률을 저하시키는 질병과 질병발생 가능성을 가진 자를 조기에 발견하는 것에 그 목적이 있다. 건강진단에는 배치 전 건강진단, 특수 건강진단, 수시 건강진단, 임시 건강진단 등이 있다.

(2) 보호구의 사용

위생 보호구의 효과는 절대적이지는 않으나 유해물질의 영향을 최소한으로 감소시키려는 데 의의가 있으며, 국가에서 검정되고 규격에 맞는 보호구의 착용이 요구된다. 보호구에는 방진 마스크, 방독 마스크, 차광안경, 차음보호구(귀마개나 귀덮개 등), 보호의복, 산업용 피부보호제 등이 있다.

(3) 여성, 연소자의 유해업무 취업 제한 또는 금지

여성과 연소자는 생리적 신체적으로 취약계층이기 때문에 유해업무에 종사하는 데에는 제한을 할 수밖에 없다. 특히 연소자는 신체 및 정신의 발육과정에 있으므로 중노동은 성장 발육의 억제와 추리력, 통찰력, 운동조절능력을 제한시킨다. 또한 여성과 연소자는 성년남자에 비해 근로에 대한 피로가 빨리 오고 체중이 감소되며 결핵 등과 같은 질병에 쉽게 이환된다.

(4) 보건교육의 실시

산업보건에서의 보건교육은 작업과정이나 환경으로부터 오는 장애를 보호하고 근로자와 가족까지의 건강관리 능력을 향상시키는 데 목적이 있다. 또한 산업장의 안전에 대해 고용주에게 인식시키며 안전보호구의 사용을 장려하고 그 기능을 할 수 있도록 철저한 보건교육이 필요하다. 유해작업장에 종사하는 근로자들을 대상으로 기회가 있을 때마다 개별적으로 유해물질에 폭로되는 일이 없도록 교육하고, 기업주에 대하여는 근로자들의 건강과 안전을 보장하는 것이 기업주의 책임임을 인식시키고 환경개선 문제와 근로자의 건강증진을 위한 건의를 하도록 한다.

4) 법적 규제 및 보상

산업재해 예방대책으로 우선 법적인 규제와 보상이 잘 되어 있어야 한다. 기존의 법을 보완하고 강화시켜야 하며, 필요시에는 새로운 법을 신설하여 근로자 보호에 만전을 기하여야 한다. 일단 산업재해가 발생하면 근로자와 가족을 위해 충분한 금전적 보상이 이루어져야 한다. 보상은 사후적 조치이지만 산업보건의 중요한 분야로 업무상 재해에 대한 보상은 사업주에게 무과실 배상 책임을 지도록 하고 있다. 보상은 근로자의 권리에 해당된다.

지난해 산업재해 사고로 882명 사망…건설업 점검 · 감독 강화한다. – 메디컬투데이, 2021.01.21

지난해 산업재해 사고로 사망자가 전년 보다 증가한 것으로 나타났다. 이재갑 고용노동부 장관은 21일 정부서울청사에서 브리핑을 통해 2021년 산재 사망사고 감축 추진방향을 발표했다. 고용노동부에 따르면 지난해 산재 사고 사망자는 882명으로 잠정 집계됐다. 이 전년 보다 27명 증가한 수치다. 사망자는 2017년 964명에서 2018년 971명 늘어난 후 이듬해 855명으로 줄었지만 지난해 다시 증가 그래프를 그렸다. 산재 사고 사망자를 업종별로 보면 건설업이 51.9%로 가장 많았고, 사고 유형별로는 추락 · 끼임 사고가 48.3%를 차지했다.

지난 8일 '중대재해 처벌 등에 관한 법률'이 국회를 통과했다. 이재갑 장관은 "이 법의 제정으로 경영책임자등에게 종사자의 안전보건을 확보할 의무가 부여됐다. 이 법은 기업인을 처벌하기 위한 것이 아니라, 기업의 안전보건 조치를 강화하고 안전투자를 확대하여 중대재해를 근원적으로 예방하는 것에 궁극적인 목적이 있다"고 말했다.

(후략)

제 7 절 재활보건

01 재활보건의 개념

재활이란 '신체적 장애를 가진 사람에게 그가 가지고 있는 잔존 기능을 최대한으로 발휘하게 함으로써 신체적 정신적 직업적 그리고 경제적 능력을 회복시키는 것'이라고 1943년 미국재활전국회의(national conference for rehabilitation)에서 처음 사용되었다. 이후 1976년 세계보건기구(WHO) 총회에서 '의학적, 사회적, 교육적, 직업적 수단을 동원하고 이를 상호 조정하여, 개인을 훈련 또는 재훈련과정을 통하여 장애의 기능적 능력을 가능한 최고의 수준으로 높이는 것'로 재활을 정의하였다. 이외 여러 사람들이 재활에 관한 정의를 내렸다. 하워드 러스크는 '신체적, 정신적, 사회적, 직업적 잠재능력을 최대한 회복시켜 충분한 생활을 영위할 수 있게 하는 것'이라고, 케슬러는 '의학적 재활과 이학적 처치를 마친 장애인에 대하여 사회전체가 신체적, 정신적, 직업적, 경제적으로 자립시키려고 하는 광범위한 과정으로 이루어 진 것'이라고 재활을 정의하였다. 이에 재활에는 단순히 신체적, 정신적 장애의 의학적 치료나 훈련은 물론 기능적, 심리적, 사회적, 직업적 회복까지 포함되며 자아실현과 인간 존재의 가치 실현이라는 전인적이고 종합적인 개념이라 할 수 있다.

02 장애의 개념 및 분류

[1] 장애의 개념

장애에 대한 사전적 정의는 '신체 기관이 본래의 제 기능을 하지 못하거나 정신 능력에 결함이 있는 상태'로 정의 내려져 있으며, 세계보건기구(WHO, 1980년)는 국제장애분류(ICIDH)에서 **'손상(impairment), 장애(disability), 불구(handicap)'**로 장애에 대한 개념을 정리하였다.

(1) 손상: 신체적 기관의 영역으로, 질병, 상해 및 기형 등으로 영구적인 기능의 손실을 의미한다.

(2) 장애: 개인의 영역으로, 장기간의 신체적 또는 정신적 손상의 결과로 일상생활의 능력이 제한으로 나타나는 이차적 장애를 의미한다.

(3) 불구: 사회적 영역으로, 신체적, 정신적 장애로 인하여 사회적인 역할 수행이 불가능함으로

인한 사회적 불이익을 의미한다.

장애(disability)가 단순히 개인이 안고 있는 신체적 제약이라는 시각에서 본다면 장애는 의학적 정의(medical definition)만으로 가장 명료하게 포착될 수 있다. 그러나 장애는 한 사람의 신체적 제약의 문제로 이해될 수 없다. 장애의 정의는 다양한 측면에서 사회정책과 밀접하게 연관되어 있다. 사회정책의 문맥에 따라 장애의 정의는 단일하지 않을 수 있다. 현실에서도 국가마다 그 나라의 정치, 경제, 사회적 제반 여건과 복지수준에 따라 상이한 장애 기준을 갖고 있는데, 구미선진국의 경우 대체로 그 범위가 넓고 동남아지역은 그 범위가 대체로 좁게 나타나고 있다. 심지어는 한 국가 내에서도 정책수단과 목표에 따라 다양한 기준을 제시하고 있는 경우가 보다 일반적이라고 할 수 있다. 우리나라의 경우 모든 정책적 고려에서 장애의 기준은 「장애인복지법」에 따른 정의에 의존하고 있다. 장애인복지법에서 장애인은 포괄적으로는 '신체적 · 정신적 장애로 인하여 장기간에 걸쳐 일상생활 또는 사회생활에 상당한 제약을 받는 자'(제2조 1항)로 정의되며, 구체적으로는 1989년 제정 당시에는 주로 신체적, 정신상의 1차적 장애에 국한하여 인정하다가 최근 들어서는 신장, 심장, 간 질환 등 내부기관 장애와 중증 간질장애, 안면기형 등을 추가하여 사회적 활동에서의 장애까지를 포함하는 개념으로 점차 장애 범주를 확대해오고 있다.

[2] 장애 분류

장애에 대한 개념에 대한 분류는 다음과 같이 변천되었다.

1) 국제장애분류(ICIDH)

ICIDH는 70년대에 걸쳐 개발되어 1980년에 처음으로 WHO에 의해 공인되었는데, 그동안 장애를 질병이나 신체이상과 같이 의학적 관점에서만 바라보던 것에서, 그로 인한 기능적/구조적 비정상(impairment), 신체의 기능적/구조적 비정상 상태의 결과로 발생하는 활동이나 행동패턴의 제약(disability), 활동의 제약으로 인해 야기되는 사회적 불이익(handicap)에 이르기까지 사회적 관점에서 장애를 총체적으로 이해하고자 하는 의도를 반영하였다(그림 5-5). ICIDH는 장애의 판정이 사회적 서비스의 수혜자격을 부여하기 위한 판단에서 이루어지는 것이라는 점을 분명히 한 것으로, 대부분의 국가에서 장애의 판단체계에 결정적인 영향을 미치게 되었다.

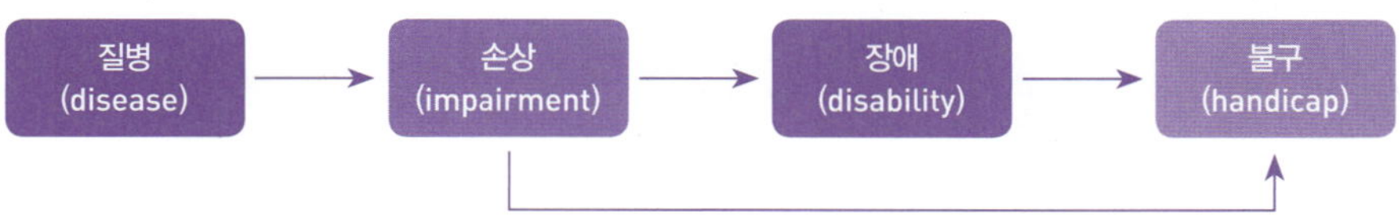

그림 5-5 • ICIDH 장애 모형(WHO, 1980)

2) 국제장애분류 2(ICIDH-2)

1997년 ICIDH-2는 한 개인이 접하게 되는 장애를 3가지 축[손상(impairment), 활동제한(activity limitation), 참여제약(participant restriction)]으로 설명하였다. 즉, 3가지 축을 간략하게 설명하면 다음과 같다. 장애를 개인과 환경과의 상호관계를 포괄하는 개념에서 정리하였다.

① 손상: 신체적 수준으로, 신체구조나 물리적, 심리적 기능상의 상실이나 비정상을 의미한다.

② 활동제한: 개인적 수준으로, 개인의 일상생활 활동의 제한, 즉 일상의 과업에서 기대되는 개인의 통합된 활동으로서 단순하게는 걷기에서부터 쇼핑, 직무완수 등의 복합적인 활동을 포함하는 용어를 의미한다.

③ 참여제약: 사회적 수준으로, 개인과 환경과의 상호작용으로, 손상, 활동, 건강조건, 상황요인과 관련한 생활 상황에서의 개인의 연관성 정도를 의미한다.

3) 국제기능분류(ICF)

2001년의 ICF(International Classification of Functioning, Disability and Health)는 이러한 문제의식들이 반영된 결과로 만들어졌다. ICF에서는 1980년의 ICIDH와는 달리 장애의 독립적인 정의와 기준이 제시되지 않는다. 그 대신 ① 신체 기능 및 구조(Body Functions/Body Structures), ② 활동(activities), ③ 참여(participation)라는 세 가지 측면에 의해 장애의 전체적인 그림이 포착되는 보다 포괄적인 개념으로 변화되었다(표 5-23, 24, 그림 5-6). 즉 장애의 기준은 '질병의 결과'

표 5-23 • ICF의 구조 개관

<table>
<tr><th></th><th colspan="2">부분 1: 기능과 장애</th><th colspan="2">부분 2: 문맥적 요소</th></tr>
<tr><td>구성 요소</td><td>신체기능과 구조</td><td>활동과 참여</td><td>환경적 요소</td><td>개인적 요소</td></tr>
<tr><td>분야</td><td>• 신체 기능
• 신체 구조</td><td>• 생활분야(작업과 활동)</td><td>• 기능과 장애에 영향을 미치는 외부적 요인</td><td>• 기능과 장애에 영향을 미치는 내부적 요인</td></tr>
<tr><td>구성 및 지표</td><td>• 신체 기능의 변화(생리학적)
• 신체 구조의 변화(해부학적)</td><td>• 표준적 환경에서 과업을 수행할 수 있는 능력(capacity)/현재의 환경에서 과업의 수행능력(perfarmance)</td><td>• 육체적, 사회적, 행태적 특징을 촉진하거나 억제하는 효과</td><td>• 개인의 행태에 미치는 효과</td></tr>
<tr><td rowspan="2">긍정적 측면</td><td>기능적 구조적 정상 상태</td><td>활동/참여</td><td rowspan="2">촉진제</td><td rowspan="2">–</td></tr>
<tr><td colspan="2">기능(Functioning)</td></tr>
<tr><td rowspan="2">부정적 측면</td><td>신체/기능의 손상</td><td>활동의 제한
참여의 제약</td><td rowspan="2">억제제</td><td rowspan="2">–</td></tr>
<tr><td colspan="2">장애(Disability)</td></tr>
</table>

※ 출처: WHO, ICF Introduction

표 5-24 • ICF와 ICIDH 비교

ICF(2001)		ICIDH(1980)
신체의 기능과 구조 (Body Functions/Body Structures)	↔	기능/구조적 손상(Impairments)
활동(Activities)	↔	활동의 제약(= 1980 Disability)
참여(Participation)	↔	사회적 불이익(Handicap)

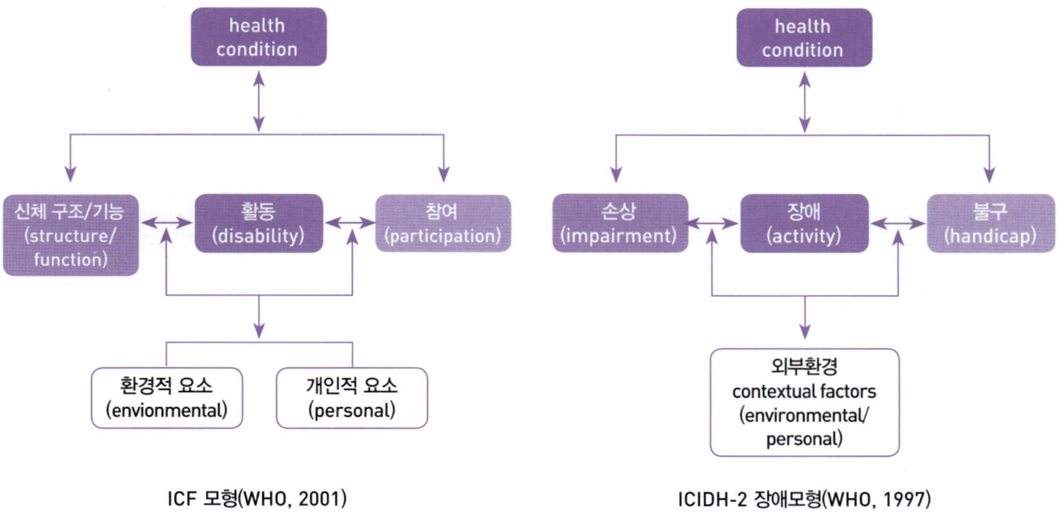

그림 5-6 • ICF와 ICIDH-2 모형

에서 비롯된 상태 구분에 의해서라기보다는 '건강의 구성요소'의 상태 구분에 의해 이루어지게 되었으며, 구체적으로는 신체기능의 손상, 활동의 제한, 참여의 제약 등 다양한 형태를 포괄하는 개념으로 나타나게 된다. ICF는 ICIDH-2와 큰 맥락은 동일하면서 장애에 대한 개인적인 특성과 사회환경적인 특성을 통합하였다. 이는 국제질병분류체계(ICD-10)와 상호 보완적으로 사용하도록 되어있으며, ICD-10은 질병의 진단에 초점을 두고 있다면, ICF는 기능에 대한 풍부한 정보를 제공하도록 되어 있다.

03 재활보건의 분야

재활보건의 전문인력은 대상자의 질병에 관한 손상, 기능제한 등을 영역 범주 내에서 다양하게 검사하고 중재하여 상해, 손상, 기능적 제한 및 장애를 예방하는 역할을 담당하며 대상자의 건강을 유지하고 삶의 질을 높이는 데 필요한 과학적인 방법과 정보를 제공하여야 한다.

[1] 재활보건의 전문인력

1) 물리치료사

"물리치료사는 온열치료, 전기치료, 광선치료, 수치료, 기계 및 기구치료, 마사지, 기능훈련, 신체교정운동 및 재활훈련과 이에 필요한 기기. 약품의 사용. 관리 기타 물리요법적 치료 업무에 종사한다"고 법률적으로 규정하고 있다(대한물리치료사협회). 그러나 물리치료는 수술 및 화학요법(약물요법)이 아닌 전기, 광선, 물, 공기, 소리 및 운동요법과 각종 기구 및 기계 등 물리적인 소재를 이용하여 이를 치료목적으로 개발하여 환자에게 적용함으로써 환자를 고통을 경감시키고, 나아가 기능을 회복시켜 정상적인 사회활동을 하는 데 도움을 주기 위한 물리적인 치료법으로 설명할 수 있다.

세계 물리치료사연맹에서 정의된 물리치료는 계획적이며 도움이 가능하고, 조절할 수 있는 치료적 중재로 손상과 기능적 제한을 완화하는 것으로, 중재는 치료적 운동(therapeutic exercise); 도수치료(manual therapy); 보조, 적응, 지지, 보호기구와 장비의 처방, 제작, 적용; 기도확보기술; 물리적이고 역학적인 전기치료기구; 환자 교육 등을 포함하며 특별히 제한된 것은 없다. 또한 물리치료는 손상(impairment)과 기능적 제한 그리고 장애(disability) 또는 기타 질병과 관련된 환자를 진단하고, 진행 과정을 확인하고, 중재(intervention)하기 위한 검사를 포함하며, 이러한 물리치료 범주 내 검사들은 전반적으로 신경계(반사, 호기성능력또는 지구력, 공기순환, 혈류순환, 호흡 등), 근골격계(관절가동 범위, 도수근육검사, 관절가동성, 자세 등), 그리고 피부계(검진, 치료, 관리, 피하지방, 비만 케어)검사가 있다(표 5-25). 물리치료는 상해, 손상, 기능적 제한 그리고 장애를 예방하고, 모든 연령대 사람들의 체력과 건강 그리고 삶의 질 증진 및 유지를 포함하며 상담, 교육, 연구도 포함된다.

2) 작업치료사

작업치료란 신체적, 정신적, 그리고 발달과정에서 어떠한 이유로 기능이 저하된 사람에게 의미있는 치료적 활동(작업)을 통하여 최대한 독립적 일상생활을 수행하고 능동적으로 사회생활에

표 5-25 • 질환별에 따른 물리치료 분류

분류	소분류
신경손상 물리치료	말초신경병변, 뇌손상, 척추손상, 신경마비, 말초신경손상 등
소아 물리치료	뇌성마비, 소아마비, 선천성기형의 교정
근 · 골격계 물리치료	골절, 골의 기형치료, 관절염, 염좌(삠), 연부조직손상, 근육의 질병, 절단환자 치료
스포츠 물리치료	각종 운동선수의 특성에 따라 상해예방 및 치료
흉부 물리치료	수술전후 호흡운동, 심장 및 폐질환의 호흡운동 등
산부인과 물리치료	산전, 산후 운동치료 등

참여함으로써 행복한 삶을 영위할 수 있도록 치료, 교육하는 보건의료의 한 전문분야이다(대한작업치료사협회). 작업치료사는 의료진과 협의하여 환자 개개인의 지적, 신체적 능력 및 흥미에 적합한 치료방법을 선정한다. 수공예 및 손재주 작업에 대한 기능연습, 가사활동에서의 기능연습, 신체 및 정신적인 기능회복을 위한 감각적, 교육적, 사회적 및 오락적 활동 등을 수행하며, 질환의 진전상태를 평가하고 악화되지 않도록 필요한 운동교육을 실시한다. 환자를 위한 특수장비를 고안하거나 환자들이 직접 제작 및 사용할 수 있도록 교육한다. 알맞은 생활환경에 적용할 수 있는 방법을 환자에게 권장한다. 이에 환자의 정신적, 정서적 불안 및 질환 또는 신체적 장애를 치료하기 위해 병원, 재활원 및 기타 의료기관에서 교육, 작업훈련, 레크레이션 등의 치료활동을 조직 및 계획을 수행한다.

3) 언어재활사

언어재활사는 말과 언어 문제로 의사소통이 어려운 사람에게 중재 서비스를 제공하여 의사소통을 증진시키는 것을 목표로 하여, 인간의 의사소통장애에 대한 평가를 통하여 언어장애의 원인을 파악하고 의사소통과 연하작용에 도움을 주기 위하여 언어재훈련, 의사소통 훈련, 인지기능 훈련, 연하기능 훈련, 성대 재교육 등 전반적인 의사소통의 방법을 훈련 및 치료를 수행한다.

04 지역사회중심재활사업

[1] 지역사회중심재활사업의 개념

지역사회중심재활사업(community based rehabilitation; CBR)은 1981년 국제보건기구(WHO)에서, 빈곤국가 장애인들에게 1차 보건의료를 확장하기 위하여 제안한 중요한 정책으로, 지역사회의 상황과 자원을 고려하여 예방, 조기발견, 치료 등 재활서비스를 제공하는 것을 의미한다.

[2] 지역사회중심재활사업의 가이드 라인

1) 지역사회중심재활사업의 구성요소

기본규칙, 건강, 교육, 생계, 사회, 임파워먼트

2) 지역사회중심재활사업의 기본규칙

① 장애인과 비장애인이 함께 존중받고 평등한 사회구성원으로 참여하는 통합

② 물리적 환경과 부정적 인식을 넘어서는 장벽없는 환경

③ 적극적인 활동을 의미하는 참여

④ 장애인과 가족이 직접 결정하고 통제한다는 임파워먼트

⑤ 지속적으로 발전하다는 지속성

⑥ 가족의 옹호 및 자기변호의 역할이 의미가 있는 자기변호

[3] 우리나라의 지역사회중심재활사업

우리나라에서는 1993년 국립재활원의 재활전문교육 실시를 시작으로 2000년부터 지역의 거점 보건소를 중심으로 지역사회의 인적 · 물적 자원을 최대한 개발, 활용하여 재활서비스(장애예방 및 조기발견, 재활치료, 장애인의 건강증진 및 가족 지지 등)를 체계적으로 구축, 제공함으로써 장애인의 재활촉진 및 사회참여 증진을 도모하는 사업을 추진하고 있다. 우리나라의 지역사회중심재활사업은 1987~1995년 전주예수병원이 독일기독교맹인선교회의 지원 하에 완주군에서 지역사회중심재활사업을 실시하였으나 민간조직에 의한 한계 및 원조기관의 지원중단으로 지속되지 못하다가, 1993년부터 국립재활원이 서울 및 경기지역의 보건소 요원에게 재활전문교육을 실시하고, 1999년부터 전국 광역시 보건관리자 및 보건소 재활요원을 대상으로 재활전문교육을 확대 실시하였으며 CBR프로그램 실무자료를 보급 · 지원하였다. 2000년부터 국가차원의 지역사회중심재활사업 추진을 위해 16개 거점 보건소를 선정하여 지역 특색에 맞는 다양한 모형을 개발하여 시행하여 2004년 CBR거점보건소를 20개소로 확대하였으며, 2005년에는 25개소로 확대 및 전담인력인건비를 지원하고 있으며, 2006년에는 CBR거점보건소 45개소로 확대하여 시행하고 있다.

1) 우리나라의 지역사회중심재활사업의 목적

지역사회의 인적 · 물적 자원을 최대한 활용하여 장애인에게 지속적이고 효율적인 재활서비스를 제공함으로써 재가장애인의 삶의 질을 높이고, 주민과 장애인의 사회통합을 형성하는 것을 목적으로 한다.

2) 지역사회중심재활사업의 기본 방향

① 지역사회중심의 장애예방 및 조기발견, 재활치료, 장애인의 건강증진, 지속적 관리체계를 개발함으로써 장애를 최소화하고 일상생활에서의 자립능력 증진

② 지역주민들의 재활의식 개선 및 관련 기관 간 연계관계를 구축함으로써 지역사회내 재활서비스 제공 역량강화

③ 지역사회의 자발적 참여와 유기적 연계를 위한 지역사회 재활협의체를 운영하여 장애인 및 그 가족, 지역사회를 훈련하여 장애 극복 능력을 향상할 수 있도록 다양한 자원을 통한 포괄적인 재활서비스 제공

④ 지역사회여건에 맞는 재활사업의 전략 및 프로그램을 개발 · 시행 · 평가하여 지역유형별 사업모형 보급 및 확산

3) 방문건강관리 사업

(1) 방문건강관리 사업의 목적

① 취약계층 건강인식 제고

② 취약계층 자가건강관리능력 향상

③ 취약계층 건강상태 유지 및 개선

(2) 방문건강관리 사업의 프로그램(그림 5-7)

① 생애주기별 건강관리: 생애주기별 특성에 맞는 건강생활실천 프로그램 및 질병예방 프로그램 제공

- 신생아, 영유아: 발달 단계에 따른 건강문제 스크리닝, 예방접종 관리, 부모-자녀 간 상호작용 강화를 위한 정보제공 및 상담
- 임부: 스크리닝을 통한 건강문제 발견(고위험임부 등), 건강행태와 지식 관련 교육 및 상담
- 산부: 산욕기 평가에 따른 산후 건강관리, 모유수유 정보제공 및 상담
- 성인: 건강생활실천을 위한 동기부여, 건강위험요인 및 건강문제별 건강관리서비스 제공, 만성 질환 관리 및 합병증 예방을 위한 프로그램 제공 및 연계
- 노인: 허약예방을 위한 프로그램 제공 및 연계

② 맞춤형 서비스: 대상자 중심의 보건/복지 서비스 제공

- 대상자의 건강위험요인 및 건강문제를 파악하여 팀 접근의 건강관리서비스 제공
- 보건소 내 · 외 자원 연계를 통해 다양하고 적절한 보건/복지서비스 제공

③ 지역담당제: 지역사회 건강관리서비스 접점

- 지역 담당제로 지역주민에게 건강관리서비스를 제공하는 접점으로서의 역할 강화
- 찾아가는 건강관리서비스 제공으로 지역주민의 보건소 접근도 향상

(3) 방문건강관리 사업의 사업추진체계 및 기관별 역할

방문건강관리 사업의 사업추진체계 및 기관별 역할은 그림 5-8과 같다.

방문건강관리 사업에서 보건소, 보건지소 및 보건진료소는 보건소 타부서와 지역사회자원연계로 인력, 시설, 장비 등 인프라 구축을 통한 사업의 내실을 추구하며, 농어촌지역은 보건의료환경, 대상인구, 교통편의 등을 고려한 지역설정과 보건지소 및 보건진료소와의 연계 운영 방안을 강구하여야 하며, 각 기관의 세부 운영사항은 표 5-26과 같다.

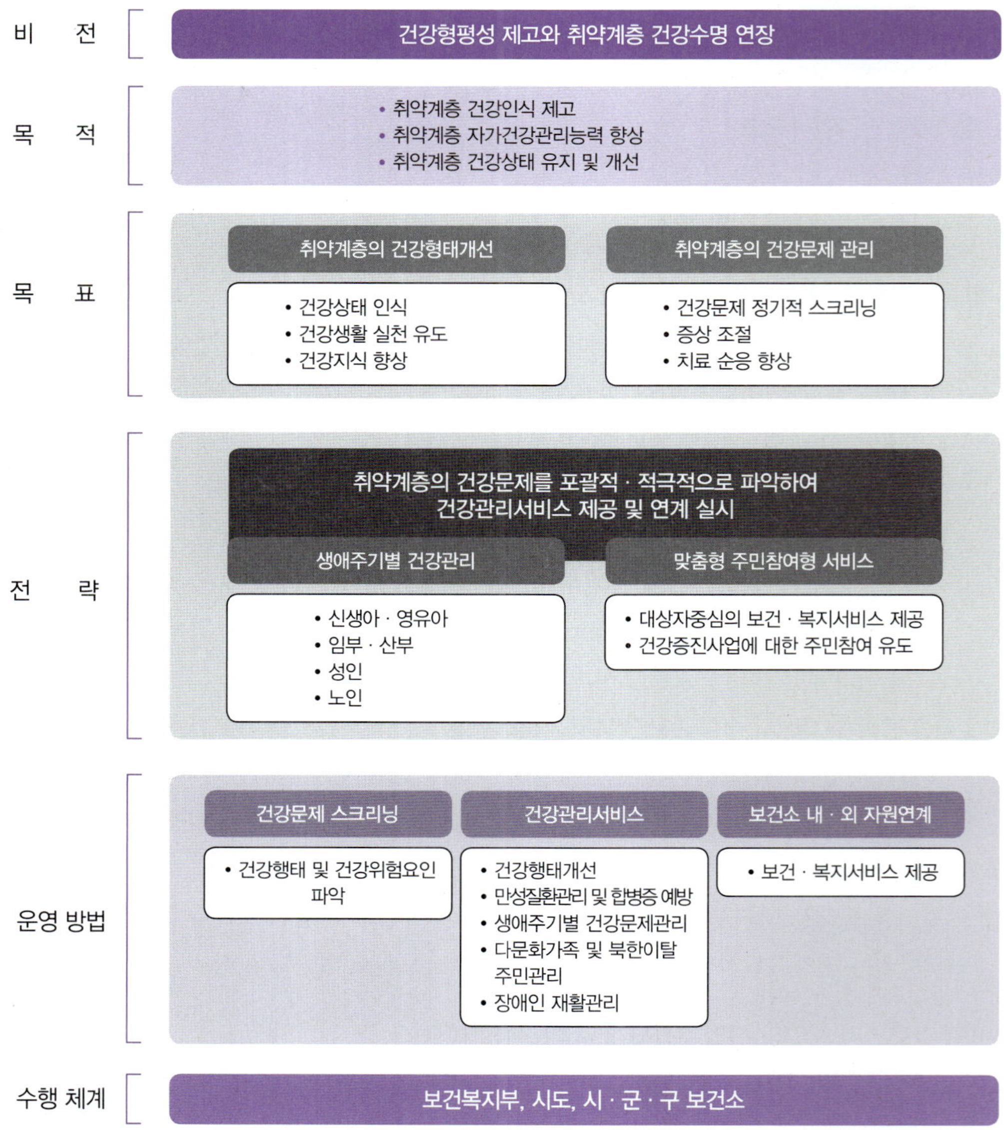

※ 자료: 보건복지부 · 한국건강증진개발원(2017). 2017년 지역사회 통합건강증진사업 안내; 방문건강관리. 서울; 보건복지부 · 한국건강증진개발원, 10

그림 5-7 • 지역사회중심재활사업 방문건강관리사업 개념도(보건복지부, 2017년 지역사회 통합건강증진사업 안내; 방문건강관리)

한국건강증진개발원

- 근거중심(evidence-based)의 건강증진관리 프로그램 개발
  - 기존 연구 및 사례를 통한 건강증진프로그램 개발 및 DB구축
  - 통합건강증진사업 우수 사례 등 수집, 검증을 통한 확산
- 보건소 건강증진 · 관리 사업 컨설팅, 성과관리 실시
  - 지역 여건에 기반한 건강증진사업 추진내용 컨설팅 실시
  - 시 · 도 및 통합건강증진사업 지원단과 함께 시 · 군 · 구 성과관리 실시

※ 개발원 콜센터 T. 1566-7129

보건복지부

- (복지부 건강정책과) 방문건강관리 사업 매뉴얼 개발 및 사업 관리
  - 사업 기획 · 수행의 기본이 되는 사업 분야별 매뉴얼 개발
  - 개발 사업 분야 추진과정 모니터링 및 관리

한국보건복지정보개발원

- 지자체 인력 교육 총괄
- 시 · 도 및 지원단 교육지원, 교육 성과 관리 실시
- 통합건강증진사업 교육협의체 운영
- 보건소 직급별, 직무별 교육 및 사이버 교육 실시

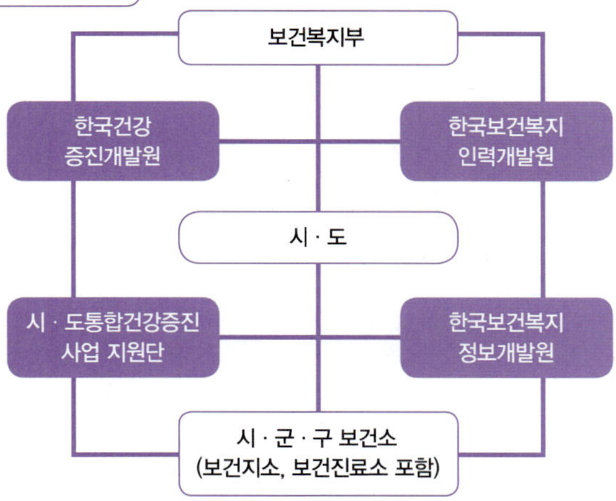

시 · 도 통합건강증진사업 지원단

- 지역사회 여건 분석을 통한 시 · 도 정책 방향 설정 지원
- 시 · 군 · 구 직무과정 교육계획 수립 및 실시
- 시 · 군 · 구 사업 성과관리 및 모니터링 실시 지원

시 · 군 · 구 보건소(기초자치단체)

- 지역의 건강문제 등을 반영하여 사업의 우선순위 선정 등 사업계획 수립 및 예산 편성
- 사업 수행을 위한 조직 · 인력 · 정비, 지역사회 참여 유도, 인력 교육
- 사업 수행 및 자체 평가
- 보건지소, 보건진료소 지도 및 감독
- 보건소(보건지소, 보건진료소 포함) 사업현황 · 사업결과 정기보고(시도)

시 · 도(광역자체단체)

- 시 · 도 통합건강증진사업 예산 편성
- 시 · 군 · 구 보건소 사업 수행 지도 · 관리 및 시 · 도 통합건강증진사업 지원을 통한 교육 및 기술지원 실시
- 광역단위 건강증진사업 기획 및 보건소와 연계한 사업 실시
- 관할 시 · 군 · 구 보건소 사업평가
- 시 · 군 · 구 보건소 사업현황 점검
- 사업 홍보

한국보건복지정보개발원

- 통합건강증진사업 효율적 수행 및 성과 관례를 위한 시스템 재정비

※ 보건기관통합정보시스템 관련 콜센터 T. 1566-7129

그림 5-8 • 방문건강관리사업 수행 체계도 및 기관별 역할(보건복지부, 2015년 지역사회 통합건강증진사업 안내 [방문건강관리])

표 5-26 ● 보건소, 보건지소 및 보건진료소의 세부 운영사항

기관	세부 운영내용
보건소	• 지역사회 통합건강증진사업계획에 따른 세부계획 수립 및 시행 – 사업 수행에 필요한 인력 및 예산 계획 수립 – 사업평가 방법 · 지표 · 결과 활용방안 수립 • 구청 사회복지과, 동주민센터의 협조를 받아 지역사회기관 의뢰 및 연계체계를 구축하여 통합적 서비스 제공 • 보건소 내 지역사회 통합건강증진사업과 연계 • 홍보물 제작 및 배포 • 보건지소, 보건진료소 사업관련 업무 총괄 – 사업 수행을 위한 지도, 사업 모니터링 및 질 관리
보건지소, 보건진료소	• 관할지역 사업의 주체로 보건진료소와 협의하여 업무 분담 • 관할지역 보건소에서 의뢰된 대상자의 방문건강관리서비스 제공 • 필요시 지역사회기관에 의뢰 및 연계 • 사업현황 보건소에 보고

※ 자료: 보건복지부, 2015년 지역사회 통합건강증진사업안내 [방문건강관리]

표 5-27 ● 방문건강관리 전문인력

전문인력	담당업무
물리/작업치료사	• 담당대상자 및 가족 등 주요 건강문제 선정 및 관련 업무 계획 • 간호사가 의뢰한 대상자 및 집단 등에 재활 상담 및 건강관리서비스 제공 • 재활 관련 서비스 제공 – 통증감소, 균형 및 협응 촉진으로 가동성 개선, 영구적 신체장애 지연 및 예방 등
간호사	• 담당지역의 주요 건강문제 선정 및 관련 업무 계획 • 지역사회 내 건강위험요인이 있는 대상 가구 및 집단 발굴 및 등록관리 • 건강문제 스크리닝, 건강관리서비스 제공, 보건소 내 · 외 자원 연계 실시
운동전문인력	• 담당대상자 및 가족 등 주요 건강문제 선정 및 관련 업무 계획 • 간호사가 의뢰한 대상자 및 집단 등에 운동 상담 및 건강관리서비스 제공 • 운동 관련 서비스 제공 – 균형감각 촉진, 근력강화, 자가관리 훈련, 체력 및 건강 촉진·유지·회복 등
치과위생사	• 담당대상자 및 가족, 집단 등의 주요 건강문제 선정 및 관련 업무 계획 • 간호사가 의뢰한 대상자 및 집단 등에 구강 상담 및 건강관리서비스 제공 • 구강 관련 서비스 제공 – 구강보건교육, 구강위생관리법, 전문가 잇솔질, 틀니 관리, 구강위생용품 사용법 교육 등
영양사	• 담당대상자 및 가족, 집단 등의 주요 건강문제 선정 및 관련 업무 계획 • 간호사가 의뢰한 대상자 및 집단 등에 영양 상담 및 건강관리서비스 제공 • 영양 관련 서비스 제공 – 대상자의 영양 평가 및 개인 특성별 영양상담 제공 등
사회복지사	• 담당대상자 및 가족, 집단 등 주요 건강문제 선정 및 관련 업무 계획 • 간호사가 의뢰한 대상자 및 집단 등 복지 상담 및 연계서비스 제공 • 복지 관련 서비스 제공 – 지역사회 내 자원 연계 및 신규 자원 발굴 등

표 5-27 ● 방문건강관리 전문인력(계속)

전문인력	담당업무
북한이탈주민 상담사	• 북한이탈주민 건강관리의 접점으로, 서비스제공인력이 건강관리서비스 • 제공시 조정자 역할 • 북한이탈주민 관련 서비스 제공 – 신규대상 발굴 및 전화상담, 북한이탈주민의 사회 적응을 위한 정보제공, 정서적지지 등
시·도기술지원요원	• 보건소 사업현황 취합 및 모니터링 • 시 · 도 방문건강관리사업 관련 업무
그 외 보건소 인력	• 의사, 한의사(공중보건의사 포함) – 대상자 및 가족, 집단 등의 방문 진료와 건강관리를 위한 임상적 소견과 의학적 • 자문 제공, 사례관리 집담회 참여 등 – 대상자의 혈액 검사 등 필요시 처방, 채혈 등 관리 및 감독 • 약사 – 대상자 및 가족, 집단 등 건강관리를 위한 임상약리학적 자문 제공 • 자원봉사자 – 신체적 · 정서적 지지, 가사일 보조, 차량봉사 등 – 재가 말기암 대상자 및 가족 등에 대한 자원봉사는「호스피스 자원봉사자 교육」이수자 우선 활동

※ 자료: 보건복지부, 2015년 지역사회 통합건강증진사업안내 [방문건강관리]

보건소 AI · LoT 활용...동네의원 만성질환관리 내실화

– 2021.01.27

앞으로 보건소에서 인공지능(AI)와 사물인터넷(LoT) 등 스마트 기술을 활용한 건강관리 서비스가 확대된다. 또한 동네의원을 중심으로 한 일차의료 만성질환관리도 내실화된다.

특히 우리나라 국민 건강수명을 향후 10년 내 3세(73.3세) 가까이 늘리는 한편, 지역간 건강형평성이 제고되는 정책이 강화될 전망이다.

보건복지부(장관 권덕철)는 향후 10년 건강정책의 방향과 과제를 담은 '제5차 국민건강증진종합계획'을 오늘(27일) 낮 발표했다.

국민건강증진종합계획은 '국민건강증진법 제4조'에 따라 건강증진과 질병 예방을 위한 중장기 정책 방향을 제시하는 범정부 계획으로, 5차 종합계획은 지난 2017년부터 수립 준비를 시작해 관계부처와 각 분야 전문가, 학회 등의 심도 있는 논의를 통해 마련됐다. 정부는 이 정책을 10년 단위로 수립하고 5년 단위로 보완하고 있다.

이번 제5차 종합계획은 건강 형평성 지표 관리 강화와 건강 영향평가 도입 추진, 해외 사례를 고려한 건강 위해 품목에 대한 건강증진부담금 부과 수준 · 대상 연구 · 논의 등을 주요 과제로 정하고, 건강 형평성 제고를 위한 과제를 통해 성별, 지역별, 소득별 건강 격차 완화도 중점 추진하는 게 주골자다.

종합계획에 들어가는 예산 규모는 올해 기준, 2조5000억원 수준이며, 재정당국과 협의를 통해 관련 투자를 지속 확대해 나갈 계획이다.

올해부터 2030년까지 종합계획은 총 6개 분과에 걸친 28개 중점 과제로 구성됐다. 복지부는 400개의 성과지표를 설정하고, 그 중 건강수명과 건강형평성에 핵심적으로 기여하는 64개 지표를 대표지표로 선정했다.

(중략)

건강친화적 환경구축을 위해 모든 정책에 건강 측면이 고려될 수 있도록(Health in All Policy) 법 · 제도적 기반 구축, 건강정보 접근성 향상을 추진한다.

정부는 보건복지 분야와 모든 정부부처, 지자체 대상 건강영향평가 시범사업 실시 후 법적근거를 마련하고 시행을 추진한다. 건강의 사회적 결정요인에 대한 중재, 건강 형평성 개념을 반영한 국민건강증진법 전면개정을 추진하고 건강정보 이해능력 조사도구 개발, 주기적 실태조사, 건강정보 종합 포털을 통한 건강정보 제공 등을 추진할 계획이다.

또한 건강관리서비스 강화를 위해 스마트 기술 활용한 보건소 중심 건강관리서비스를 확대한다. 구체적으로는 건강관리서비스 선택에 도움을 주는 인증제를 도입하고, 지역 공공 보건의료–일차의료–돌봄 등을 연계하는 스마트 건강도시를 추진한다. 아울러 지역사회 자원을 확충하기 위해 주민건강센터 확충, 보건소 하부기관 건강증진사업을 확대하기로 했다.

(후략)

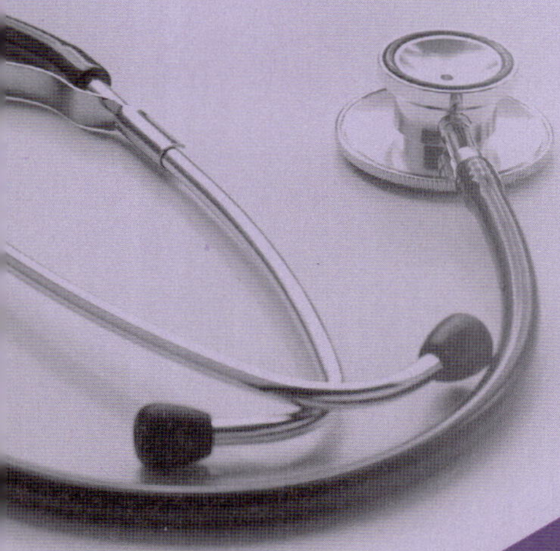

제 6 장

보건영양

제 1 절 보건영양의 개념 및 보건영양사업

01 보건영양의 개념

인간은 공기, 물 그리고 음식물을 생명을 유지하기 위해서 반드시 필요로 한다. 영양이란 음식물을 먹음으로써 생명을 유지하며 성장 발육 및 신체조직을 보수하는 현상을 말한다. 원래 과학용어이나 이와 같이 일상적으로도 널리 사용되고 있다. 한편, 세계보건기구(WHO)에서는 영양을 '생물이 생명을 유지, 성장, 장기와 조직의 정상적인 기능의 유지 및 에너지 생산 등을 위하여 음식물을 이용하는 과정'이라고 정의하였다. 영양학이란 생리 기능과의 관계를 다루는 학문 분야로, 우리가 먹는 음식물 중의 기본 요소 즉 영양소들과 체내에서 일어나는 복잡한 현상들이다.

보건영양은 지역사회주민을 대상으로 집단의 영양문제를 다루는 분야로, 공중보건의 목표인 지역사회주민의 건강향상을 위하여 음식물과 인간과의 관계를 연구하는 학문이다.

지역사회의 영양과 관련한 문제는 개인적인 기호, 경제상황, 자연조건, 문화, 관습 등 여러 가지 요소들이 복합적으로 상호작용하므로 영양상태를 향상시켜 주민들의 건강을 증진하기 위해서는 영양문제를 사회현상에 반응하는 인간 집단의 행위로 이해하여야 한다. 따라서 보건영양 또는 지역사회 영양은 그 대상이 지역사회주민이고 궁극적으로 지역주민의 건강증진을 위하여 식생활의 결함을 개선하고 영양부족이나 결핍이 없도록 하는 데 있다.

02 보건영양사업

국가적 또는 집단적 보건영양사업의 목표는 건강증진과 질병예방 및 건강회복에 있으며, 구체적으로는 ① 영양소 결핍성 질환 예방, ② 비만 및 과소체중 관리, ③ 성인병 관리, ④ 임산부 및 영유아 영양관리, ⑤ 노인의 영양관리 등이 있다. 이를 달성하기 위해서는 우선 지역사회에 존재하는 영양문제를 파악하기 위한 조사가 있어야 하며, 보건사업 진행 후 개선의 결과를 평가하는 데에 소홀함이 없어야 한다. 그리고 지역사회의 특수성을 고려해서 예를 들면 경제 · 사회적 여건, 지역의 농 · 수산물 및 축산물, 생활습관 및 식생활 방법 등을 파악하여 사업을 진행해야 한다.

제 2 절 영양소

01 영양소의 종류 및 작용

[1] 영양소의 종류

영양소란 앞서 살펴본 바와 같이 생물의 생활 및 성장을 영위할 수 있도록 하는 물질이며, 이는 다시 열량소와 조절소로 크게 나눌 수 있다. 열량소란 에너지를 생성하는 자원으로서 이에는 단백질(protein), 탄수화물(carbohydrate), 지방질(fat)이 해당하고, 조절소는 몸의 기능을 조절하는 물질로 무기질(mineral)과 비타민(vitamin)이 해당한다. 이러한 5대 영양소와 더불어 물도 신체기능을 조절하는 데 중요한 역할을 하며, 신체의 60% 이상을 차지하기 때문에 물을 포함하여 6대 영양소라 하기도 한다. 한편 열량소와 무기질을 합쳐 4개의 영양소는 우리 몸을 구성하는 요소로서 중요하여 구성소라고도 한다.

[2] 영양소의 작용

영양소의 역할은 실로 다양하다 할 수 있지만, 주작용은 다음 3가지라고 할 수 있다.

1) 신체의 열량공급 작용

영양소는 신체가 활동할 수 있는 에너지원으로서 열량을 공급한다. 이러한 열량은 단백질, 탄수화물, 지방의 열량소가 세포 내에서 화학적 변화를 통해 발생하게 되며, 무기질이나 비타민의 조절소는 직접적인 에너지원은 아니지만 에너지 발생을 간접적으로 돕는다. 단백질과 탄수화물은 1g당 4kcal, 지방은 9kcal 의 열량을 발생한다.

2) 신체의 조직 구성

인체는 수많은 세포로 구성되어 있는데, 이들의 성분에 대해서 알아보면 유기물인 단백질(약 16%), 지방질(약14%), 탄수화물(소량), 무기물인 무기질(약5%), 물(65%)로 이루어져 있다. 이처럼 영양소는 세포와 조직을 이루고 나아가 신체를 구성하는 물질로서 작용하게 된다.

3) 신체의 생리기능 조절

생리적 기능을 원활하게 하는 영양소는 물, 무기질, 비타민 같은 조절소에 의해 일어나게 된다. 식품의 소화나, 신경작용, 내분비작용, 심장운동 등에 있어서 중요한 역할을 하는 물질이 된다.

02 열량소

열량소는 모두 신체에 에너지를 공급함과 동시에 구성요소로서 중요한 물질이 된다. 따라서 이러한 영양소가 부족하게 될 경우 건강을 저해하고 심할 경우 질병이나 장애가 올 수 있다. 우리나라 한국영양학회(2020)에서 권장하는 1일 에너지 필요량과 연령별 섭취구성기준은 표 6-1, 표 6-2와 같다.

표 6-1 • 한국인 일일 필요열량 (단위: kcal/일)

연령(세)	유아	남자	여자
1~2	900		
3~5	1400		
6~8		1,700	1,500
9~11		2,000	1,800
12~14		2,500	2,000
15~18		2,700	2,000
19~29		2,600	2,000
30~49		2,500	1,900
50~64		2,200	1,700
65~74		2,000	1,600
75 이상		1,900	1,500

영아	0~5(개월)	500
	6~11(개월)	600
임신부	1분기	+0
	2분기	+340
	3분기	+450
수유부		+340

출처: 보건복지부, 한국인영양섭취기준, 2020

표 6-2 • **한국인 영양소 섭취기준 - 에너지 적정비율**

영양소		에너지 적정비율			
		1~2세	3~18세	19세 이상	비고
탄수화물		55~65%	55~65%	55~65%	
단백질		7~20%	7~20%	7~20%	
지질	총지방	20~35%	15~30%	15~30%	
	n-6계 지방산	4~10%	4~10%	4~10%	
	n-3계 지방산	1% 내외	1% 내외	1% 내외	
	포화지방산	-	8% 미만	7% 미만	
	트랜스지방산	-	1% 미만	1% 미만	
	콜레스테롤	-	-	300 mg/일 미만	권고

출처: 보건복지부, 2020

[1] 단백질

단백질(protein)은 여러 가지 아미노산으로 구성되어 있으며, 이는 생명현상에 중요한 구성물질로서 ① 신체의 주요 구성요소이며, ② 효소, 항체, 호르몬 등 생리적 물질의 성분이 되고, ③ 에너지원으로 이용되며, ④ 체내 질소를 보충해 줄 수 있는 유일한 물질로서 다양한 역할을 하는 중요한 물질이다. 보통은 신체의 구성요소로서 주역할을 담당하지만 당질이나 지질 같은 다른 열량소가 체내에 부족할 경우에는 에너지 생성을 주역할로 하기 때문에 오랜 기간 기아상태에 있는 사람의 경우 몸을 구성하는 각종 단백질들이 분해되어 에너지원으로 이용된다.

이렇게 생명을 유지하기 위해 필요한 아미노산 중 반드시 음식물로 섭취되어야 하는 것들을 필수아미노산이라고 하며, 여기에는 어른의 경우 이소류신, 류신, 라이신, 페닐알라닌, 메티오닌, 트레오닌, 트립토판, 발린의 여덟 가지가 있으며, 어린이의 경우 여기에 추가적으로 아르기닌, 히스티닌을 더하여 열 가지가 알려져 있다. 단백질이 부족하게 될 경우 발육저하, 부종, 빈혈, 지방간, 감염에 대한 저항력 감소 등 신체에 악영향을 미치게 된다. 만일 단백질과 더불어 전반적인 영양실조로 인하여 열량섭취가 부족할 경우 마라스머스(marasmus), 열량섭취에 비해 상대적으로 단백질 섭취량이 극히 적은 상태가 오랜기간 지속될 경우 콰시오커(kwashiorkor)라는 영양결핍증이 각각 발생할 수 있다.

단백질이 풍부한 식품에는 두부, 콩류, 된장, 계란, 육류, 생선 등이 있으며, 단백질의 1일 필요량의 경우 체중 1kg당 1.07 정도로 성인 평균체중을 고려해 볼 때 남자 70g, 여자 60g 정도이다. 자세한 사항은 한국영양학회(2020)에 제시되어 있다(표 6-3).

표 6-3 • 단백질의 필요량과 권장량 (단위: g/일)

연령(세)	유아		남자		여자	
	평균 필요량	권장 섭취량	평균 필요량	권장 섭취량	평균 필요량	권장 섭취량
1~2	15	20				
3~5	20	25				
6~8			30	35	30	35
9~11			40	50	30	45
12~14			50	60	45	55
15~18			55	65	45	55
19~29			50	65	45	55
30~49			50	65	40	50
50~64			50	60	40	50
65~74			50	60	40	50
75 이상			50	60	40	50

영아	0~5개월	충분 섭취량	10
	6~11개월	평균 필요량	12
		권장 섭취량	15
임신부(2분기)		평균 필요량	+12
		권장 섭취량	+15
임신부(3분기)		평균 필요량	+25
		권장 섭취량	+30
수유부		평균 필요량	+20
		권장 섭취량	+25

출처: 보건복지부, 한국인영양섭취기준, 2020

[2] 탄수화물

탄수화물(carbohydrate)은 섭취 후 소화작용을 통해 쉽게 포도당으로 분해, 흡수가 되기 때문에 당질이라고도 불린다. 신체의 작용은 열량공급이 대부분으로 96% 정도가 열량원으로 이용되는데, 활발한 활동을 하는 사람의 경우 요구량이 높으며 피로회복에도 효과가 좋다. 이외에도 체온유지, 신체성장 및 지방, 단백질, 비타민 B 등 다른 영양소의 대사를 돕는 역할도 한다. 더불어서 탄수화물의 섭취량이 부족하거나 체내 저장량이 소모되고 나면 신체의 구성물질인 단백질이 분해되어 열량원으로 사용되기 때문에 충분한 양의 탄수화물 섭취는 필수적이다.

그렇지만 과잉의 탄수화물 섭취는 당뇨나 비만증의 원인이 될 수 있어 문제가 된다. 혈당이 보통 이상으로 높아질 경우 인슐린(insulin)이 과다분비가 되는데, 이는 ① 장기적으로 인슐린 생성능력을 저하시켜 당뇨를 유발하며, ② 포도당을 체지방으로 변화시켜 체내에 쌓이는 비만증을 유발하게 되는 것이다. 따라서 적절한 양의 탄수화물 섭취가 중요한데, 보통 탄수화물이 많은 식품으로서 곡류, 감자류가 있으며, 흰 쌀밥보다는 현미나 보리가 체내 혈당을 덜 올린다.

[3] 지방

지방(fat, lipid)은 비만, 당뇨, 심혈관 질환 등 각종 성인병과 관련되어 해로운 영양성분으로 인식하기 쉬우나 실제로는 우리 몸에 반드시 필요한 물질로, 다양한 역할을 하고 있어 적절한 양의 지방섭취는 필수적이다. 특히 리놀레산, 리놀렌산의 경우 정상 성장에 필수적이지만 체내에서 합성되지 않아 필수지방산으로 구분하고 있다. 지방의 체내 작용은 ① 중요한 에너지원으로 열량발생량이 단백질, 탄수화물의 2배 이상이 되고, ② 체내 구성성분이 되며 특히 피부를 부드럽고 탄력 있게 하고, ③ 지용성 비타민의 흡수를 돕는 등 다양한 역할을 하는데, 이러한 지방질 부족 시 허약, 빈혈, 피부병 저항력 감소 등 건강상 악영향을 줄 수 있다.

지방질이 풍부한 식품에는 버터, 식물성 기름(콩기름, 참기름, 들기름, 올리브유 등), 육류의 비계 등이 있으며, 특히 오메가3지방산의 경우 주목을 받고 있는데, 이를 함유한 식품에는 등푸른 생선, 견과류, 종자유 등이 있으며, 심혈관 질환 및 대장암, 유방암, 전립선암 등의 발생 예방에 효과가 있다고 한다.

지방이 부족하면 허약, 빈혈, 거친 피부 등의 부작용이 생길 수 있다. 반대로 지방의 과잉섭취는 동맥경화증 및 심혈관 질환의 원인이 될 수 있다.

03 조절소

[1] 무기질

무기질(mineral)은 무기염류라고도 하며, 가장 중요한 역할은 신체의 기능조절로서 체내 삼투압 조절, 산-염기 균형, 신경자극의 조절, 혈액응고 등 다양한 역할을 하게 되며, 한편으로 뼈나 치아, 근육, 신경 등 다양한 조직의 구성성분이 되기도 한다. 무기질이 인체 내에 상대적으로 많은 양(체중의 0.005% 이상)을 차지할 경우 다량 무기질이라 하며, 비교적 적은 양(0.005% 이하)을 차지할 경우 미량 무기질이라고 구분한다. 다량 무기질에는 칼슘(체중의 1.5~2.2%)이 체내에 가장 많고 이외에 인, 나트륨, 칼륨, 마그네슘, 염소 등이 있다. 미량 무기질에는 철분, 아연, 구리, 망간, 요오드, 불소, 셀레늄, 몰리브덴 등이 있다.

우리 몸에 필요한 무기질은 반드시 식품으로 섭취해야 하며, 부족할 경우 여러 생리적 이상을 야기하는데, 과량 섭취 시에도 이상이 생길 수 있으므로 주의하여야 한다. 이에 무기질 섭취량은 ① 하루 평균 필요량, ② 권장 섭취량, ③ 상한 섭취량, ④ 충분 섭취량(영아)의 4가지로 기준이 제시 되는 것이 보통이며, 예외적으로 나트륨, 칼륨, 염소 등은 충분 섭취량만 제시되고 있다.

1) 식염 및 칼륨

식염(NaCl)은 우리가 흔히 먹는 소금으로, 우리나라의 경우 특히 짜게 먹는 식습관으로 인하여 과다섭취하게 되는 무기질이며, 칼륨의 경우는 섭취가 부족한 편이다. 이렇게 식염을 통해 얻는 나트륨(Na)과 염소(Cl) 및 칼륨(K)의 무기질들은 체내에서 이온으로 존재하며, 세포단위에서 신호전달과 관련하여 중요한 역할을 하는 물질들이므로 부족할 경우 건강에 악영향을 줄 수 있다.

식염은 특히 근육이나 신경의 자극 및 조절, 삼투압 조절 같은 역할을 하게 되며, 부족할 경우 무기력감을 느끼게 되고, 심하면 실신까지도 일으킬 수 있다. 식염은 성인의 경우 15g/일 정도로 필요하게 되며, 땀을 흘리거나 설사 등 체내 수분손실이 많을 때는 식염이 같이 빠져나가게 되므로 더 많은 양을 섭취해야 한다.

칼륨의 경우 가공하지 않은 곡류, 오이, 토마토, 호박, 가지, 사과 등에 많이 함유되어 있는데, 우리나라 모든 연령대에서 섭취가 부족한 영양소이며, 특히 65세 이상의 고령에서 더욱 심하다. 칼륨은 체내 나트륨 배설을 촉진시켜 고혈압을 예방하고 뇌졸중의 위험도를 감소시키는 한편 골밀도를 높이는 역할을 한다.

2) 칼슘

칼슘(Ca)은 우리나라 사람들이 가장 부족하게 섭취하는 영양소이며, 그 역할은 뼈나 치아의 주성분으로 부족하게 될 경우 뼈와 치아가 약해져 형태이상, 발육불량 등이 발생할 수 있다. 특히 최근에는 여성 노인의 골다공증(osteoporosis)이 문제가 되고 있다. 이러한 칼슘은 우유, 치즈 요구르트, 브로컬리, 양배추 등에 많은데, 비타민 D와 같이 섭취하는 것이 필요하며, 영양소 섭취 이외에도 운동, 금연, 금주, 저염식 등이 뼈를 튼튼하게 하는 데에 중요하다.

칼슘의 섭취 기준은 표 6-4와 같다. 표를 보면 알 수 있듯이 청소년의 경우 성장을 위해 성인보다 약 200~300mg 정도를 더 필요로 하며, 여자의 경우 50세 이상 고령에서 이전보다 더 많은 양의 칼슘이 권장되는데, 이는 폐경으로 인한 호르몬 변화로 인해 칼슘이 많이 빠져나가기 때문이다. 참고로 임산부, 수유부의 경우 300mg의 추가 공급이 필요하다.

표 6-4 • 한국인의 칼슘 섭취 기준 (단위: mg/일)

연령	유아			남자			여자		
	평균 필요량	권장 섭취량	상한 섭취량	평균 필요량	권장 섭취량	상한 섭취량	평균 필요량	권장 섭취량	상한 섭취량
1~2	400	500	2,500						
3~5	500	600	2,500						
6~8				600	700	2,500	600	700	2,500
9~11				650	800	3,000	650	800	3,000
12~14				800	1,000	3,000	750	900	3,000
15~18				750	900	3,000	700	800	3,000
19~29				650	800	2,500	550	700	2,500
30~49				650	800	2,500	550	700	2,500
50~64				600	750	2,000	600	800	2,000
65~74				600	700	2,000	600	800	2,000
75 이상				600	700	2,000	600	800	2,000

영아	0~5개월	충분 섭취량	250
		상한 섭취량	1,000
	6~11개월	충분 필요량	300
		상한 섭취량	1,500
임신부		평균 필요량	+0
		권장 섭취량	+0
		상한 섭취량	2,500
수유부		평균 필요량	+0
		권장 섭취량	+0
		상한 섭취량	2,500

출처: 보건복지부, 한국인영양섭취기준, 2020

3) 기타 미량 무기질

이외의 미량 무기질의 역할 및 식품에 대해서는 표 6-5와 같다.

표 6-5 • 미량 무기질의 역할과 식품원

무기질	역할	식품원
철(F)	혈액성분의 구성성분으로 특히 헤모글로빈 생성에 중요하며 부족 시 빈혈이 발생한다.	육류의 살코기, 간, 염통, 콩팥, 계란 노른자, 굴, 녹색 채소류, 건조과실, 두류
아연(Zn)	각종 효소작용에 관여 핵산 및 단백질 대사에 관여 면역 및 호르몬 기능에 관여 기타 상처치유, 태아의 정상성장에 관여	단백질 식품, 패류(특히 굴), 육류, 생선류, 유류, 곡류, 채소류
셀레늄(Se)	항산화제 역할을 하여 세포 손상을 방지	해산식품, 내장, 육류, 곡류, 우유 및 유제품
망간(Mn)	효소작용 및 세포의 분화에 관여한다.	식품에 널리 분포, 특히 곡류(전립), 견과류, 채소, 과일
몰리브덴(Mo)	효소작용 및 세포의 분화에 관여한다.	두류, 곡류 식품, 내장
구리(Cu)	철의 흡수를 도우며, 몇 가지 효소의 구성성분이 된다.	육류, 패류, 견과류, 두류, 곡류의 배아, 간, 초콜릿, 버섯, 마른 과일, 바나나, 토마토, 포도, 감자
요오드(I)	갑상선 호르몬의 구성성분	해산식품, 요오드화 소금
크롬(Cr)	인슐린의 보조인자로서 포도당 정상대사에 관여	육류, 간, 곡류(전립), 지방, 식물기름
불소(F)	충치예방 및 뼈의 무기질 손실 방지	먹는 물, 차, 해산식품

[2] 비타민

비타민(vitamin)은 열량원이나 신체 구성성분 같이 생리적 물질의 재료로 사용되지는 않지만, 생리적 화학반응을 원활하게 하여 신체 기능조절에 필수적인 역할을 한다. 따라서 인체의 정상적인 성장과 건강에 있어서 비타민은 없어서는 안 될 영양소로서 부족할 경우 여러 가지 결핍증상을 나타내게 된다. 중요한 점은 인체 내에서는 생성되지 않기 때문에 반드시 식품을 통해 섭취되어야 한다는 것이다.

비타민은 발견된 순서에 따라 알파벳순으로 명명되었으며, 이후 화학적 성질 및 기능이 밝혀지게 되었는데, 물에 대한 용해도 차이에 따라서 지용성 비타민과 수용성 비타민으로 나뉜다. 지용성 비타민에는 A, D, E, K가 있고 수용성 비타민에는 B complex, C가 있다. 비타민은 필요량 이상으로 섭취 시 몸 밖으로 배설되는데, 경우에 따라서 과량섭취에 따른 부작용이 있어 무기질과 마찬가지로 평균 필요량, 권장 섭취량, 상한 섭취량, 충분 섭취량(영아)의 4개의 섭취 기준이 있다.

1) 수용성 비타민

수용성 비타민에는 비타민 B와 C가 있다. 비타민 B는 B_1(thiamin), B_2(riboflavin), niacin, B_6(pyridoxine), B_{12}(cobalamin)로 분류되어 비타민 B complex라 총칭하기도 한다.

(1) 비타민 B

B_1(thiamin) 결핍 시에는 피로감, 식욕부진의 증상과 더불어 심할 경우 각기병(beriberi)에 걸리기도 한다. B_2(riboflavin)는 우리 몸에서 생리작용을 원활히 하는 조효소의 기능뿐만 아니라 항산화 기능이 있어 우리 몸을 유해한 활성산소로부터 보호하는 작용을 하며, 이의 부족 시에는 성장부진, 체중감소, 식욕저하, 구순염 등이 발생할 수 있다. Niacin의 결핍 시에는 pellagra라 하여 피부염, 설사, 일시적 치매를 증상으로 하는 결핍증이 나타날 수 있다. B_6(pyridoxine)의 결핍은 피부염을 유발하고, B_{12}(cobalamine)의 결핍은 빈혈을 일으킬 수 있다. 이러한 비타민 B군은 쌀눈, 육류의 살코기, 간이나 콩팥 등 동물의 내장 등에 많으며, 종류에 따라 우유, 채소류 등에도 있다.

(2) 비타민 C

비타민 C는 우리 몸의 각종 결합조직을 구성하는 데 중요한 콜라겐 형성 및 유지에 필요하며, 항산화 작용이 있고, 철분의 흡수를 도우며, 감염에 대한 방어역할 등을 한다. 결핍증에는 괴혈병(scruvy)이 유명하며, 이외에도 뼈나 치아의 형성 이상이 나타나기도 한다. 이러한 비타민 C는 신선한 채소나 과일에 많아 귤, 레몬, 딸기, 풋고추, 토마토, 시금치, 브로컬리 등으로 섭취할 수 있다. 하루 권장 섭취량은 100mg 정도이며, 과량복용 시 설사, 복통, 적혈구 파괴 등의 부작용이 나타날 수 있어 상한 섭취량도 정하고 있는데, 자세한 사항은 표 6-6, 표 6-7과 같다.

표 6-6 • 한국인 비타민 C 섭취 기준 (단위: mg/일)

연령	유아			남자			여자		
	평균 필요량	권장 섭취량	상한 섭취량	평균 필요량	권장 섭취량	상한 섭취량	평균 필요량	권장 섭취량	상한 섭취량
1~2	30	40	340						
3~5	35	45	510						
6~8				40	50	750	40	50	750
9~11				55	70	1,100	55	70	1,100
12~14				70	90	1,400	70	90	1,400
15~18				80	100	1,600	80	100	1,600
19~29				75	100	2,000	75	100	2,000
30~49				75	100	2,000	75	100	2,000
50~64				75	100	2,000	75	100	2,000
65~74				75	100	2,000	75	100	2,000
75 이상				75	100	2,000	75	100	2,000

표 6-6 • 한국인 비타민 C 섭취 기준(계속) (단위: mg/일)

영아	0~5개월	충분 섭취량	40
	6~11개월	충분 섭취량	55
임신부		평균 필요량	+10
		권장 섭취량	+10
		상한 섭취량	2,000
수유부		평균 필요량	+35
		권장 섭취량	+40
		상한 섭취량	2,000

출처: 보건복지부, 한국인영양섭취기준, 2020

표 6-7a • 수용성 비타민의 역할과 식품원

수용성비타민	역할	식품원
비타민 C (ascorbic acid)	골격, 치아 및 혈관조직의 세포 사이의 물질(콜라겐)형성 및 유지, 환원물질로서 작용(여러 가지 반응에 조효소로 쓰임), 비타민A, E 및 일부 비타민 B의 산화 억제, 감염에 대한 방어 역할, 철분 흡수 촉진	신선한 채소류와 과일류, 귤, 레몬, 딸기, 토마토, 풋고추, 고춧잎, 콩나물, 감자
비타민 B_1 (thiamin)	당질의 대사 중 에너지 방출에 조효소 역할 → (당질의 이용을 원활히 해줌), 정상 식욕 유지, 위장의 정상 기능 유지, 신경계 정상 기능 유지	돼지고기, 이스트, 곡류(도정하지 않은 전립), 두류, 견과류, 살코기, 생선류
비타민 B_2 (riboflavin)	당질, 지방, 단백질의 에너지 방출에 조효소 역할, 피부 건강 및 정상 사각에 도움을 줌, 트립토판이 나이아신으로 전환할 때 필요	육류, 생선류, 우유, 치즈, 녹색 채소류, 두류, 난류, 곡류
나이아신 (nicotinic acid)	당질, 지방, 단백질의 에너지 방출에 조효소 역할, 피부, 신경 및 소화관의 정상 유지	간, 살코기, 생선류, 두류, 땅콩, 밀의 배아, 현미
비타민 B_6 (pyridoxine)	조효소의 부분이 되어 단백질과 지질대사에 관여, 항체 및 적혈구 형성, 트립토판이 나이아신으로 전환하는데 도움.	이스트, 곡류(특히 도정하지 않은 전립), 육류, 생선류, 난류, 동물의 내장(간, 콩팥), 녹색 채소류
엽산 (folate)	적혈구 형성, 단백질대사에 관여 아미노산과 핵산 합성에 필수적, 세포의 분화와 성장에 특히 중요	자연계에 널리 분포(특히 식물의 푸른 잎에 많음), 신선한 엽채류, 과일류, 간, 두류, 이스트
비타민 B_{12} (cobalamin)	신경 세포의 정상 유지, 적혈구 형성, 핵산 합성	동물 조직과 미생물에 함유, 육류와 그 제품, 어패류, 계란, 우유 및 유제품
판토텐산 (pantothenic acid)	활성 조효소인 coenzyme A의 일부가 됨→당질, 지질 및 단백질 대사에 관여하며 에너지를 내는 반응에 관여함	식품에 널리 분포, 동물성 식품, 곡류(도정하지 않은 전립), 두류
비타민H	활성 조효소인 coenzyme A의 일부가 됨. 에너지대사, 지질 합성 및 글리코겐 형성에 관여함	식품에 널리 분포, 간, 이스트, 계란 노른자, 콩, 곡류

표 6-7b • 수용성 비타민의 결핍증과 중독증

수용성비타민	결핍증	중독증
비타민 C (아스코르브산)	괴혈병(scurvy), 모세혈관 약화로 인한 출혈, 빈혈, 치아와 잇몸의 약화, 상처 회복의 지연, 면역 기능 감소	구역질, 복부경련, 설사 선천성 대사이상자에서 적혈구 파괴
비타민 B_1 (티아민)	각기병(beriberi)(다발성 신경염, 부종 또는 신체조직의 허약, 불안, 초조, 심장 장애)	거의 나타나지 않음. 100배 이상을 주사로 공급시 두통, 무력감, 마비 및 과민 반응 등
비타민 B_2 (리보플라빈)	구각염(cheilosis), 구순염, 설염, 코와 입주위의 피부염, 눈에 장애(결막염에서 백내장까지)	알려져 있지 않음. 그러나 과잉 섭취 시 다른 비타민 B의 결핍을 일으키는 것으로 생각됨
나이아신	펠라그라(pellagra), 식욕감퇴, 졸음, 피로, 소화장애, 기억 상실	흔하지 않음. 질병치료 목적으로 복용 시 부작용(피부 홍조, 간장 기능 이상, 혈당 상승)
비타민 B_6 (피리독신)	신경 장애, 피부염, 근육 약화, 빈혈, 경련.	흔하지 않음. 치료 목적으로 장기간 복용 시 운동실조, 신경증 등을 초래
엽산 (폴레이트)	빈혈(거대적아구성 빈혈), 가슴앓이, 설사, 혀에 이상, 우울증, 성장 불량	비타민B_{12}의 결핍 상태를 가림, 신장 비대증과 신장 손상, 치료제로 복용시 치료제의 흡수 저해로 발작
비타민 B_{12} (코발라민)	빈혈(거대적아구성 빈혈), 혀에 이상, 피로, 신경장애	알려져 있지 않음, 독성이 매우 낮음
판토텐산	불면증, 피로, 메스꺼움(사람에서 결핍증은 드문 것으로 생각되고 있음)	비교적 독성이 낮은 것으로 생각됨 설사, 부종
비타민 H (비오틴)	식욕 감퇴, 메스꺼움, 우울증, 근육 통증, 무력감, 피로, 피부가 벗겨지고 탈모증이 일어남	독성이 거의 없는 것으로 생각됨

이외에 영아의 경우 충분섭취량을 35~45mg으로 정하고 있으며, 임산부와 수유부의 권장 섭취량은 각각 35mg을 추가로 권하고 있다.

2) 지용성 비타민

지용성 비타민에는 비타민 A, D, E, K가 있다.

(1) 비타민 A

비타민 A는 눈과 관계가 있는데, 어두운 장소에서 물체를 볼 때 망막에서 비타민 A를 사용하게 된다. 따라서 비타민 A의 결핍은 야맹증을 초래할 수 있으며, 이외에도 안구건조증, 감염에 대한 저항력 저하 등이 발생할 수 있다. 우유, 간, 난황 등과 더불어 고구마, 황도, 녹색 채소에 많이 들어 있으며, 성인의 경우 남자 750R.E(1μg 레티놀), 여자 650R.E를 권장 섭취량으로 한다. 자세한 사항은 표 6-8과 같다.

표 6-8a ◦ **한국인 비타민 A 섭취 기준** (단위: RAE/일)

연령	유아			남자			여자		
	평균 필요량	권장 섭취량	상한 섭취량	평균 필요량	권장 섭취량	상한 섭취량	평균 필요량	권장 섭취량	상한 섭취량
1~2	190	250	600						
3~5	230	300	750						
6~8				310	450	1,100	290	400	1,100
9~11				410	600	1,600	390	550	1,600
12~14				530	750	2,300	480	650	2,300
15~18				620	850	2,800	450	650	2,800
19~29				570	800	3,000	460	650	3,000
30~49				560	800	3,000	450	650	3,000
50~64				530	750	3,000	430	600	3,000
65~74				510	700	3,000	410	600	3,000
75 이상				500	700	3,000	410	600	3,000

영아	0~5개월	충분 섭취량	350
		상한 섭취량	600
	6~11개월	충분 필요량	450
		상한 섭취량	600
임신부		평균 필요량	+50
		권장 섭취량	+70
		상한 섭취량	3,000
수유부		평균 필요량	+350
		권장 섭취량	+490
		상한 섭취량	3,000

출처: 보건복지부, 한국인영양섭취기준, 2020

(2) 비타민 D

비타민 D는 우리 몸에서 호르몬과 같은 작용을 하며, 칼슘을 뼈에 흡수되게 함으로써 뼈의 생성 및 발달에 관여한다. 결핍 시 구루병(rickets), 골연화증(osteomalacia) 같은 골격계 질환을 야기할 수 있다. 간, 난황, 버터 등에 많으며, 충분 섭취량은 10μg/일, 상한 섭취량은 5세 이하는 25μg/일, 6세 이상은 60μg/일 이다.

(3) 비타민 E

비타민 E는 주역할로써 항산화 작용이 있으며, 결핍 시 불임, 유산이 발생할 수 있다. 보통 식물성 기름에 많은데, 간, 우유, 계란, 생선 등 동물성에도 함유되어 있다.

(4) 비타민 K

비타민 K는 혈액응고에 관여하는 응고인자의 생성을 도우며, 따라서 비타민 K의 결핍은 혈액응고 장애를 가져오게 된다. 곡류, 녹색 채소, 차, 과일, 우유, 계란 등에 많다.

표 6-8b • 지용성 비타민의 결핍증과 중독증

수용성비타민	결핍증	중독증
비타민 A (레티놀)	눈 관련 증상, 야맹증, 비토 반점(Bitot's spot),광선에 눈이 부심, 거칠고 건조한 피부, 감염에 민감해짐, 뼈의 발육 지연, 성장 장애	레티놀로서 섭취 시 중독증, 피로감, 두통, 구역질, 설사, 다음다갈증, 식욕 부진, 체중 감소, 적혈구 파괴, 장기 중독 시 뼈의 변화 및 간경화
비타민 D (칼시페롤)	어린이에서 구루병(rickets), 성인에서 골연화증(osteomalacia), 비정상적인 성장, 관절 통증, 약할 뼈	고칼슘 혈증, 고칼슘뇨증, 연조직에 칼슘 축적, 신장과 심혈관계에 영구적 손상, 하루 45㎍정도의 섭취로 어린이에게 과잉증세, 권장량의 5배 섭취로 독성
비타민 E (토코페롤)	생식 장애, 근육의 쇠약, 발육 부진, 적혈구 파괴, 빈혈, 출혈	다른 지용성 비타민에 비하여 독성이 낮은 편, 혈액응고제 방해, 일반적인 불편감
비타민 K	출혈	혈액응고제 방해, 황달 유발 가능성

04 수분

수분은 인체의 60~70%를 차지하는 중요한 구성요소이다. 이러한 구성요소로서의 작용 이외에도 영양소와 노폐물의 운반, 대사과정 촉진, 체온 조절, 체액 삼투압 조절 등 각종 생리적 기능조절작용을 하는 대단히 중요한 영양소라 할 수 있다. 만일 체내 수분의 5%의 손실 시 갈증이 생기며, 10% 손실 시 신체 이상반응이 나타나고, 15% 이상 손실 시에는 생명이 위험하게 된다.

제 3 절 에너지대사, 영양상태 판정 및 영양개선

01 에너지대사

에너지 또는 열량의 대사에는 상황에 따라서 기초대사, 수면대사, 활동대사 등이 있다.

[1] 기초대사

사람은 평소에 노동이나 운동 등의 활동을 하지 않더라도 생명을 유지하기 위해서 심장이 뛰고 숨을 쉬며 체온을 유지하고 배설을 하게 되는데, 이러한 기능을 유지하기 위한 최소의 에너지량을 기초대사량(basal metabolism rate, BMR)이라고 한다.

기초대사량은 체표면적에 비례하여 1시간 동안의 체표 $1m^2$당 kcal로 표시한다($kcal/m^2/hr$). 측정은 하루의 활동을 하기 전인 아침에 그리고 식품 섭취로 인한 대사량의 증가를 피하기 위하여 식전의 안정된 상태에서 실시된다. 이러한 기초대사량은 일정 기간 중에는 거의 항상 일정한 특성(항일성)을 갖고 있으며, 보통 체중 1kg/시간당 1kcal 를 보인다. 개인마다 차이는 있어 연령, 성별, 인종, 영양 상태, 임신 여부, 체온, 기후 등에 영향을 받는다.

표 6-9 • **연령별 체표면적($1m^2$), 1시간당, 기초대사량 (kcal)**

연령	남자	여자
20～30세	37.83	34.34
30～40세	37.83	33.84
40～50세	36.83	33.34

[2] 활동대사

활동대사는 작업대사라고도 하며, 각종 활동으로 인하여 소요되는 에너지를 뜻하는데, 대부분은 근육활동에 의해 에너지가 소모된다. 활동별 대사량은 표 6-10과 같으며, 안정 시 기초대사량을 100으로 보았을 때 활동별 대사량을 나타낸다.

표 6-10 • 활동에 따른 대사량의 비교

활동	대사량	활동	대사량
안정(기초대사량)	100	보행	272
앉은 생활	119	달리기	456
기립생활	144	급히 달리기	636

활동대사량이 기초대사량의 몇 배가 되는 지를 나타내는 것을 비교 에너지대사량(relative metabolic rate, RMR)이라고 하며, 다음과 같이 계산한다.

$$\text{에너지대사율 (RMR)} = \frac{\text{활동대사량}}{\text{기초대사량}} = \frac{\text{활동 시 열량소모량} - \text{안정 시 열량소모량}}{\text{기초대사량}}$$

보통 수면 시 RMR은 0.9, 보행 시 1.5, 달리기 할 때는 4.0~7.0 정도이며, 경작업 시는 1.0, 중등 작업 시 1.0~2.0, 중노동 시는 4.0~7.0 정도이다.

[3] 특이동적 작용

식품을 섭취할 경우 식품의 소화, 흡수 등에 대한 에너지대사가 항진되는데, 이를 특이동적 작용(specific dynamic action)이라고 한다. 예를 들어, 단백질 식품의 섭취 시 25g을 섭취한 경우 100kcal가 생산되지만, 이것이 모두 에너지로 사용되는 것이 아니라 30%는 식품의 소화, 흡수 등에 이용되어 30kcal는 기초대사량의 항진에 사용되므로 실제로는 70kcal만 에너지로 사용되는 결과를 초래하게 되는 것이다. 이러한 특이동적 작용은 보통의 경우 10% 전후의 대사항진만 있지만, 단백질은 16~30%, 당류는 4~9%, 지방질은 4% 정도의 대사항진이 발생하므로 지방질이 열량원으로서 가장 효율이 높다고 할 수 있다.

[4] 열량소모량

기초대사량, 활동에 소모되는 열량, 특이동적 작용 등을 토대로 하여 하루의 열량소모량을 다음과 같이 계산할 수 있다.

$$A = B + BX + \frac{A}{10}$$

A : 1일간 열량소모량
B : 기초 대사량
X : 생활 활동지수
BX : 활동에 따른 소모 열량
A/10 : 특이동적 작용에 소모되는 열량(혼합식을 한다는 전제 하에서)

또는 하루 동안 각종 활동에 따른 에너지대사량을 구해 다음과 같이 계산할 수 있다.

$$1일간\ 열량소모량 = 0.9Bmts + 1.2Bmtr + Bm\Sigma RMR$$

Bm : 1분간 기초 대사량(kcal)
ts : 1일간 수면시간(분)
tr : 1일간 안정작업시간(분)
tw : 각종 활동에 따른 시간(분)

02 영양상태 판정

지역사회의 영양상태를 판단하기 위해서는 직접 개개인을 측정하는 방법과(직접적인 방법), 지역주민의 식생활 내용 조사(간접적인 방법)가 있다.

직접적인 방법은 다시 여러 가지 방법을 통해 객관적인 자료를 얻는 방법(신체계측이나 혈액검사 등), 측정자의 주관적인 판단에 의한 것(의사의 진찰 등)으로 나누어 생각할 수 있으며, 간접적인 방법은 연령별 특수사망, 특수질병의 이환율, 식이섭취평가 등의 다양한 조사 방법이 있다. 이 중 객관적인 방법에 대하여 좀 더 자세히 알아보자.

[1] 신체계측

신체의 객관적인 특성인 키, 체중, 흉위, 앉은 키 등의 계측치를 구하여 이를 기준치와 비교하거나 이들의 조합을 통하여 영양상태를 판정하게 된다.

1) Kaup 지수

영유아 또는 학령 전 아동에 사용되는 방법으로, 22 이상은 비만, 15 이하는 마른 아이로 판정한다.

$$\text{Kaup 지수} = \frac{\text{체중(kg)}}{(\text{신장(cm)})^2} = 10^4$$

2) Rohrer 지수

학령기 이후의 소아에게 사용되는 방법이며, 160 이상은 비만, 110 미만은 마른 아이로 판정한다.

$$\text{Rohrer 지수} = \frac{\text{체중(kg)}}{(\text{신장(cm)})^3} = 10^7$$

3) 성인에서의 비만도 측정

성인에서는 비만도, 비체중, BMI, Broca 지수 등이 이용된다.

$$\text{비만도(obesity index)} = \frac{\text{실측체중} + \text{표준체중}}{\text{표준체중}} \times 100$$

$$\text{비체중(relative weight)} = \frac{\text{체중(kg)}}{\text{신장(cm)}} \times 10^2$$

$$\text{BMI(Body-Mass Index)} = \frac{\text{체중(kg)}}{(\text{신장(m)})^2}$$

한편, 복부비만의 경우 성인병과 밀접한 관계가 있어 이를 측정하기도 한다.

$$\text{복부비만도} = \frac{\text{허리 둘레(cm)}}{\text{엉덩이 둘레(cm)}}$$

허리둘레는 배꼽 및 2cm 부위를 측정하여 사용하며, 엉덩이 둘레는 측정치 중 가장 넓은 것을 사용한다. 남자는 0.91 이상, 여자는 0.83 이상이면 복부비만증으로 진단한다.

[2] 생화학적 검사

집단의 생화학적 검사에는 임상에서 사용되는 검사인 혈액검사(혈액비중, 헤모글로빈 수치, 혈중 단백질 및 철분 측정 등), 소변검사 등이 사용되며, 이는 미량 정량검사 및 간이정량법의 발전으로 인한 것이라 할 수 있다.

03 영양개선

[1] 영양개선의 중요성

국민 개개인의 질병 예방 및 건강 증진과 나아가 국가 경쟁력 향상을 위해 영양개선은 반드시 고려되어야 한다. 영양개선의 중요성에 대하여 구체적으로는 다음과 같이 말할 수 있다.

① 국민들의 균형 있는 영양공급을 통하여 건강한 신체와 정신을 얻을 수 있으며, 이는 노동력을 증진시켜 높은 생산성을 보장하는 기초가 된다.

② 경제 및 사회적 수준의 향상에 따라 국민 전체의 건강에 대한 요구 향상에 맞춰 영양개선 정책에 보다 힘 쓸 필요가 있다.

③ 외식 사업이 발달함에 따라서 소비자인 국민들의 기호뿐만 아니라 영양을 고루 충족시킬 방안에 대하여 강구할 필요가 증대되고 있다.

한편으로 우리나라 국민 영양문제에 대해서는 다음과 같은 것들이 있다.

① 지역간, 계층간의 불균등한 영양상태
② 국민 영양개선에 대한 행정체계 및 각종 기초자료의 미비
③ 국민들의 영양에 관한 인식 부족
④ 조기 영양관리 및 지도기준의 미약

[2] 건강한 식생활

최근 '한국 영양학회'에서 제시한 식사지침은 다음과 같으며, 바람직한 식생활을 통한 건강을 위하여 우리 모두가 노력해야 할 사항이다.

① 지방질로 총 열량의 약 20%를 섭취하자.
② 술, 담배, 카페인 음료 등을 절제하자.
③ 단백질을 충분히 섭취하자.
④ 치아건강을 유지하자.
⑤ 식생활 및 일상생활의 균형을 이루자.
⑥ 식사는 즐겁게 하자.
⑦ 정상 체중을 유지하자.
⑧ 다양한 식품을 골고루 먹자.
⑨ 짜게 먹지 말자.
⑩ 우유를 매일 마시자.

[3] 한국인의 영양권장량

전 국민의 건강유지 및 원활한 생활활동을 하기에 충분한 영양섭취량에 대하여 이론적인 표준을 제시한 것을 영양권장량이라 한다. 이러한 영양권장량을 통하여 지역주민의 영양섭취량 상태를 비교 · 평가하고, 국가의 식량생산, 수입정책 등에 대한 계획을 세우는 데 기초 자료로 사용된다.

우리나라는 1962년 처음 FAO 한국협회 사업으로서 책정하였으며, 이후 사회생활 및 체격의 변화, 영양 지식의 발달 등에 맞추어 수차례 개정되었다. 표 6-11은 우리나라에서 정한 5가지 기초식품군에 대한 것이며, 표 6-12는 우리나라의 영양 권장량과 실제 섭취량의 비교를 연도별로 정리한 것이다.

표 6-11 • 우리나라 5가지 기초식품군

군별	식품류	주요영양소	식품명
1. 단백질군	고기, 생선, 알 및 콩류	단백질, 철분, 비타민, 아연, 나이아신, 비타민 B_{12}, 비타민 B_1	소고기, 돼지고기, 닭고기, 토끼고기, 생선, 조개, 굴, 두부, 콩, 땅콩, 된장, 달걀, 햄, 베이컨, 소시지, 치즈, 두유, 생선묵
2. 칼슘군	우유 및 유제품, 뼈째먹는 생선	단백질, 칼슘, 비타민 B_2, 비타민 B_{12}, 비타민 A	멸치, 뱅어포, 잔새우, 잔생선, 사골, 분유, 아이스크림, 요구르트
3. 무기질 및 비타민군	채소(녹황색채소,담색채소) 및 과일류	무기질 및 비타민	시금치, 당근, 상치, 깻잎, 토마토, 배추, 양배추, 콩나물, 무, 양파, 오이, 파, 숙주, 쑥갓, 사과, 귤, 딸기, 포도, 참외, 수박, 미역, 다시마, 파래, 김, 톳
4. 당질군	곡류(잡곡포함), 감자류	당질, 단백질, 아연, 비타민 B_1	쌀, 콩, 옥수수, 보리, 밀, 감자, 토란, 밤, 밀가루, 국수류, 미숫가루, 초콜릿, 설탕, 꿀
5. 지방군	유지류	지용성 비타민, 지방	옥수수기름, 포도씨유, 올리브유, 소기름, 돼지기름, 참기름, 들기름, 버터, 마아가린, 호도, 땅콩, 콩기름, 쇼트닝

표 6-12 • **열량, 단백질 및 지방 섭취량(1인당 1일당) : 1980~1995**

구분	영양소	1980	1985	1990	1991	1992	1993	1994	1995	2005
총열량 (kcal)	1인 1일당 섭취량	2,052	1,936	1,868	1,930	1,848	1,848	1,770	1,839	2,016.3
	1인 1일당 권장량 *	2,194	2,125	2,075	2,085	2,053	2,053	2,082	2,076	
	섭취량 대 권장량 비(%)	93.5	91.1	90.0	93.1	90.0	90.0	85.0	88.6	98.4
	곡류에 의한 에너지 섭취 비(%)	77.4	67.9	65.8	65.8	66.2	63.8	61.3	61.2	57.9
단백질 (g)	1인 1일당 섭취량	67.2	74.5	78.9	73.0	74.2	72.6	7.19	73.3	75.8
	1인 1일당 권장량 *	71.0	67.5	61.7	62.0	62.6	61.6	59.0	62.8	
	섭취량 대 권장량 비(%)	94.6	110.4	127.8	118.1	117.7	117.9	121.8	116.7	169.0
지방 (g)	동물성 단백질 섭취량	19.3	31.1	31.4	31.2	34.6	33.7	34.3	34.7	35.9
	1인 1일당 섭취량	21.8	29.5	28.9	35.6	34.5	36.9	35.9	38.5	46.0
	동물성 지방 섭취량	6.3	10.5	11.0	18.1	16.1	16.6	16.4	18.0	20.5

주: 국민의 성별 및 연령별 구성을 감안한 1인당 평균치
출처: 보건복지부(2006).2005 국민영양조사보고서.

찾아보기

한글

ㄱ

ㄴ

ㄷ

ㅎ

영어

A

B

C

D

E

저자소개

문성기 대전보건대학교 물리치료과
김양래 경동대학교 물리치료학과
김정란 가톨릭관동대학교 치매전문재활학과
김진아 한국국제대학교 물리치료학과
박주영 동주대학교 작업치료과
안연준 세한대학교 물리치료학과
유성훈 남부대학교 물리치료학과
유진호 전남과학대학교 물리치료과
이동률 호남대학교 물리치료학과
이문영 호남대학교 작업치료학과
이상설 대전과학기술대학교 물리치료과
이상호 선문대학교 물리치료학과
이선명 마산대학교 작업치료과
이선하 경운대학교 작업치료학과
이춘엽 가야대학교 작업치료학과
이형수 광주보건대학교 물리치료학과
장 철 경남정보대학교 작업치료과
정재훈 충북보건과학대학교 작업치료과
조기훈 한국교통대학교 물리치료학과
차영주 제주한라대학교 물리치료과

저자와의 협의하에 인지생략

For Therapist
공중보건학

발 행 일 2021년 8월 10일 초판 1쇄 인쇄
2021년 8월 20일 초판 1쇄 발행

저 자 문성기 · 김양래 · 김정란 · 김진아 · 박주영 · 안연준
유성훈 · 유진호 · 이동률 · 이문영 · 이상설 · 이상호
이선명 · 이선하 · 이춘엽 · 이형수 · 장 철 · 정재훈
조기훈 · 차영주

발 행 인 김재민

발 행 처 정문각 JMK
서울특별시 마포구 백범로 104, 봉화빌딩 4층

출판등록 2011년 1월 19일 제2011-000035호

전 화 02)713-0421~3

팩 스 02)704-6265

전자우편 jmk@jmkp.co.kr

홈페이지 www.jmkp.co.kr

정 가 **30,000원**

ISBN 979-11-6260-188-4 93510